Die chirurgischen Indikationen in der Nervenheilkunde

Ein kurzer Wegweiser
für Nervenärzte und Chirurgen

von

Dr. Siegmund Auerbach
Vorstand der Poliklinik für Nervenkranke
in Frankfurt a. M.

Mit 20 Textabbildungen

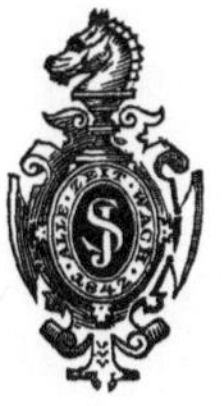

Berlin
Verlag von Julius Springer
1914

ISBN 978-3-642-89508-1 ISBN 978-3-642-91364-8 (eBook)
DOI 10.1007/978-3-642-91364-8

Vorwort.

Die großen Fortschritte in der chirurgischen Behandlung der Nervenkrankheiten während der letzten drei Jahrzehnte wurden, ebenso wie das unaufhaltsame Vordringen der operativen Methoden auf den übrigen Gebieten der Therapie erst durch die Antiseptik und später durch die Aseptik ermöglicht. Es traf sich auch günstig, daß gerade in diese Zeit bedeutsame Errungenschaften der Anatomie und Physiologie des Nervensystems, namentlich der nervösen Zentralorgane, fielen, Errungenschaften besonders in der topischen Diagnostik, die den Neurologen instand setzten, dem Chirurgen bei seinen Eingriffen mit viel größerer Sicherheit als es früher möglich war, die Wege zu weisen.

Wenn nun auch gar vieles auf diesem Grenzgebiete noch im Flusse ist, so habe ich es doch für zeitgemäß gehalten, die chirurgischen Indikationen in der Neurologie im Zusammenhange ganz kurz darzustellen. Man könnte im Zweifel sein, ob der Operateur oder der Neurologe hierzu geeigneter ist; meines Erachtens ist es der letztere, hauptsächlich deshalb, weil er die theoretischen Grundlagen der operativen Behandlung der einzelnen Krankheitskategorien besser beherrschen wird. Freilich ist es wünschenswert, daß der Nervenarzt, der diese Aufgabe übernimmt, der Chirurgie ein besonderes Interesse entgegenbringt und womöglich früher selbst chirurgisch tätig war. Es leuchtet ein, daß ein so vorgebildeter Neurologe auf der einen Seite nicht zu zaghaft ist, auf der anderen aber auch vom Chirurgen nicht mehr verlangen wird, als die operative Technik ohne zu großes Risiko zu erreichen vermag. Hingegen kann ich nicht die Ansicht derjenigen teilen, die da meinen, jeder Nervenarzt solle seine Fälle auch selbst operieren (wie z. B. der Otologe oder der Gynäkologe); diese verantwortungsvolle Tätigkeit kann nur ein Neurologe ausüben, dem fortwährend, wie einzelnen bekannten Neurochirurgen Englands, Amerikas und Rußlands ein großes Material dieser Art zufließt, der also in beständiger technischer Übung bleibt. Im übrigen ist es meine feste Überzeugung, daß wir auf unserem schwierigen Grenzgebiete nur durch inniges, von jeder Rivalität freies Zusammenarbeiten von Chirurgen und Neurologen die größten praktischen Erfolge erzielen und die zahlreichen noch ungelösten Probleme am ehesten fördern werden. Der eine ist schon deshalb auf den andern angewiesen, weil keiner allein die schnellen Fortschritte beider Disziplinen gleichzeitig zu verfolgen vermag. Am besten wird man da fahren, wo der in der operativen Nervenheilkunde tätige Chirurg sich auch in höherem Grade für die Neurologie interessiert als es bei der großen

Mehrzahl seiner Fachgenossen der Fall ist, und — die Gerechtigkeit gebietet, dies hinzuzufügen — ihre sonstige zeitraubende Arbeit zuläßt.

Auf ätiologische, pathologisch-anatomische sowie symptomatologische, namentlich differentialdiagnostische Einzelheiten werde ich mich einlassen, soweit es für die Indikationsstellung notwendig erscheint, aber auch dann, wenn ich glaube, zur Entscheidung von wichtigeren kontroversen Fragen beitragen zu können. Ebenso werde ich es mit der operativen Technik halten, die ja in dem bekannten großen Werke von F. Krause, in den meisten Operationslehren, sowie in zahlreichen chirurgischen Einzelarbeiten behandelt ist. Von Abbildungen ist nur eine kleine Zahl schematischer beigegeben.

Ausführliche Literaturangaben sind nicht beabsichtigt. Die Interessenten werden aber, wie ich hoffe, in jedem Abschnitte die Quellen angeführt finden, aus denen sie sich ausreichenden Rat holen können.

Frankfurt a. M., im September 1914.

Siegmund Auerbach.

Inhaltsverzeichnis.

I. Die chirurgischen Indikationen bei Erkrankungen des Nervensystems, die mit Störungen der inneren Sekretion zusammenhängen.

Bei der Basedowschen Krankheit.

Einer der ersten, der den Morbus Basedowii chirurgisch in Angriff nahm, war Louis Rehn. Vor Rehn[1]), der aber ohne Kenntnis hiervon war, hatten in Amerika van der Meer (1874), in England Lister (1877) und in Frankreich Tillaux (1880) eine Kropfexstirpation bei M. B. ausgeführt. Später haben sich bekanntlich vor allem Th. und A. Kocher und Mikulicz um die operative Behandlung des M. B. verdient gemacht. Mit der Anerkennung der chirurgischen Therapie bei dieser Erkrankung ging es ebenso, wie bei der großen Mehrzahl der inneren Krankheiten, die die Chirurgie allmählich in ihr Bereich zog: zuerst entrüstete Ablehnung seitens der Internen bzw. Neurologen, dann ganz allmähliche, durch die unbestreitbaren Erfolge herbeigeführte Anerkennung. Diese Klärung der Anschauungen ist beim M. B. aber erst im letzten Quinquennium zustande gekommen, und auch heute gibt es noch einige namhafte Internisten, die, wie Eulenburg und Klemperer, die Operation nur als Ultimum refugium, oder wie Strümpell nur für die schwereren Fälle gelten lassen wollen. Dieser Standpunkt ist aber nicht mehr zu rechtfertigen, wie die immer mehr anschwellende Literatur beweist. Hier muß hervorgehoben werden, daß die von den Chirurgen gelieferten Statistiken bei weitem wertvoller sind als die der Internen. Auch meine eigenen Erfahrungen haben mich schon seit einer Reihe von Jahren zu einem immer aktiveren Vorgehen veranlaßt. Ich möchte mich den von Leischner und Marburg[2]) sowie von E. Melchior[3]) aufgestellten Indikationen im großen und ganzen anschließen. Ferner ist in dieser Beziehung die ausgezeichnete Arbeit von H. Klose[4]) aus der Frankfurter chirurgischen Klinik zu empfehlen, die auch alles Wesentliche über die Theorie des M. Basedowii, namentlich auch die eigenen wichtigen Experimentaluntersuchungen Kloses und die Literatur bis 1912 inkl. enthält.

Als absolute Indikationen haben zu gelten: Kompressionserscheinungen, der sekundäre Charakter sowie ausgesprochene Akuität der Erkrankung; ferner Hornhautulzerationen. Als absolute Kontraindikation muß die Kombination mit Myxödem, auch leichtesten Grades, anerkannt werden. Hierauf hat zuerst Rehn auf Grund einer eigenen ungünstigen Beobachtung aufmerksam gemacht. Bei erheblicherer Myodegeneratio cordis wird man am besten tun, dem Patienten unter offener Darlegung der nicht zu bestreitenden größeren Lebensgefahr die Entscheidung ganz anheimzustellen. Es muß aber erwähnt werden, daß von verschiedenen durchaus glaubwürdigen Seiten die Heilung resp. Besserung auch solcher sehr schwerer Fälle durch Strumektomie beobachtet ist. Auch ich habe einige solche Fälle gesehen. Wenn H. Schlesinger[5]) meint, daß die Krankheit „sicher selbst in sehr schweren Formen spontan und dauernd ausheilen kann", so vermag ich ihm hierin nicht beizustimmen. Weder Albuminurie, die nach Sattler[6]) in 11% bei M. B. vorkommt, noch Glykosurie bzw. Diabetes können als Gegenanzeigen gelten; letztere deshalb nicht, weil manche experimentelle Tatsachen für die Möglichkeit sprechen, den Basedow-Diabetes durch Verkleinerung der Schilddrüse zur Heilung zu bringen. Auf die Frage der Thymuspersistenz gehe ich weiter unten ein.

Die Hauptfrage ist: Wann soll operiert werden? Hier muß nun meines Erachtens ein Unterschied gemacht werden nach der sozialen Stellung der Kranken. Sind sie in der Lage, sich zu schonen, so kann man etwa $^1/_4$—$^1/_2$ Jahr eine intensive Behandlung mit allen internen Methoden, auch mit der Klimatotherapie im Hochgebirge, von der ich allerdings gegenüber manchen sehr günstigen Berichten keinen bleibenden Erfolg, zuweilen aber erhebliche Verschlimmerung gesehen habe, versuchen. Handelt es sich aber um die Arbeitsfähigkeit, dann sollte nicht länger als 2—3 Monate mit der Operation gewartet werden. Während dieser Zeit muß der Patient unter die denkbar günstigsten äußeren Umstände gesetzt werden, wenn eine Heilung oder Besserung erzielt werden soll. Ein Aufenthalt in einem allgemeinem Krankenhause mit seinen vielfachen, unvermeidlichen Chokwirkungen muß ich nach meinen Erfahrungen für diese Patienten ganz entschieden verwerfen. Eher kommt noch bei einigermaßen ruhigen häuslichen Verhältnissen die Behandlung in der Familie in Frage. Am aussichtsvollsten ist die Unterbringung in ländlichen Sanatorien (Rekonvaleszentenheime), deren Errichtung, wie ich wiederholt und nachdrücklichst ausgeführt habe, als das dringendste Erfordernis der modernen Krankenfürsorge, speziell der Versorgung der schweren Neurosen angesehen werden muß.

In diesem Sinne möchte auch ich die Frühoperation empfehlen, da ihre Gefahr dann nicht größer ist, als die der Kropfexstirpation bei gewöhnlichen Strumen. Wenn ich mich auch im allgemeinen der Ansicht der Operateure, daß die Mehrzahl der intern behandelten Basedowkranken sich zunächst bessern, später aber rezidivieren, anschließen muß, so glaube ich doch, daß wir Nervenärzte, wenigstens bis jetzt noch, erheblich mehr leichte Fälle sehen, die sich bei einigermaßen vernünftiger Lebensweise volle Arbeitsfähigkeit dauernd erhalten, als die Chirurgen. Diesen Patienten könnte man die Operation ersparen. Ebenso sollte man meines Erachtens von einem Eingriff Abstand nehmen bei den sog. Formes frustes, bei denen eine Vergrößerung der Schilddrüse nicht nachgewiesen werden kann oder, vorsichtiger ausgedrückt, unwahrscheinlich ist.

Auffällig ist, daß Leischner und Marburg (l. c.) nach ihren Erfolgen bei 45 auf der v. Eiselbergerschen Klinik operierten Basedowkranken zu dem Schlusse kommen, daß für das Endresultat — Heilung und Besserung — die Dauer des Leidens bis zur Operation keine Rolle spielte. Vielleicht ist dies auffallende und mit den bisherigen Erfahrungen im Widerspruch stehende Ergebnis dadurch zu erklären, daß unter ihrem Materiale nur 7 eigentliche Basedowstrumen waren, die ein deutliches Pulsieren zeigten. Bei der Operation erwiesen sich aber 24 als äußerst gefäßreich.

Schloffer[7]), dem auch die grundsätzliche Frühoperation als ein wichtiger Fortschritt erscheint, möchte von ihr nur die akut einsetzenden Fälle ausschließen; bei ihnen solle man den chirurgischen Eingriff möglichst in das ruhigere Stadium der Erkrankung verlegen. Demgegenüber dürfte aber auf die größere Lebensgefahr hinzuweisen sein, die gerade bei diesen Formen bei längerem Zuwarten besteht.

Was die Wahl der operativen Methode anbelangt, so möchte ich mich für das von den meisten Operateuren wohl auch jetzt schon adoptierte „Normalverfahren" Melchiors aussprechen: „Hemistrumektomie unter gleichzeitiger Entfernung des Isthmus mit Zurücklassung einer Schicht vom Drüsengewebe in der Recurrensgegend, Ligatur der oberen Schilddrüsenarterie der anderen Seite, eventuell mit Resektion des Oberhorns." Bei diesem Vorgehen wird man nur äußerst selten Rezidive erleben, die auch nach meiner Erfahrung meistens auf eine zu geringe Verkleinerung der Drüse zurückzuführen sind; auch wird so am sichersten eine postoperative Tetanie vermieden, da die Epithelkörperchen verschont werden.

Die alleinige Ligatur aller 4 Arterien sowie die Exothyreopexie kommen nur für die schwersten Fälle, die letztere auch als Notoperation bei sehr starken Blutungen oder Suffokationserscheinungen in Frage. Die Sympathikusoperationen sind, wenn vielleicht auch theoretisch nicht ganz unbegründet, von sehr zweifelhafter Wirkung und nicht ungefährlich. Die Berichte über diese Eingriffe lauten sehr widersprechend.

Mit Rücksicht auf die in den letzten 6—8 Jahren durch zahlreiche Experimentalarbeiten immer mehr geklärten und, wie es jetzt scheint, äußerst wichtigen Beziehungen der Thymusdrüse zur Thyreoidea (vgl. namentlich H. Klose[8]) und [9]), sowie Schumacher und Roth[10]) hat sich jedoch in jüngster Zeit eine Wandlung in der chirurgischen Behandlung des Morbus Basedowii vollzogen, die kürzlich Klose zusammenfassend dargestellt hat[11]). Diesem Autor folge ich in den nachstehenden Ausführungen.

Bis vor kurzem schwankte die Operationsmortalität in den einzelnen Statistiken zwischen 3—15%; man beschuldigte in den meisten letal verlaufenen Fällen die persistente Thymusdrüse als Todesursache, und in der Tat fand man hier recht häufig eine auffallend große Thymus. Rehn berichtete 1901 über 319 Fälle von operativ behandeltem Basedow; unter 42 Todesfällen ist 6 mal Thymushyperplasie angegeben; die Drüse war so groß, daß Erstickung angenommen wurde. Die Furcht vor dem Thymustode nahm schließlich so zu, daß manche Chirurgen jeden Eingriff ablehnten, sobald auch nur der Verdacht einer Thymus persistens auftauchte. Es zeigte sich bald, daß diese Ansicht irrig war. Erst als man die richtige Frage stellte, nämlich die, welche Bedeutung die Basedow-Thymusdrüse habe, ob sie primär entstehe oder von der Schilddrüsenerkrankung abhängig sei, und als man daranging, diese durch Sektionen gewonnenen Blutdrüsen mikroskopisch genau zu durchforschen, erst dann gewann man festeren Boden. Hierzu kamen die experimentellen Ergebnisse und die bei Schilddrüsenaplasie gewonnenen Erfahrungen. Nach alledem darf man heute wohl als sicher annehmen, daß es keinen Basedow ohne Thymuserkrankung gibt, daß Graves disease sehr wahrscheinlich eine Erkrankung des ganzen branchiogenen Systems darstellt. Wie müssen jetzt im konkreten Falle festzustellen suchen, welches das hauptsächlich erkrankte Organ ist. In den meisten Fällen ist es sicherlich die Schilddrüse, wie das ja auch unsere Heilungsresultate nach alleiniger partieller Exstirpation der Thyreoidea und der den klinischen Erscheinungen parallelgehende histopathologische Befund: Die Hypertrophie der Zellen, die lymphozytäre Infiltration und die Entmischung des Kolloids beweisen. Die Thymusdrüse ist beim überwiegend thyreogenen Basedow nur quantitativ erkrankt und bildet sich nach der Verkleinerung der Schilddrüse spontan zurück. — In einer zweiten Gruppe von Fällen sind Schilddrüse und Thymus gleichartig und spezifisch erkrankt.

An 30 Basedowthymusdrüsen, die Klose im Aschoffschen pathologischen Institute untersuchte, ließen sich im Prinzip ähnliche Veränderungen erheben wie in der Thyreoidea; man kann von einer Art „Epithelisierung" solcher Thymusdrüsen sprechen. (Wie mir Herr Klose mitteilt, werden diese Untersuchungen demnächst in den „Beiträgen zur Pathologie und pathologischen Anatomie" ausführlich publiziert.) Die so veränderten Organe sind für den Träger die größte Gefahr durch ihre toxische (nicht mechanische), ganz besonders das Herz angreifende Wirkung, namentlich dann, wenn das in ihnen aufgespeicherte Gift durch Operationen in der Nachbarschaft — Thyreoidearesektionen — mobilisiert wird. Diese Thymen brauchen gar nicht besonders groß zu sein. Neuere experimentelle Arbeiten liefern für ihre Toxizität die wissenschaftliche Grundlage. Es hat sich namentlich herausgestellt, daß nach ihrer Verpflanzung in den Tierkörper schwerste, bis zum Herztod sich steigernde Vergiftungserscheinungen auftreten, während normale Thymen diese Wirkung im Experiment nicht zeigen. In den schwersten Fällen der erwähnten zweiten Gruppe dokumentieren sich die nahen pathologisch-physiologischen Beziehungen zwischen Schilddrüse und Thymus dadurch, daß die Schilddrüse mit Thymuselementen wie durchmischt und infiltriert ist; wir haben dann also eine wahre „Thymisation der Schilddrüse" vor uns. (Vgl. auch den von mir[12]) mitgeteilten Befund.) — Eine dritte Form der Basedowschen Krankheit hat ihren Hauptsitz in der Thymusdrüse; die Thyreoidea ist hier nur quantitativ miterkrankt. Dieser thymogene Basedow kommt, wie es scheint, nur sehr selten vor. Histologische Untersuchungen von Schilddrüsenserien Basedowkranker hat gezeigt, daß die Thyreoidea in der Tat ganz frei von spezifischen Veränderungen sein kann, während die Thymus sich ganz allein als erkrankt erweist. Vielleicht gehören der infantile und der Pubertäts-Basedow in diese dritte Gruppe. — Ob es regionäre Unterschiede in der Beteiligung der Thymusdrüse an dem M. Basedowii gibt, muß weiteren Untersuchungen vorbehalten bleiben.

Es leuchtet ein, daß diese Ergebnisse unser operatives Handeln beeinflussen müssen. Die alte Lehre, nach welcher eine Thymus persistens nicht nur ein Noli me tangere bildete, sondern sogar von vielen als Kontraindikation gegen jeden chirurgischen Eingriff angesehen wurde, ist endgültig abgetan. Der neugewonnene Standpunkt ist der, daß wir die veränderte und toxisch wirkende Thymusdrüse resezieren oder exstirpieren und so den Thymustod vermeiden, ebenso wie wir beim thyreogenen Basedow die Schilddrüse verkleinern. Es erhebt sich nun die Frage: Können wir die erkrankte Basedowthymus der zweiten und dritten Gruppe mit Sicherheit erkennen, damit wir zu ihrer partiellen oder totalen Ausschalung schreiten können? Diese Frage kann heute noch nicht bejaht werden, sie wird aber wohl in absehbarer Zeit gelöst werden. Das Röntgenbild gibt oft einen Anhaltspunkt in Form einer Verbreiterung des Mediastinalschattens; aber ebenso häufig läßt es im Stich. Mit Wahrscheinlichkeit spricht ferner für eine Erkrankung der Thymus der positive Ausfall der elektrischen myasthenischen Reaktion sowie der Nachweis anderer Erscheinungen der Myasthenie, besonders bulbärer Paresen und Augenmuskellähmungen sowie der charakteristischen Ermüdbarkeit der Extremitätenmuskeln (vgl. auch Schumacher und Roth[10]). Sowohl histopathologische als experimentelle Untersuchungen berechtigen uns zu der Annahme, daß der Thymusdrüse ein sicherer, aber noch nicht genau zu präzisierender Einfluß auf die Muskulatur zukommt. Ein weiterer wichtiger Anhaltspunkt ist die Höhe der absoluten Basedowlymphocytose, besonders wenn sie mit geringerer Schilddrüsenvergrößerung und mit schweren Herzerscheinungen einhergeht. Auch experimentell ist eine gewisse Abhängigkeit der für den Basedow pathognomonischen Lymphocytose von der Thymusdrüse nachgewiesen. Endlich sind neuerdings einige Forscher bei ihren nach Abderhaldens Vorschriften ausgeführten Untersuchungen zu dem Resultat gekommen, daß das Serum Basedowkranker Thymusgewebe abbaut.

Trotz dieser diagnostischen Fortschritte — das muß zugestanden werden — herrscht in dieser Frage doch noch große Unsicherheit; sie wird zweifellos noch beseitigt werden. Der Praktiker darf aber nicht zuwarten, wie gerade auch die bisherige Entwicklung der operativen Basedowbehandlung zur Genüge gelehrt hat. Da jeder erfahrene Chirurg Basedowfälle kennt, die trotz reichlicher Resektion kein befriedigendes Endresultat ergaben, da der Thymustod trotz aller Vorsicht überraschend eintritt, so ist es, wie Klose mit Recht betont, unsere Pflicht, in jedem schweren Basedowfalle die Thymusdrüse mit anzugreifen. Diesen Standpunkt nimmt auch v. Haberer[11a]) ein. Die Thymusreduktion allein würde er, trotz einer von ihm gemachten Beobachtung, die eher für dieselbe spricht, nicht ausführen, zumal da, wie er mitteilt, in dem Falle von Schumacher und Roth[10]) einige Zeit nach der Thymektomie doch noch die Strumektomie ausgeführt werden mußte. An der Klinik von L. Rehn, der übrigens schon 1899 zu einer ähnlichen Anschauung gekommen war, ist jetzt die kombinierte Exzisionsmethode die Methode der Wahl. Bereits in 30 Fällen wurde hier gleichzeitig mit der Thyreoidea die Thymusdrüse reseziert; einmal wurde sie völlig entfernt. Während von 130 bis Ende 1911 operierten Basedowfällen nach alleiniger Schilddrüsenexzision 8 dem Thymustod erlagen, war bei dem kombinierten Verfahren in den letzten 2 Jahren nach 200 Operationen kein Todesfall zu beklagen. Bemerkenswert ist nach Klose bei der neuen Methode ferner die auffallend schnelle Besserung des Allgemeinzustandes gerade der schwersten Fälle und der viel gelindere Verlauf der postoperativen Reaktion fast bei allen Operierten. Hinzu kommt, daß die Thymusresektion technisch keineswegs schwierig ist. Vom gewöhnlichen Schnitt aus wird stets unter Lokalanästhesie vom Jugulum her nach Spaltung des tiefen Faszienblattes die Thymusdrüse stumpf mit der Zange hervorgezogen; nach Inzision der Kapsel werden einzelne Teile oder die ganze Drüse entfernt. Man braucht sich, wie die Erfahrung gezeigt hat, bei Erwachsenen nicht vor der Totalexstirpation zu scheuen; aber auch sie darf nur intrakapsulär ausgeführt werden, da sonst tödliche Blutungen auftreten können. Dringend anzuraten ist eine sorgfältige diätetisch-medikamentöse Vorbereitung, ungefähr 2 Wochen hindurch, die vor allem der Beruhigung dieser so leicht erregbaren Kranken dienen soll. Dieselbe ist schon deshalb notwendig, weil wir auch vom neurologischen Standpunkte aus für die Vermeidung der Äthernarkose (Chloroform ist direkt kontraindiziert) entschieden eintreten müssen. Bei sehr ängstlichen Personen scheint es mir ratsam, eine mittlere Morphium- oder Adalingabe vorauszuschicken. Scopolamin sollte man nach Zadro (zitiert bei Leischner und Marburg) bei Basedowkranken besser vermeiden. Hier möchte ich für alle ohne Allgemeinnarkose vor sich gehenden Operationen dem Wunsche Ausdruck geben, daß es bald gelingen möge, zur Vermeidung des psychischen Choks einen brauchbaren schalldämpfenden Apparat (die bisher gebräuchlichen sog. Antiphone sind ganz unzulänglich) zu konstruieren, der den Patienten der Notwendigkeit überhebt, die während des Eingriffs oft unvermeidlichen Anweisungen des Operateurs mit anhören zu müssen.

Ob man nun auf dem Boden von Möbius steht und die Basedowkrankheit als einen reinen Hyper- resp. Dysthyreoidismus, der nach den neuen Anschauungen kombiniert ist mit einem Dysthymismus, auffaßt, oder ob man sie, wie ich das für einen Teil der Fälle für richtiger halte, als eine (bulbäre?) Neurose ansieht, die ganz besonders die Schilddrüse und die Thymus schädigt, und durch deren Alteration die wichtigsten Symptome hervorruft — gegen die im vorstehenden präzisierte Indikationsstellung wird wohl weder auf chirurgischer, noch auf neurologischer Seite etwas Wesentliches einzuwenden sein. Einer weiteren Klärung bedarf aber noch die Frage der Frühoperation, namentlich im Hinblick auf die erwähnten Ergebnisse von Leischner und Marburg. In pathogenetischer Beziehung möchte ich, was ich aus einigen eingehenden Unterredungen mit Herrn Klose erfahren habe, und was mir von größtem Interesse erscheint, nur noch erwähnen, daß sowohl er wie auch Aschoff in den erwähnten Veränderungen der beiden Blutdrüsen nicht das primäre Substrat des Morbus Basedowii erblicken, sondern, wie wohl die große Mehrzahl der Neurologen, als letzte Ursache dieses Leidens einen zerebrogenen Mechanismus vermuten, der jene Alterationen hervorruft. In dieser Beziehung braucht man ja nur auf die gar nicht seltenen Beobachtungen von Morbus Basedowii hinzuweisen, deren Entwicklung sich direkt an einen psychischen Chok anschloß. Freilich kommt man andererseits bei diesen Fällen um die Annahme nicht herum, daß hier in der Struktur sowohl der Schilddrüse als auch der Thymus eine gewisse Prädisposition zur Entstehung der eigenartigen anatomischen Veränderungen bestanden haben muß. Denn sonst müßte die Basedowsche Krankheit viel häufiger sein als sie tatsächlich ist. Es scheint mir, daß man sich bei künftigen experimentellen Untersuchungen ganz besonders von solchen Überlegungen leiten lassen sollte. Vielleicht gelingt es dann auch eher, die bis jetzt noch wenig verständliche, erheblich größere Morbidität des weiblichen Geschlechtes an Morbus Basedowii aufzuklären.

Beim **Myxödem** scheinen wir vorläufig auf die interne Verabreichung von Schilddrüsensubstanz angewiesen zu bleiben. Wenigstens hatte Henschen[12a]) nach verschiedenen Methoden der Transplantation beim myxidiotischen Kinde keinen sichtbaren Erfolg. Indessen scheinen die Resultate nach dem neuesten Berichte von Th. Kocher (Chirurgenkongreß 1914), dem sich auch andre Chirurgen anschließen, erheblich besser geworden zu sein. Und zwar hat sich die Implantation von Stücken von Basedowstrumen in die Milz am besten bewährt.

Bei der Tetanie.

Die Verhütung dieses schweren Leidens bei Schilddrüsenoperationen ist, seitdem wir die pathogenetische Bedeutung der Epithelkörperchen kennen, ein unabweisbares und bei richtigem Vorgehen auch leicht erfüllbares Postulat geworden. Die postoperative Tetanie ist auch immer seltener geworden, wie F. Landois[12]) festgestellt hat. Sie kann, wie jetzt zweifelsfrei erwiesen ist, durch die von v. Eiselsberg inaugurierte und nach ihm auch von anderen Chirurgen ausgeführte Transplantation der Epithelkörperchen in eine Tasche zwischen Peritoneum und Faszie wirksam behandelt werden. Bei 9 bis jetzt so behandelten, sämtlich sehr schweren Fällen trat nach Phleps[13b]) in 3 Heilung und in 3 Besserung ein; 2 wurden nicht beeinflußt und 1 komplizierter Fall Kochers kann nicht mitgerechnet werden. Es müssen menschliche Epithelkörperchen, mindestens 2 für jeden Fall, besorgt werden. Bis jetzt wurden sie meistens bei Gelegenheit von Strumaresektionen entnommen. Pool (zitiert bei Phleps, l. c.) verwendete mit Erfolg solche, die er aus frischen Leichen exstirpiert hatte. v. Eiselsberg empfiehlt Epithelkörperchen von intra partum gestorbenen Neugeborenen. Betreffs der Technik der Transplantation verweise ich auch auf Gulecke[13c]). Auch dieser Autor hält, obwohl er den bisherigen Erfolgen recht skeptisch gegenübersteht, die Überpflanzung bei schwereren Fällen von postoperativer Tetanie für indiziert. Zufuhr von künstlich zubereiteter Parathyreoidsubstanz hat bei der postoperativen Form der Erkrankung ebensowenig Erfolg, wie bei den durch innere Ursachen erzeugten Fällen. Ob die Injektionen eines Nucleoproteids, welches Berkeley und Beeber (vgl. Phleps) als die wirksame Substanz der Epithelkörperchen ansehen, weiter so günstig wirken wie bisher in einem Fall, das muß abgewartet werden. Ein Fall von Schneider[14]) scheint für den großen Nutzen zu sprechen, den die Verabreichung von frischer Pferdenebenschilddrüse bei postoperativer Tetanie bringen kann. Hier mußte wegen Struma maligna die totale Thyrektomie gemacht werden. Die schwere, am 6. Tage beginnende Tetanie wurde nach 6 Tagen auf die erwähnte Weise beseitigt. Tabletten hatten gar keinen Effekt. Auch ist immer ein Versuch mit großen Dosen von Calcium lact. oder chloricum angezeigt. In einem schweren Fall meiner Beobachtung hat diese Medikation eine bedeutende Besserung herbeigeführt. Da es jetzt so gut wie sicher ist, daß auch die nichtoperativen Tetanien auf Störungen, wenn auch oft nur funktionelle, der Epithelkörperchen zurückzuführen sind, in dem Sinne, daß die Krankheit zwar durch Schädlichkeiten zahlreicher Art (die verschiedenen Gruppen der Tetanie) veranlaßt werden kann, aber nur dann, wenn eine gewisse, wahrscheinlich kongenitale, Minderwertigkeit des Organs vorliegt[15]), so sollte man meines Erachtens dazu übergehen, auch bei diesen, auf internen Anomalien beruhenden Fällen von Tetanie, wenigstens den schweren, das Leben bedrohenden, falls die Zufuhr von frischer tierischer Nebenschilddrüse keinen Erfolg bringt, die Transplantation nach v. Eiselsberg vorzunehmen. Ganz besonders gilt dies von der Maternitätstetanie.

Betreffend Akromegalie, Dystrophia adiposogenitalis und Zirbeldrüsenerkrankung s. Kap. III, S. 60.

II. Die chirurgischen Indikationen bei sogenannten Neurosen.

Bei der Hysterie.

Die bei der Hysterie eine Zeitlang geübten Scheinoperationen, die suggestiv wirken sollen, sind fast ganz verlassen worden. Höchstens kommen bei sehr hartnäckigen monosymptomatischen Formen, die allen übrigen Behandlungsmethoden trotzen, kleine oberflächliche Inzisionen in Frage. Die auf falschen oder wenigstens einseitigen ätiologischen Anschauungen beruhende Kastration ist durchaus zu verwerfen. Selbstverständlich sind geringfügige Eingriffe, wenn sie indiziert sind, wie z. B. ein Kürettement bei schwächenden Menorrhagien, auch bei Hysterischen, auszuführen. Übrigens mehren sich auch unter den Gynäkologen die Stimmen derjenigen, die warm für eine Psychotherapie bei diesen Patientinnen eintreten.

In den letzten Jahren sind wiederholt Mitteilungen veröffentlicht worden, in denen darauf hingewiesen wurde, daß von Hysterischen das Symptomenbild der Appendicitis vorgetäuscht wurde (Pseudoappendicitis hysterica), und daß in einem Falle sogar mehrfach operativ vorgegangen wurde[16]). Das sollte natürlich nicht vorkommen. Wenn auch zugegeben werden muß, daß eine umschriebene, dauernde subjektive und objektive Empfindlichkeit in der Blinddarmgegend nebst starkem hysterischem Meteorismus zu Irrtümern Veranlassung geben können, so wird man doch wohl in der Regel bei vorsichtiger Bewertung aller Erscheinungen und gründlicher, auch auf hysterische Stigmata gerichteter Untersuchung in der Lage sein, Fehler zu vermeiden. Eines der wichtigsten differentialdiagnostischen Kriterien gegenüber der Appendicitis vera ist die oberflächliche Hyperalgesie, ja schon Hyperästhesie der Haut in der klassischen Gegend.

Daß die bekanntlich gar nicht selten operationssüchtigen Hysterischen in unserer Zeit von dem Locus oder wenigstens der Regio affectionis Kenntnis haben, kann nicht weiter wundernehmen. Andererseits muß man aber auch bedenken, daß Hysterische gleichfalls an wirklicher, einen Eingriff erfordernder Perityphlitis erkranken können.

Bei der Hemikranie.

H. Quincke[17]) hat schon vor längerer Zeit die Ansicht ausgesprochen, daß manche schwere Migräneformen, welche mit Schwindel und Apathie einhergehen, auf einem akuten Ergusse in die Ventrikel beruhen könnten. Solche Beobachtungen bilden gleichsam den Übergang von der Migräne zur Epilepsie und legen die Ausführung einer Ventrikelpunktion nahe.

Vor $4^1/_2$ Jahren sah ich einen 7jährigen Knaben, der seit $^1/_2$ Jahr an heftigen Kopfschmerzen mit häufigen Anfällen von Schwindel und Ohnmachten (Petit mal) litt. Eine akute Infektionskrankheit sollte nicht vorausgegangen sein. Da eine geringfügige Neuritis optica bestand, und sich auch bei längerer Beobachtung kein Herdsymptom auffinden ließ, wurde auf meine Veranlassung eine Punktion des Seitenventrikels ausgeführt; es wurden etwa 40 ccm helle Flüssigkeit, die unter starkem Drucke stand, entleert. Alle Erscheinungen verschwanden; der Knabe ist seitdem völlig gesund geblieben.

Einen ähnlichen Fall hat kürzlich Mingazzini[18a]) mitgeteilt; hier führte eine Lumbalpunktion zur Heilung.

Vor kurzem bin ich[18]) bei der Besprechung aller bisher zur Pathogenese der Migräne aufgestellten Theorien zu dem Schlusse gelangt: Der Symptomenkomplex Migräne läßt sich am ungezwungensten erklären, wenn wir annehmen, daß die hemikranische Anlage auf einem Mißverhältnisse zwischen Schädelinnenraum und Hirnvolumen beruht, und daß die Anfälle durch Gelegenheitsursachen hervorgerufen werden, die auf vasomotorischem Wege dieses Mißverhältnis noch zu steigern geeignet sind. Ich fügte hinzu, daß, falls ausgedehnte, methodische Untersuchungen an interkurrent zugrunde gegangenen Migränekranken feststellen ließen, ob, in welcher Verbreitung und in welchen Abstufungen das erwähnte Mißverhältnis sich tatsächlich vorfindet, daß man dann die Frage ventilieren könne, ob man bei den schwersten, gegenüber unseren bisherigen therapeutischen Bemühungen refraktären Fällen zu einer Druckentlastung des Gehirns durch Lumbal- oder Ventrikelpunktion oder durch eine dekompressive Trepanation schreiten soll. Man wird also diese Indikationen im Auge behalten müssen.

Bei der Epilepsie.

Unter den Neurosen pflegt immer noch auch die Epilepsie abgehandelt zu werden. Daß dies für einen großen Teil der Fälle keine Berechtigung hat, sondern daß ganze Gruppen dieses furchtbaren Leidens unter die organischen Krankheiten des Gehirns zu rechnen sind, diese Erkenntnis bricht sich immer mehr Bahn — ist doch sogar ein so konservativer Autor wie Binswanger[21]) zu der Anschauung gelangt, daß das Gebiet der „genuinen Epilepsie“ sicher künftighin erheblich eingeschränkt werden, und daß vieles, was früher hierher gerechnet wurde, heute schon als organisch bedingte Epilepsie ausgeschieden werden muß — und wird, wie ich hoffe, auch aus den folgenden Ausführungen hervorgehen. Da die chirurgische Behandlung der Epilepsie meines Erachtens für eine der wichtigsten Fragen der operativen Neurologie gehalten werden muß, und auch in sozialer Beziehung schon aus dem Grunde gar nicht hoch genug bewertet werden kann, weil im Deutschen Reiche ungefähr 1 Epileptiker auf 1000 Einwohner kommt, so soll dieses Problem etwas eingehender erörtert werden, auch von pathogenetischen, anatomischen und klinischen Gesichtspunkten aus.

Ich gehe nicht ein auf alle die Gruppen der Krankheit, die wegen ihrer sicher diffusen Ausbreitung im Gehirn für eine chirurgische Therapie von vornherein ausscheiden; hierher gehören die auf fötale Encephalitiden und Entwickelungshemmungen zurückzuführenden, ferner die toxischen und auf Lues beruhenden sowie die bei der Paralyse und Arteriosclerosis cerebri vorkommenden Formen. Andererseits kommen hier nicht in Frage die rein symptomatischen Arten, wie die durch Tumoren oder subdurale Hämatome entstehenden sowie die Reflexepilepsien, da bei ihnen, sobald die Diagnose feststeht, die Ursache selbstverständlich nur operativ entfernt werden kann. Ich werde mich auch nicht beschäftigen mit den höchst zweifelhaften Eingriffen, die nicht im Bereiche des Gehirns liegen, wie der Alexanderschen Unterbindung der Vertebralarterien, der Chipaultschen Resektion des Halssympathicus usw. Als Gegenstand der Besprechung bleibt also übrig die partielle und allgemeine traumatische Epilepsie und die große Gruppe der sog. genuinen, sowohl der Jacksonschen als der allgemeinen Konvulsionen. Hierbei ist natürlich zu bemerken, daß nicht selten eine Häufung von ätiologischen Momenten vorliegt.

Beginnen wir mit der Form der Fallsucht, über deren chirurgische Inangriffnahme unter den maßgebenden Autoren, auch unter den Nervenärzten, einigermaßen Übereinstimmung besteht, nämlich der traumatischen. Es erscheint mir, wie ich in einer früheren Arbeit[19]) ausgeführt habe, zweckmäßig, direkt und indirekt traumatische Fälle zu unterscheiden. Jene gehören größtenteils der partiellen, diese mehr der allgemeinen Epilepsie an. Es herrscht jetzt wohl Einigkeit darüber, daß die Fallsucht nach schweren Schädelverletzungen in der Mehrzahl der Fälle durch aktives Vorgehen gleich nach der Verletzung verhütet werden kann. Haben sich bereits Konvulsionen eingestellt, und ist der Fall noch relativ frisch, so hat man ihn unter allen Umständen operativ anzugreifen, Knochendepressionen zu heben, Knochensplitter zu beseitigen, gequetschte Partien der Hirnhäute und des Gehirns zu entfernen. Ist keine Aufschlagsstelle nachzuweisen, so empfiehlt es sich, eine Lumbalpunktion vorzunehmen, wie das Tilmann[20]) mit gutem Erfolge getan hat. Aber auch bei den Epileptikern, deren Kopfverletzung schon längere Zeit zurückliegt, ist die Indikation zum chirurgischen Eingriff eine absolute, sobald sichere Residuen der Verletzung, wie tief eingezogene, druckempfindliche Knochennarben zu konstatieren sind, sobald eine regelmäßige Aura von diesen Stellen ausgeht, oder wenn die Anfälle durch Druck auf dieselben auszulösen sind. Und zwar muß man hier eingehen, selbst für den Fall, daß die radiologische Untersuchung ein negatives Ergebnis hat.

Die Frage, ob ein Epileptiker zur Gruppe der indirekt traumatischen Fälle zu rechnen ist, d. h. zu denjenigen, bei denen keine oder keine sicher zu verwertenden Residuen einer Schädelverletzung nachzuweisen sind, ist bekanntlich oft genug sehr schwierig zu entscheiden, namentlich in länger zurückliegenden Fällen. Die Angaben der Patienten und ihrer Angehörigen sind, sowohl nach der positiven als nach der negativen Seite hin, oft ganz unzuverlässig. Allzu positive übertriebene Mitteilungen lassen sich ja leichter korrigieren, während das Vergessen erheblicher Kopfverletzungen schon unangenehmer ist. Auch in den sog. gebildeten Kreisen erlebt man in dieser Hinsicht oft Beispiele von unglaublicher Gedächtnisschwäche. Der Nachweis eines solchen Kopftraumas kann aber oft genug im Zusammenhalt mit der ganzen Symptomatologie eines Falles für die Stelle eines etwaigen Eingriffes ausschlaggebend sein. Auch Kümmel (vgl. Diskussionsbemerkung in den Verhandlungen der deutschen Gesellschaft für Chirurgie 1910, S. 13) hebt hervor, daß er gar nicht selten in Fällen, in denen die Anamnese ein Trauma ausschließen ließ, doch die Folgen schwerer Kopfverletzungen gefunden habe. Tilmann (l. c.) meint, man habe die Bedeutung des Traumas in der Ätiologie der Epilepsie vielleicht überschätzt, während Friedrich[22]) nach seinen Ermittelungen annimmt, daß traumatische Insulte für die erste Auslösung des epileptischen Krankseins von noch viel größerer Bedeutung seien, als man bisher glaubte. Meine Erfahrungen sprechen eher für Friedrichs Ansicht.

Bei Besprechung der Indikationsstellung für die indirekt traumatischen, durch eine nachweisbare Kopfverletzung als solche sichergestellten Fälle, sagt Tilmann (l. c.) ganz mit Recht, daß bei direkt im Anschluß an ein Schädeltrauma auftretenden Anfällen, die eine umschriebene Hirnläsion wahrscheinlich machten, niemand Bedenken tragen würde, einen Eingriff vorzunehmen und wirft die Frage auf, warum nicht auch bei Anfällen, die erst später auftreten. Diese Frage muß sich jedem aufdrängen, der bedenkt, daß unter fast 300 Fällen (vgl. auch die neuere Zusammenstellung von Matthise[23]), die Tilmann verwertet, bis auf einige wenige Ausnahmen keine primäre Trepanation gemacht wurde, weil eine primäre Indikation nicht vorlag. Ich muß diesem Autor auch durchaus zustimmen, wenn er sagt, daß diese klarsten traumatischen Fälle vielleicht geeignet sind, Licht zu werfen auch auf die Pathogenese der allgemein traumatischen und genuinen Epilepsie, wenn er ferner sagt, daß wir, da die Befunde an der Leiche beim Gehirn oft total verändert sind, eine pathologische Anatomie des lebenden Gehirns schaffen müssen, und daß die von den Chirurgen erhobenen Befunde von den Physiologen und Pathologen — und, wie ich hinzufügen möchte, von den Neurologen — noch nicht genügend gewürdigt sind. In neuester Zeit scheint sich hier, wie ich zu meiner Genugtuung konstatiere, bei den letzteren eine erfreuliche Wendung zu vollziehen. So sagt Redlich[21]) in seinem Hamburger Referat auf der Versammlung deutscher Nervenärzte 1912, daß die pathologische Anatomie der Epilepsie durch autoptische Befunde bei den Operationen eine wesentliche Ergänzung und Erweiterung erfahren dürfte. Tilmann spricht mir auch aus der Seele, wenn er betont, daß die Erfolge operativer Eingriffe wohl bedeutsam, aber nicht unbedingt maßgebend sind. „Wir müssen danach streben, uns eine Darstellung davon zu machen, wie der Erfolg zu erklären ist; erst dann haben wir festen wissenschaftlichen Boden unter uns, auf dem wir weiterarbeiten können.“ Ohne ein genaues Studium der pathologisch-anatomischen Veränderungen der Epileptikergehirne ist das ganz unmöglich. Wenn nun aber Tilmann meint, man könne bei dem heutigen Stande unserer Kenntnisse von einer pathologischen Anatomie der genuinen Epilepsie kaum sprechen, so ist er im Irrtum. Gerade die pathohistologischen Untersuchungen des letzten Dezenniums haben hier, wenigstens für eine große Gruppe der sog. idiopathischen Form der Krankheit, Ergebnisse zutage gefördert, die, wie ich bereits gezeigt habe[19]), gerade auch für das Problem der operativen Epilepsiebehandlung meines Erachtens von der größten Bedeutung sind. Ich komme hierauf noch ausführlicher zurück.

Was hat nun Tilmann bei seinen eigenen 20 nur traumatischen Fällen gefunden? — Nur in einem Falle war der Befund an der Operationsstelle negativ. „Bei allen übrigen fanden sich Veränderungen, die auf alte Entzündungsprozesse an den Knochen, den Hirnhäuten und dem Hirn selbst infolge des Traumas zurückgeführt werden können. Das Wesentliche bleibt der durch diesen Entzündungsprozeß gesetzte chronische Reizzustand der Hirnrinde." . . . Regelmäßig bestand Ödem der Arachnoidea, das in 3 seiner Fälle den einzigen objektiven Befund bildete. In allen Fällen sah er weißliche Streifen in der zarten Haut, namentlich in Begleitung der Gefäße, die er mit Recht als Reste einer chronischen Entzündung der Arachnoidea auffaßt. Ich möchte hier einfügen, daß ich bei sämtlichen nach dem jetzt noch üblichen Sprachgebrauch als essentiell zu bezeichnenden Fällen, deren Operation ich beiwohnte, gleichfalls dieses arachnoideale Ödem nebst den geschilderten Streifen über der freigelegten motorischen Region in der ganzen Ausdehnung der Trepanationsöffnung konstatiert habe; sobald Cerebrospinalflüssigkeit abfließt, wird es geringer. Der Schluß liegt nahe, daß dieser pathologische Befund in der Arachnoidea, die beim gesunden Menschen- und Tiergehirn stets zart und durchsichtig ist, sich auf einer größeren als den operativ zugänglich gemachten Teil der Hirnoberfläche erstrekt. Ich halte es auch für sehr unwahrscheinlich, daß die unter einer so veränderten Arachnoidea liegende Hirnrinde histologisch normal ist. Es ist auch noch gar nicht ausgemacht, ob nicht vielleicht in manchen Fällen eine Alteration des Cortex das Primäre ist. Auf dieses Verhalten der zarten Hirnhaut bei der genuinen Epilepsie muß in Zukunft sorgfältiger geachtet werden. Denn es ist klar, daß es die Frage, ob man auch bei der sog. essentiellen Epilepsie den Versuch einer Rindenexzision machen sollte, beeinflussen muß. Ich werde hierauf später noch einzugehen haben.

Bemerkenswert ist ferner die Feststellung Tilmanns, daß, wenn das lokale Trauma nicht in der Zentralfurche lag, bei seinem Material durchschnittlich ein Zeitraum von 10 Jahren erforderlich war, bis die von dem primären Herd ausgehenden Reizerscheinungen zum Krankheitsbild der Epilepsie führten, während bei den Traumen der motorischen Region die Konvulsionen schon nach durchschnittlich 6 Monaten auftraten. Bedenkt man, daß die anatomischen Veränderungen dieser Rindengegend nach Verletzungen viel gröbere, die Rinde meist bis in größere Tiefe hinein ergreifende sind, als bei der nicht traumatischen Jacksonschen, oft auf encephalitischen Prozessen dieser Gegend beruhenden Form, so wird man verstehen, daß bei dieser letzteren Gruppe oft viele Jahre vergehen können, ehe die Krankheit ausbricht. Noch längere Zeit wird erforderlich sein, wenn die entzündliche Alteration der Hirnrinde ihren Sitz fern von dieser erregbarsten Gegend hat und nur die oberflächlichsten Schichten betrifft. Dann aber haben wir, wie ich später ausführen werde, das histologische Substrat eines nicht kleinen Teiles der sog. genuinen Epilepsie vor uns. Man sieht bei dieser anatomischen Betrachtung der Dinge ganz deutlich, daß zwischen den einzelnen klinischen Gruppen fließende Übergänge bestehen.

Von großem Interesse ist nun die Übereinstimmung der Tilmannschen Befunde bei der traumatischen menschlichen Epilepsie mit den bekannten Ergebnissen der umfassenden Tierexperimente der Kocherschen Schule, nämlich Beresowskys, Itos und Schärs. Nach ihnen rufen nur Narben, welche sich unter stärkeren Entzündungserscheinungen gebildet haben, wie nach erheblichen Gewebsnekrosen oder bei Gehirnabszessen, Epilepsie hervor; aber aseptische Narben, unter minimalsten Entzündungsnarben gebildet, machen als Regel keine Epilepsie: daher die operativen Narben viel weniger als die nach zufälligen Verletzungen entstandenen, die oft entzündliche Zirkulationsstörungen im Gefolge haben. Ebenso machen aseptisch eingeheilte Fremdkörper der verschiedensten Art, wie Ito an Hunden gezeigt hat, keine Epilepsie. Er konnte auf rein mechanischem Wege Hunde überhaupt nicht dauernd epileptisch machen. Es gehört nach diesem Forscher höchst wahrscheinlich noch ein chronischer entzündlicher Vorgang, sepziell infektiösen Charakters dazu, um bei ihnen Spätepilepsie zu erzeugen. Auf Grund einiger gemeinsam mit Herrn Klose im Laboratorium der Frankfurter chirurgischen Klinik ausgeführten Hundeexperimente kann ich bestätigen, daß es uns bei einfachen aseptischen Rindenexzisionen aus dem Gyrus sigmoideus ant. und post. niemals gelungen ist, Krämpfe hervorzurufen. Hingegen traten bei einem Tiere, bei dem wir ein erbsengroßes Stück dieser Rindengegend an der Stelle exzidierten, wo auf faradische Reizung eine Zuckung beider kontralateraler Extremitäten erfolgte, und dann einen Tropfen konzentrierter Formalinlösung in die Lücke brachten, kurz nach Beendigung dieses Eingriffes heftige Krämpfe der gegenüberliegenden Seite auf, die mit kurzen Unterbrechungen 3 Tage andauerten und dann zum Exitus führten. Die Gehirnsektion zeigte schon makroskopisch das Bild der hämorrhagischen Entzündung.

Die erwähnten Schüler Kochers stellen auch den Satz auf, daß Adhäsionen nicht als Ursachen von Rezidiven betrachtet werden können, wenn sie nach aseptisch verlaufener Operation zustande gekommen sind. Auf Grund einiger eigenen Beobachtungen, die eine andere Deutung nicht wohl zulassen — Borchardt hat auf der Jahresversammlung deutscher Nervenärzte in Berlin 1910 einen ähnlichen Fall mitgeteilt, bei welchem erst nach Beseitigung der Verwachsungen Heilung eintrat —

und theoretischer Überlegungen ist mir die absolute Richtigkeit dieses Satzes zweifelhaft geworden. Ich möchte doch annehmen, daß beim Menschen (vielleicht auch beim Tiere, wenn die Beobachtungsdauer nicht zu kurz ist [?]), solche Verwachsungen zwischen Knochen oder Galea und Pia bzw. Hirnrinde geeignet sind, die letztere zu reizen und zu Krampfentladungen zu führen, da doch bei allen Bewegungen eine mehr oder weniger starke Zerrung des Gehirns stattfinden muß; und zwar handelt es sich doch hier — das darf man nicht unterschätzen — um das Gehirn eines Menschen, der früher epileptisch war. Deswegen scheint es mir nicht angängig, in dieser Frage die tierexperimentellen Resultate auf den Menschen zu übertragen. Ich habe mir deshalb überlegt, ob man nicht vielleicht in wirksamer Weise der Entstehung der Adhäsionen vorbeugen könne. In den letzten Jahren sind nun von verschiedenen Seiten Vorschläge zum plastischen Ersatz der Dura mater gemacht worden. So hat Homel (zitiert nach Kirschner[24]) den Substanzverlust der harten Hirnhaut durch Hammeldarm, der durch ein besonderes Verfahren sterilisiert war, ersetzt; Finsterer[25]) durch einen präparierten Bruchsack. Kolaczek[25a]) berichtet neuerdings über drei Fälle, in welchen er die Duraplastik mit frischem Bruchsackperitoneum ausgeführt hat; zweimal sollen sie erfolgreich gewesen sein. v. Saar[26]) möchte der homoioplastischen Methode mit frischem oder präpariertem Peritoneum große Verwendbarkeit zusprechen. Kirschner (l. c.) zieht die Autoplastik mittelst eines Stückes der Fascia lata des Oberschenkels vor und kommt in seinem vor kurzem erschienenen Sammelreferat [24a]) aus der Königsberger Klinik zu dem Schluß, daß die große Zahl der bisher mit freier Faszientransplantation ausgeführten Duraplastiken den Beweis dafür liefere, daß ihre Leistungen von keinem anderen Duraersatzmaterial erreicht werde. Man hat auch, wenn man kein knöchernes Ventil bildet, zur Verhütung der Verwachsungen der Schädelkapsel mit dem Gehirn oder den Hirnhäuten die Heteroplastik mit Zelluloid dringend empfohlen[27]).

Mir ist nun der Gedanke gekommen, die Dura selbst, die bei der Kocherschen Ventilbildung exzidiert werden soll, so zu verwenden, daß der Duralsack wohl eröffnet, die Dura aber als das doch sicherlich der Gehirnoberfläche adäquateste Material der Pia gegenüber zu liegen kommt. Ich beabsichtigte zuerst, die Dura ganz zu exzidieren, sie bis nach Beendigung der Operation in physiologischer NaCl-Lösung aufzubewahren und dann auf die Innenfläche des Hautlappens aufzunähen. Es zeigte sich aber bei einigen zu diesem Zwecke gemeinsam mit Herrn Klose vorgenommenen Experimenten am Hunde, die übrigens wegen der stark entwickelten Schläfenmuskulatur viel größere Schwierigkeiten bieten, als die entsprechende Operation beim Menschen, daß die Dura allzusehr schrumpft. Deshalb bin ich gern auf den Vorschlag des Herrn Dr. Glasstein aus Odessa, der zufällig bei den Versuchen zugegen war, eingegangen, die Dura nicht ganz zu entfernen, sondern an der der Basis des Hautlappens entsprechenden Stelle in einem geringen Umfange zu belassen und sie mittels fortlaufender Naht auf der Innenfläche des

Hautlappens zu befestigen. Auf diese Weise dürfte auch die zureichende Ernährung des Durallappens eher garantiert sein. Bei den Hunden erwies es sich als nötig, die Dura auf ein Stück des zu diesem Zwecke etwas verkleinerten Temporalmuskels aufzunähen. Dieser wurde dann so über die Trepanationsöffnung gelagert, daß die Durainnenfläche gegenüber der Pia zu liegen kam. Im ganzen wurden 3 Hunde, 2 große und 1 kleiner, auf diese Weise operiert und nach 2—$2^1/_2$ Monaten getötet. Während bei unseren sämtlichen früher mit Duraexzision operierten Tieren regelmäßig starke Verwachsungen zwischen Gehirnoberfläche und Muskulatur konstatiert wurden, war bei den beiden großen Tieren, bei denen wir das eben beschriebene Verfahren anwandten, die zurückgeschlagene Dura und die unter ihr liegende Pia ganz glatt und ohne Adhäsionen. Bei dem kleinen Tiere, bei dem die Operation außerordentlich schwierig war, und eine dem kleinen Schädel entsprechende und sehr wenig umfangreiche Kraniektomie ausgeführt werden konnte, hatten sich Verwachsungen zwischen Pia und einem Teile des zur Deckung verwendeten Muskellappens gebildet; da jedoch, wo dieser von dem Stückchen Dura bedeckt der Pia gegenüberlag, erschienen beide glatt. Beim Menschen hatte ich in den letzten Jahren wiederholt Gelegenheit, die Operation auf die geschilderte Weise ausführen zu lassen, hier war der beschriebene Modus procedendi viel leichter als beim Hunde auszuführen. Ich glaube auch, daß es gelingen wird, den auf diese Weise hergestellten Dura-Hautlappen so zu lagern, daß die Dura über der ganzen freiliegenden Gehirnoberfläche zu liegen kommt, was bisher nicht immer zu erreichen war. Weitere Versuche in dieser Richtung müssen lehren, ob es gelingt, der Bildung von Adhäsionen auf diese Weise wirksamer vorzubeugen, als wenn man die gespaltene oder größtenteils zirkumzidierte Dura einfach über das Gehirn zurücklagert, ohne sie zu vernähen. Auch meine ich, daß die in der Eröffnung des Duralsackes liegende Komponente der Ventilbildung bei dem von mir versuchten Vorgehen mit größerer Sicherheit erreicht wird und erhalten bleibt, als wenn man im Falle der Nichtexzision die gespaltene harte Hirnhaut einfach über das Gehirn zurücklegt. Bei dem letzteren Vorgehen dürfte sie wohl bald wieder an ihren Rändern mit der unter ihr liegenden zarten Haut verkleben und so den Duralsack, wenigstens zum Teil, wieder verschließen.

Doberer[27a]) trägt die 4 Zipfel der kreuzweise eingeschnittenen Dura nicht ab, sondern biegt sie an ihrer Basis um und schiebt die Innenseite nach außen, mit der Spitze unter gleichzeitiger Ablösung der Dura vom Knochen unter diesen. Er glaubt so, eine Wegschaffung der vermehrten Flüssigkeit aus dem Subduralraum durch Vermittlung der Venae diploica bewirken zu können.

Kümmel ist, wie ich der eben erschienenen Arbeit: „Erfahrungen über die operative Behandlung der gemeinen und traumatischen Epilepsie (Beitr. z. klin. Chir. Bd. 92, S. 50ff) Weispfennigs entnehme, gleichfalls der Meinung, daß sich Adhäsionen gar nicht selten bilden und die Ursache von Rezidiven auch nach tadellos aseptischen Operationen sind. Er verfährt so, daß er die Dura exzidiert, aber einen etwa $^1/_2$ cm breiten, den Knochenrand überragenden Streifen stehen läßt. Ein aus dem Oberschenkel entferntes Faszienstück wird in diesen Durarand eingenäht, derart, daß die Größe desselben ein genügendes Ausweichen bei Steigerung des Hirndrucks gestattet, und jede Spannung, wie sie die straffe Dura veranlaßt, ausgeschaltet wird. In letzter Zeit nimmt Kümmel die von E. Rehn jun.[27c]) vorgeschlagene autoplastische Fettfaszienimplantation vor. Hierbei kommt die Fascia lata nach außen, das Fett als nachgiebig-plastisches Material, das gleichsam als elastischer, leicht mitschwingender Puffer ein Ausweichen oder Nachgeben bei Steigerung des intrakraniellen Druckes gestattet und die postoperativen Verwachsungen verhindern soll, gegenüber der Pia zu liegen. Die wenigen Fälle meiner Beobachtung, die Herr Grossmann nach dieser Methode operiert hat, fallen in das vergangene Jahr, so daß man selbstverständlich noch kein Urteil darüber abgeben kann, ob sie ihren Zweck erfüllt. A priori leuchtet sie aber sehr ein. Lexer[27b]) verwendet übrigens seit einigen Jahren autoplastisch subkutanes Fett zur Deckung von traumatisch entstandenen Gehirnnarben, und berichtet über gute Erfolge. — Die Frage der Verhütung der Adhäsionsbildung über dem Gehirn ist meines Erachtens so wichtig, daß ich etwas ausführlicher auf sie eingegangen bin. Allerdings gibt es auch genug dauernd geheilte Fälle von Epilepsie, die nach den alten Methoden ohne Duraplastik operiert waren.

Die kürzlich geäußerte Ansicht von W. Denk (Über die Beziehungen von organischen Veränderungen der Hirnrinde zur symptomatischen Epilepsie. Zugleich ein Beitrag zur Duraplastik. Mitteil. a. d. Grenzgeb. Bd. 27, p. 827, 1914), daß alle gebräuchlichen Duraersatz-Materialien durch Narbengewebe ersetzt werden, und daß deshalb der Duraplastik als solcher jeder Wert abzusprechen sei, wenn man den Heilfaktor derselben in der Verhinderung von neuen Verwachsungen sähe, halte ich für irrtümlich. Die Experimente D's sind für die einfache Ventilbildung mit nachfolgender Fettfaszienplastik nicht maßgebend, da er bei allen seinen Tieren Gehirnrinde oder wenigstens Pia weggenommen oder lädiert hat. Sie könnten deshalb nur Geltung beanspruchen für Fälle mit Rindenexzision beim Menschen. Aber auch das ist mir zweifelhaft.

Tilmann fand in 50% seiner traumatischen Fälle nach Zurückklappen des Knochenlappens eine vermehrte Spannung der Dura, welche die normale Hirnpulsation kaum erkennen ließ. Ich konstatierte dasselbe fast in allen meinen Fällen und, was ich besonders hervorheben möchte, in den meisten genuinen. Trotz der von ihm so häufig konstatierten Steigerung des intrakraniellen Druckes legte Tilmann, abgesehen von 4 Fällen mit Zystenbildung und 1 Fall von Angiom der Gehirnoberfläche, bei denen er tamponierte, kein Kochersches Ventil an, sondern vernähte die gespaltene Dura wieder und lagerte den Knochenlappen zurück. Er ging hierbei von der Annahme aus, daß bei lokalem traumatischen Herde das ganze Krankheitsbild von diesem Herde ausgeht und mit dessen Beseitigung auch zurückgeht.

In der v. Brunsschen Klinik hält man, wie ich der Dissertation von Cluss[28]) entnehme, bei der traumatischen Jacksonschen Epilepsie die

Anlegung eines Knochenventils nicht für notwendig, spaltet aber auch die Dura. Da Friedrich (l. c.) bei zwei seiner günstigen Fälle eine Wiederverknöcherung der Schädellücke konstatierte, so legt er nicht den Wert auf die dauernde Druckentlastung wie Kocher. Aber es muß doch hervorgehoben werden, daß in einem seiner besten Fälle (Nr. 8) die Knochen- und Durallücke sehr groß angelegt und das Ventil mit dauernder ausgedehnter Pulsation erhalten war. Übrigens exzidiert Friedrich die Dura und bedient sich also wenigstens dieser Komponente der Ventilbildung. Auch Krause schließt sich der Theorie Kochers nicht an. Er empfiehlt aber doch, von dem osteoplastisch resezierten Knochenstück im ganzen Umfange einen fingerbreiten Streifen Knochensubstanz fortzunehmen, wie das auch Kocher selbst schon vorgeschlagen hatte. Es gibt ja eine ganze Literatur über Fälle von Epilepsie bei vorhandenem traumatischem Schädeldefekte, in denen erst der Verschluß der Lücke die Anfälle zum Verschwinden gebracht haben soll. Es ist keineswegs klar, wie die angebliche Notwendigkeit dieser Schädelplastiken mit der Kocherschen Theorie zu vereinbaren ist. Es müßte meines Erachtens hier noch besonders untersucht werden, ob nicht bei der Deckung dieser Defekte wichtigere, epilepsieerzeugende Schädlichkeiten, wie z. B. Entzündungsprodukte in den Hirnhäuten und ähnliches aus dem Wege geräumt wurden.

In der Diskussion auf dem Chirurgenkongresse 1910 und Herbst 1912 auf der Züricher Versammlung der internationalen Liga gegen Epilepsie erklärte Kümmel, daß er nach wie vor auf dem Standpunkt stehe, es handle sich bei der Epilepsie um Erhöhung des intrakraniellen Druckes, leider aber versage meistens das Ventil, und deshalb habe er in einem Falle die Ventilbildung zweimal ausgeführt, und dieser sei einer seiner erfolgreichsten Fälle. Nach meinen bisherigen Beobachtungen muß ich annehmen, daß die Druckerhöhung bei allen Formen der Epilepsie eine gewisse Rolle spielt, die aber nicht immer gleich groß ist; und daß die Ventilbildung, wenn keine besondere Kontraindikation vorliegt, in der Regel in typischer Weise ausgeführt werden sollte. Ich bin aber nicht der Ansicht, daß die Ventilbildung allein jede Epilepsie zu heilen vermag. Kocher vertritt, wie er selbst auf dem Chirurgenkongresse 1910 erklärte, in dieser Beziehung keineswegs einen so einseitigen Standpunkt, wie er ihm so oft imputiert wird. Daß der dauernden Drucksteigerung eine Bedeutung zukommt, geht vor allem auch daraus hervor, daß man eine eigene, wenn auch nicht zahlreiche Gruppe der Epilepsie als „hydrocephalische" bezeichnet hat (vgl. H. Vogt[29]). Borchardt hat auf der Jahresversammlung der Gesellschaft Deutscher Nervenärzte 1910 berichtet, daß er einen Fall, der nur an Petit mal litt, durch Ventilbildung geheilt hat.

Eine, wie mir scheint, bemerkenswerte Förderung hat die Frage der Drucksteigerung durch die Untersuchungen erfahren, die Redlich und Pötzl[30]) neuerdings an 39 Epileptikern ausgeführt haben, indem sie den Liquordruck bei der Lumbalpunktion nach der Quinckeschen Methode bestimmten. Die Krankheit war von sehr verschiedener Bedeutung und Genese. Diese Autoren fanden, daß es:

1. Fälle von Epilepsie gibt, in denen sich dauernd ein erhöhter Liquordruck nachweisen läßt; daß

2. bei manchen Epileptikern nur in den Zeiten, wo sie Anfälle haben, sei es, daß diese der Lumbalpunktion kurz vorausgegangen sind oder ihr folgen, unter anderem auch im Status epilepticus, sich ein Spinaldruck findet, der höher ist als in der Norm, und daß

3. bei Kranken mit epileptischen Psychosen wiederholt sich ein subnormaler Druck ergab. Es wäre von Interesse zu erfahren, wie sich die sub 1 und 2 angeführten Ergebnisse auf die verschiedenen Arten von Epilepsie verteilen. Die Verfasser besprechen dann noch die Bedeutung der häufig bei der Jacksonschen und auch der sog. genuinen Epilepsie konstatierten Zysten, das Ödem der Arachnoidea und betonen gleichfalls (s. oben!), daß die pathologische Anatomie der Epilepsie durch autoptische Befunde bei Operationen zu ergänzen sei. Sie haben auch bereits Versuche unter Leitung von Biedl begonnen, die den Zweck verfolgen, zu ermitteln, ob in Anfallszeiten im Serum oder Liquor der Epileptiker Stoffe enthalten sind, die eine Liquordrucksteigerung hervorzurufen vermögen. Die Autoren ventilieren auch die Frage, die ich schon seit einiger Zeit erwogen habe, ob man nicht öfters bei der sog. genuinen Epilepsie in systematischer Weise Lumbalpunktionen vornehmen sollte. — Man könnte sich übrigens vorstellen, daß der Druck auf die Hirnrinde in mäßiger Weise erhöht sein und dieses Gewebe wohl reizen kann, ohne daß eine allgemeine Steigerung des intrakraniellen Druckes, die bei der Lumbalpunktion zum Ausdruck käme, eintreten müßte.

Die Frage der operativen Behandlung, der sog. idiopathischen Epilepsie steht meines Erachtens in engstem Zusammenhange mit der Auffassung vom Wesen dieser Krankheit, in das wir noch tiefer einzudringen haben, als es bisher geschehen ist. Im letzten Dezennium sind sowohl in klinischer als auch anatomischer Beziehung eine Reihe von Arbeiten geliefert worden, die, wie mir scheint, zur Klarstellung einiger Fragen wertvolle Beiträge geliefert haben. Die Annahme, die noch von vielen Autoren gemacht wird, das Leiden sei eine konstitutionelle Psychoneurose — auf die vielen anderen Theorien kann ich hier nicht eingehen —, ist doch recht unbefriedigend und hat schon manchem früherem Autor nicht genügt. Die Hypothesen von spezifischer Toxinwirkung auf das Gehirn sind definitiv widerlegt. Auf die zahlreichen Stoffwechseluntersuchungen einschließlich der neueren, betreffend die Harnkolloide, und der neuesten, betreffend den Reststickstoff und den Restkohlenstoff, kann ich nicht eingehen. Ich teile nicht die Überzeugung, daß wir auf diesem Wege die Erkenntnis vom Wesen der chronischen Epilepsie erheblich fördern werden. Es soll natürlich nicht bestritten werden, daß die Konvulsionen durch Stoffwechseländerungen und durch sie bedingte Giftwirkungen ausgelöst werden können.

Von größter, vielleicht ausschlaggebender Bedeutung für die Aufrechterhaltung des Begriffes der genuinen Epilepsie als selbständiger Neurose sind ihre Beziehungen zur zerebralen Kinderlähmung. Daß die letztere in sehr vielen Fällen der Ausgang einer akuten Encephalitis ist, die in den motorischen Rentenzentren gespielt hat, ist jetzt wohl, nachdem Strümpell zuerst in den 80er Jahren des vorigen Jahrhunderts mit Nachdruck diese Anschauung verfochten hat, allgemein anerkannt. Pierre Marie war schon lange warm für eine weitgehende Analogisierung der symptomatischen Epilepsie bei der zerebralen Kinderlähmung und der idiopathischen Epilepsie eingetreten. Auf Marie folgten Freud und Rie. Manche Beobachtungen von anscheinend idiopathischer Epilepsie erweisen sich nach ihnen, auch bei der Obduktion, als solche rudimentäre Fälle von zerebraler Kinderlähmung. Man muß nach diesen Forschern die Epilepsie ohne Zaudern den organischen Hirnkrankheiten zurechnen. Freud hat sich eine ganze Reihe von Autoren angeschlossen. Neuerdings hat sich von Pädiatern Zappert[31]) ebenfalls in diesem Sinne ausgesprochen. Er sagt: „Vielleicht lassen sich bei genauerer Anamnese viele Fälle von genuiner Epilepsie auf encephalitische Erkrankungen im Kindesalter zurückführen.“

Zur Entscheidung dieser wichtigen Frage hielt Redlich es für notwendig, eine große Zahl von Fällen von genuiner Epilepsie methodisch daraufhin zu untersuchen, ob und wie oft sich Hinweise für eine anatomische Begründung der Anfälle nachweisen lassen. Es liegt auf der Hand, daß man in der Hauptsache nach feineren Differenzen in der Innervation beider Körperseiten fahnden mußte. Redlich richtete sein Augenmerk auf ganz leichte Hemiparesen im Gebiet der Hirnnerven, speziell des Facialis und Hypoglossus, und der Extremitäten, ferner auf Differenzen in dem Verhalten der Sehnen- und besonders der Hautreflexe beider Seiten. Er hebt selbst hervor, daß es auch ratsam sein dürfte, auf leicht aphasische Erscheinungen und auf Hemianopien zu achten. Ich möchte auch noch Kopfschmerzen hinzufügen, die dauernd an bestimmten Stellen lokalisiert sind; ferner zirkumskripte Klopfempfindlichkeit des Schädels, sowie vasomotorische Symptome, die auf die distalen Enden der Extremitäten einer Körperseite beschränkt bleiben. Ich möchte auch auf die Möglichkeit der Verwertung apraktischer Störungen hinweisen. Das Babinskische Zehenphänomen sowie den Gordonschen paradoxen Reflex (isolierte Dorsalflexion der großen Zehe bei Druck auf die Wade) habe ich auch oft einseitig gefunden. Obwohl immer noch genug „stumme“ Rindengegenden übrigbleiben, die ja allein der Sitz der Krankheit hätten sein können, fand Redlich in ungefähr der Hälfte seiner Beobachtungen mehrere Symptome, die auf einen leichten organischen Prozeß in der Rinde einer Hemisphäre bezogen werden konnten. Ich konnte gleichfalls, seitdem ich mein Augenmerk darauf gerichtet habe, an unserem Materiale über Erwarten häufig diese Halbseitensymptome konstatieren. Sie finden sich zuweilen nur kurze Zeit nach Attacken oder sind im direkten Anschluß an diese deutlicher; gar nicht selten kann man sie aber auch ganz unabhängig von Anfällen konstatieren. Man kann sich des Eindrucks nicht erwehren, daß hier fließende Übergänge zwischen der genuinen und der sog. Jacksonschen Epilepsie bestehen. Auch der von Redlich[32]) erbrachte und von anderen bestätigte Nachweis, daß Linkshändigkeit bei Epileptikern bedeutend häufiger ist als bei Normalen, ist in diesem Sinne zu verwerten. Redlich hat deshalb, ebenso wie Heilbronner die Auffassung, „daß auch bei der Annahme einer diffusen Rindenerkrankung bei der genuinen Epilepsie doch mindestens in einem Teile der Fälle diese von einer bestimmten Gegend ihren Ausgang nimmt und auch späterhin hier am stärksten nachweisbar ist", Die negativen Fälle sind so zu erklären, daß jene Veränderungen nicht in der motorischen Hirnrinde, sondern in einer anderen Partie derselben (z. B. in der Sprachregion bei der ausschließlich aphasischen oder dysarthrischen, in der Occipitalregion bei lediglich hemianopischen Störungen lokalisiert sind. Die motorische Region bildet dann, wie von verschiedenen Autoren betont wird, gleichsam die Ausfallspforte, durch welche sich der durch die pathologischen Läsionen erzeugte Reiz, wenn er bis zu einer gewissen Höhe gediehen ist, einen Ausgang sucht in Form von Krampfanfällen.

Ebenso sprechen nun die histologischen Befunde von Chaslins[34]) Sclérose névrologique bis zu den neuesten Befunden Alzheimers[35]) und Webers[36]) für solche feineren Alterationen der Hirnrinde. Legen wir Alzheimers Ergebnisse, die auf der Untersuchung von 63 Epileptikergehirnen beruhen, unseren weiteren Ausführungen zugrunde, so müssen wir in ungefähr der Hälfte der Fälle von noch ganz dunkler Ätiologie außer der, nach ihm als einer Nebenerscheinung der epileptischen Degeneration, nach anderen als Residuum einer abgelaufenen Entzündung anzusehenden Sklerose des Ammonshornes, 2 Arten von Veränderungen unterscheiden:

1. Eine Randgliose der Hemisphären. Sie ist nach Alzheimer nicht die Ursache, sondern die Folge einer Degeneration nervösen Rindengewebes, die sich in einem Ausfalle von Markfasern und Ganglienzellen, sowie in einer Verkleinerung der letzteren kundgibt. Die Gefäße zeigen meist leichte Wucherungserscheinungen, manchmal auch starke Wandverdickungen. In den Lymphscheiden sind Mastzellen nicht selten. Diese Erscheinungen eines Ausfalls von nervösem Gewebe sind in schweren und alten Fällen nie zu vermissen, in leichten und frischen oft wenig ausgeprägt.

2. Bei Kranken, die im Status epilepticus zugrunde gegangen waren, fanden sich neben diesen Veränderungen solche, welche auf einen schweren akuten Erkrankungsprozeß hinweisen: Regressive Veränderungen an den Ganglienzellen, Zerfall feinster Achsenzylinder, massenhafte Kernteilungsvorgänge in den Gliazellen, zuweilen ungemein zahlreiche, große amöboide Gliazellen, die mit verschiedenen Abbauprodukten beladen waren. Diese Veränderungen sind nicht, wie von anderer Seite behauptet wurde, Folgen des Anfalls, sondern vielmehr das anatomische Korrelat der Vorgänge, die sich im Gehirne bei der Auslösung des Anfalls abspielen. Das betont auch Redlich[21]), der noch hinzufügt, daß unter den in der letzten Zeit von ihm untersuchten Gehirnen chronisch Epileptischer auch nicht ein einziges ist, das

keine anatomischen Veränderungen aufgewiesen hätte. Aus diesen Alterationen, so nimmt Alzheimer an, dürften sich wohl die zuerst geschilderten entwickeln; auch dürften auf sie wohl die postparoxystischen Herdsymptome zurückzuführen sein, während durch die Gliose wohl die epileptische Demenz bedingt ist. „Manche Fälle, die als Idiotie mit Epilepsie diagnostiziert waren, sind nichts anderes, als besonders schwere Fälle genuiner Epilepsie.“

Vergleicht man diese Feststellungen Alzheimers, die sich mit denen Webers decken, und die durch die von Moriyasu mitgeteilten Fibrillenbefunde bei Epilepsie Bestätigung und Erweiterung gefunden haben, und denen Alzheimer auf der Jahresversammlung der Gesellschaft deutscher Nervenärzte in Breslau 1913 den Befund von Abbauerscheinungen in den Pyramidenseitensträngen hinzugefügt hat, mit den Ergebnissen der pathologisch-anatomischen Erforschung der nicht eitrigen Encephalitis, speziell der Influenzaencephalitis, so kann man sich der Vermutung nicht verschließen, daß jene nichts anderes sein könnten, als das histologische Korrelat ganz leichter, oberflächlicher und in Schüben verlaufender Encephalitiden, deren höhere Grade Friedmann als irritative Encephalitis zusammengefaßt hat.

Mit wachsender Erfahrung haben wir ja gelernt, die Prognose der Encephalitis, namentlich auch der nach Influenza auftretenden, viel günstiger zu stellen, als früher. Insbesondere haben Oppenheims und Nomes Mitteilungen hier klärend gewirkt. Ich glaube, man muß in dieser Richtung noch weiter gehen. Eine typische akute Encephalitis im Kindesalter, die stürmisch mit Fieber, Erbrechen, Benommenheit einsetzt und in kurzem die bekannten Lähmungen zeigt, kann nicht leicht übersehen werden. Und auch hier schon welcher Unterschied in Größe und Umfang der encephalitischen Herde! Aber es gibt sicherlich viel mildere Formen, die, mit oder ohne Konvulsionen, mit unbedeutenden Temperatursteigerungen oder auch ganz fieberlos verlaufen, für Zahnfieber oder Verdauungsstörungen gehalten werden. So manche Erfahrungen der Praxis weisen den aufmerksamen Untersucher darauf hin. Gerade diese im ersten Anfange ganz leichten Entzündungsprozesse des Cortex könnten zu den von Alzheimer geschilderten und sich im Laufe der Jahre über einen großen Teil der Hemisphären ausbreitenden Zerfallsprozessen in den oberflächlichsten Rindenschichten führen. Tritt nun nach kürzerer oder längerer Zeit hier an die Stelle des nervösen Gewebes die Gliose, zuerst an ganz umschriebener Stelle, so könnte sie zunächst an sich, auch ohne Hydrocephalus oder Ödem der Arachnoidea, analog einem Tumor, aber in viel geringerem Grade als dieser hirndruckerhöhend und somit im Sinne Kochers epilepsieerzeugend wirken, oder man könnte sich vorstellen, daß sie, namentlich unter dem Einflusse blutdrucksteigernder oder anderer auslösender Momente und besonders dann, wenn sie in den außerordentlich erregbaren Zentralwindungen lokalisiert ist, zu motorischen Entladungen führt. Die letzteren aber würden dann ihrerseits die oben erwähnten, von Alzheimer namentlich nach Anfällen gefundenen akuten Alterationen noch steigern. Auf diese Weise könnte man sich vielleicht die allmähliche Ausbreitung der Randgliose vorstellen. Daß im kindlichen Gehirn entzündliche Prozesse ebenso wie vaskuläre und traumatische in viel höherem Grade als in dem des Erwachsenen außerordentlich zur Progredienz tendieren, ist mit Sicherheit von vielen Autoren nachgewiesen. Es wäre aber auch wohl denkbar, daß die späteren Anfälle ebenso wie der initiale nichts weiter wären, als der klinische Ausdruck einer eigenartigen, in Schüben verlaufenden kortikalen Encephalitis.

Die Ergebnisse der modernen histologischen Epilepsieforschung lassen also nur einen quantitativen In- und Extensitätsunterschied aber keinen qualitativen zwischen den gewöhnlichen und den zur sog. essentiellen Epilepsie führenden Gehirnentzündungen erkennen und rechtfertigen somit auch in anatomischer Beziehung die Anschauungen Pierre Maries und Freuds.

Die patho-histologische und experimentelle Erforschung der Encephalitis hat aber auch noch in anderer Beziehung wertvolle Ergebnisse gezeitigt, die meines Erachtens für die Frage der chirurgischen Behandlung der Fallsucht bedeutungsvoll sind. Zunächst ist hier der Nachweis anzuführen, daß bei ätiologisch ganz verschiedenen Arten die Ausheilung in der Bildung von infrakortikalen Zysten stattfinden kann. (Ich habe vorgeschlagen, das Wort „infrakortikal" für alle direkt unter dem Cortex liegenden Herde zu reservieren, im Gegensatz zu „subkortikal", welches ja der weitere Begriff ist und sich auf alles außerhalb der Hirnrinde, also auch im Zwischen-, Mittelhirn usw. Liegende beziehen kann.) Diesen Befund haben wir in einer großen Zahl von Fällen erhoben. Ob das nur ein Zufall ist oder ob sie doch häufiger sind und nicht nach ihnen gesucht wird? In letzterem Falle ließen sich manche Mißerfolge leicht erklären. Dazu kommen noch einige Fälle von subarachnoidealer Zyste, die höchstwahrscheinlich traumatischer Natur war. Die Möglichkeit der Unterscheidung traumatischer und encephalitischer infrakortikaler Zysten ist wohl insofern gegeben, als bei jenen häufiger auch in der Dura Narben oder vernarbte Defekte gleichzeitig zu konstatieren sein werden, die man bei postencephalitischen wohl nur in den selteneren Fällen antreffen wird (und dann auch nur in den weichen Häuten), in denen die Meningen in höherem Grade am Entzündungsprozesse beteiligt waren (Meningo-Encephalitis). Im übrigen können — und das ist ein weiteres, nicht unwichtiges Resultat der Encephalitisarbeiten — rein traumatische Hirnentzündungen, ohne oder mit Beteiligung der Hirnhäute, genau dieselben Bilder darbieten und denselben anatomischen Ausgang (Sklerose, Narbenschwiele, Zyste) nehmen, wie die bakteriellen embolischen oder nach anderen Ursachen entstandenen.

Auch in der Tierpathologie hat sich die Encephalitis immer mehr durchgesetzt. So sind bei der nervösen Staupe der Hunde multiple interstitielle Entzündungsherde bei vorwiegender Beteiligung der weißen Substanz gefunden worden — Encephalitis disseminata. Bei dieser Krankheit treten, ähnlich wie bei der menschlichen Encephalitis zuweilen epileptiforme Anfälle auf. Die Frage der Tierencephalitis und Tierepilepsie ist für uns von Wichtigkeit, weil die experimentelle Erzeugung und Beobachtung dieser Krankheiten uns vielleicht auch in der chirurgischen Indikationsstellung vorwärtsbringen kann. Ich kann hier aber nicht weiter darauf eingehen. (Vgl. sub 19.)

Hält man nun die Resultate der klinischen Nachuntersuchungen und der glänzenden Tierexperimente Kochers und seiner Schüler, sowie die erwähnten Befunde Tilmanns zusammen mit den von der modernen Histologie bei der Encephalitis (sensu strictiori) und der sog. genuinen Epilepsie gefundenen Gewebsveränderungen, so erkennt man hier wie dort als das eigentlich epilepsieerzeugende Prinzip die Entzündung des Gehirnes im weitesten Sinne des Wortes. Die Alzheimerschen und Weberschen Befunde schließen gleichsam den Kreis von den direkt traumatischen Formen bis zur genuinen Epilepsie. Und nun ist uns noch vor kurzem eine weitere interessante Eideshelferin erstanden, nämlich die Psychologie. Rittershaus[37]) kommt in seinen umfangreichen Untersuchungen zu dem Schluß, daß sich ein differentialdiagnostischer Unterschied zwischen der sog. genuinen Epilepsie und der nach zerebraler Kinderlähmung durch die Assoziationsversuche nicht nachweisen läßt. Er macht auch direkt darauf aufmerksam, daß diese Unmöglichkeit, die genuine Epilepsie von der encephalitischen durch psychologische Untersuchungen zu unterscheiden, zusammen mit den Halbseitenerscheinungen (zu denen man auch die von Redlich betonten aphasisch-paraphasischen Entgleisungen zu rechnen hat) mit großer Wahrscheinlichkeit den Schluß zulassen, daß diese beiden Erkrankungen im Sinne von Marie Freud u. a. doch identisch sind. Dazu kommt noch, daß sich nach seinen Untersuchungen andere mit epileptischen Krämpfen einhergehende Krankheitsbilder durch die Assoziationen mit ziemlicher Sicherheit von der eigentlichen Epilepsie abgrenzen lassen. Schließlich spricht auch der in der großen Mehrzahl der Fälle von genuiner Epilepsie geglückte Nachweis des Abbaus von Gehirnsubstanz nach dem Abderhaldenschen Dialysierverfahren deutlich für eine organische Erkrankung des Gehirns (vgl. S. Maass[37a]).

Dieses Resultat ist um so bedeutsamer, als es auf verschiedenen Wegen erreicht wurde. Um so sicherer können wir auf ihm fußen. Für die operative Behandlung der Krankheit ist es aber geradezu ausschlaggebend, sowohl in prophylaktischer als in direkt therapeutischer Beziehung. Wir wissen jetzt, daß bei allen chirurgischen Eingriffen am Gehirn eine tadellose Aseptik unbedingt erforderlich ist, weil sonst außer anderen schädlichen Folgen die Gefahr der Epilepsie auch noch nach langer Zeit heraufbeschworen werden kann. Aus diesem Grunde können auch die Statistiken, sowie die experimentellen Untersuchungen aus der voraseptischen Zeit nur einen geringen Wert beanspruchen. Und es liegt ferner auf der Hand, daß wir gegen eine Krankheit chirurgisch vorzugehen eher berechtigt sind, nachdem ihr entzündlicher Charakter bei einem großen Teile ihrer verschiedenen Formen nachgewiesen ist. Am besten werden wir freilich hier bestehen, wenn es uns gelingt, den beim Kinde sicher zur Ausbreitung über die ganze Hirnrinde neigenden Prozeß möglichst frühzeitig zu kupieren.

Die Literatur (vgl. auch einige Angaben in meiner früheren Arbeit sub 19) zeigt — ich möchte hier nicht auf die bereits ziemlich stark angewachsene Kasuistik ausführlich eingehen; auch hat F. Krause[38])[39]) kürzlich ein Resümee seiner großen Erfahrungen gegeben —, daß Fälle von Jacksonscher Epilepsie nach osteoplastischen Resektionen und Duraspaltung ohne Rindenexzision, andere erst nach Rindenexzision, ferner daß Fälle der idiopathischen Gruppe bei voller Ventilbildung, andere auch dann, wenn nur ein Stück aus dem osteoplastisch resezierten Knochenlappen entfernt worden war, geheilt oder wesentlich gebessert worden sind. Hier müssen wir nun meines Erachtens festeren Boden zu gewinnen suchen; wir müssen über die Art und den Umfang des Eingriffes ins klare kommen. Wir müssen vor allem zu eruieren suchen, ob die Druckentlastung mittels Kraniektomie bzw. osteoplastischer Schädelresektion und Duraexzision wesentlich ist oder ob und in welchen Fällen eine Rindenexzision indiziert ist: ob vielleicht die Kraniektomie auf den diffus-gliotischen Prozeß direkt hemmend wirkt oder ob sie nur sein Fortschreiten dadurch aufhält, daß weitere Anfälle und damit weiterer Gewebszerfall in den tangentialen Rindenschichten verhütet werden, und endlich, warum anscheinend ganz ähnliche Fälle bald über Erwarten günstig beeinflußt werden, bald gar nicht reagieren.

Bemerkenswert ist übrigens, daß die Südsee-Insulaner auf Neu-Mecklenburg bei Epilepsie (ebenso wie bei andauernden Kopfschmerzen) durch Schaben mittelst einer geschärften Muschel einen Spalt im Stirnbein herstellen und die Kopfhaut dann wieder darüberziehen. Wirkliche Schädeltrepanation erwähnt auch v. Luschan an Berber- und Guanchenschädeln sowie an den Schädeln der prähistorischen Bewohner der Dordogne.

Ich habe mich auch gefragt, ob wir uns nicht zur Entscheidung einiger Fragen die neueren Ergebnisse der Tierpathologie zunutze machen sollten. Vielleicht könnte man Hunde (über die Affenencephalitis und -epilepsie habe ich bis jetzt nichts in Erfahrung bringen können), die die nervöse Staupe durchgemacht haben und epileptisch geworden sind, längere Zeit durch sorgfältige Pflege am Leben erhalten, sie dann nach den verschiedenen Modifikationen operieren, weiter beobachten und später ihre Gehirne vergleichend untersuchen. Oder man könnte bei Hunden durch Einverleibung von Bakterien oder bakteriellen Giften oder durch traumatische Einwirkung Encephalitiden hervorrufen, bei einer Reihe von Tieren den Prozeß sich selbst überlassen, bei einer anderen die erwähnten Operationen vornehmen, die Tiere klinisch genau beobachten, nach verschieden langen Zeiten töten und dann die Gehirne namentlich daraufhin untersuchen, ob sich bei den nicht operierten eine diffuse gliotische Wucherung der Rinde ausgebildet, und wie die Gehirnsubstanz bei den operierten Tieren auf die verschiedenen Eingriffe reagiert hat. Wegen der experimentellen Inangriffnahme dieser Fragen setzte ich mich mit den Herren Proff. Nissl-Heidelberg und Dexler-Prag in Verbindung. Beide Forscher glauben, daß der skizzierte Plan sehr wohl geeignet sei, die Sache zu fördern, machten mich aber auf die großen, schier unüberwindlichen Schwierigkeiten, die sich ihm in praxi entgegenstellten, aufmerksam. Prof. Nissl meinte, daß man unbedingt an Affen experimentieren müsse, deren Beschaffung und vor allem genügend lange Nachbeobachtung äußerst schwierig sei.

Prof. Dexler teilte mir mit, daß Staupehunde, wenn sie einmal epileptisch geworden sind, was aber auch gar nicht so häufig sei, in der Regel so schwer litten, daß sie bald zugrunde gingen und Operationen an ihnen kaum mehr ausführbar seien. Dann machte er auf die große Infektionsgefahr aufmerksam, die von diesen Tieren ausginge. Aus diesen Gründen habe ich mich vorläufig darauf beschränkt, zu ermitteln, ob sich bei der Bildung einer aseptischen Gehirnnarbe beim Hunde histologische Differenzen herausstellten, je nachdem man nach Exzision eines kleines Rindenstückes (siehe oben!) die Schädelöffnung wieder knöchern verschließt (osteoplastische Resektion) oder den Knochen dauernd entfernt (Kraniektomie). Da der eine der beiden so operierten Hunde nach 4 Monaten die Räude bekam, und der ganze Stall in Gefahr stand, mit dieser Krankheit infiziert zu werden, mußte er getötet werden, gleichzeitig natürlich auch der andere. Die Untersuchung, die im hiesigen neurologischen Institute ausgeführt wurde, hat keine sicheren Unterschiede in den histologischen Details der Narben oder der übrigen Hirnrinde bei diesen beiden Tieren ergeben. Es ist aber einleuchtend, daß aus diesem Resultat keineswegs bindende Schlüsse auf das Verhalten der menschlichen Rinde gezogen werden können, wenn diese Rinde einem Epileptiker angehört.

Bei den außerordentlichen Schwierigkeiten, die, wie wir gesehen haben, die experimentelle Verfolgung unseres Problems bietet, bleiben wir in erster Linie auf den kranken Menschen, seine kritisch-vorsichtige Behandlung und sorgfältige Weiterbeobachtung angewiesen. Vor allem müßten auch die durch Operation geheilten bzw. wesentlich gebesserten und die nicht geheilten Patienten möglichst bis zu ihrem Tode im Auge behalten und ihre Gehirne einer genauen histologischen Untersuchung unterzogen werden. Aber dies müßte in viel systematischerer und großzügigerer Weise geschehen als bisher. Vor allem müßten die großen Epileptikeranstalten und die psychiatrischen Universitätskliniken sich entschließen, ihre Kranken mehr wie bisher dem Chirurgen zuzuführen. Bis jetzt ist das, soviel ich sehen kann, nur recht selten, so z. B. von Flechsig geschehen, dessen Fälle Friedrich operiert hat. Seitdem (1899/1901) sind aber unsere Kenntnisse in der Symptomatologie, der pathologischen Anatomie und Histologie der verschiedenen Formen der Epilepsie beträchtlich erweitert worden, und es haben sich neue Fragestellungen ergeben, die nur durch intensives Zusammenarbeiten aller an diesem Problem interessierten Kreise beantwortet werden können. Auf Grund meiner Erfahrungen muß ich mich auch entschieden dafür aussprechen, daß selbst die vorläufig geheilten Fälle nach Ablauf des Wundheilungsprozesses den Anstalten wieder zugeführt und hier mindestens $^1/_2$ Jahr zurückbehalten werden, weil nur hier eine Garantie für die Durchführung der unbedingt erforderlichen absoluten Alkoholabstinenz und für eine vernünftige Lebensweise gegeben ist. Es müssen auch die Praktiker auf die dringende Notwendigkeit hingewiesen werden, jeden Fall von Epilepsie so bald wie möglich neurologisch genau untersuchen zu lassen, damit die für einen eventuellen Eingriff günstigste Zeit nicht versäumt wird. Unerläßlich ist auch die Röntgenuntersuchung des Kopfes bei jedem Epileptiker. Schüller[58]) [59]) hatte in etwa 30% der von ihm untersuchten Fälle einen positiven Befund, in einem viel größeren Prozentsatze als die sonstige klinische Untersuchung vermuten ließ. Es fanden sich, außer nicht erwarteten traumatischen Residuen, Verkalkungsherde in Hirnnarben nach Encephalitis und Erweichungen in Tuberkeln, Abszessen, Tumoren; ferner Schädeldeformitäten, wie Turmschädel und Hydrocephalus, Zeichen intrakranieller Drucksteigerung wie Ausprägung von Gefäßfurchen an der Tabula vitrea oder in der Diplöe.

Können wir denn nun heute schon einigermaßen bestimmte Indikationen für die chirurgische Behandlung der verschiedenen Formen von Epilepsie aufstellen? Ich glaube wohl, aber nur mit der auf einem noch so kontroversen Gebiete selbstverständlichen Reserve.

Für operative Eingriffe kommen nur solche Fälle von Epilepsie in Betracht, die bei konsequenter Brombehandlung und absoluter Alkoholabstinenz keine deutliche Besserung erfahren. Auch eine noch so günstige operative Prognose versprechende Fälle von Jacksonschem Typus möchte ich von chirurgischer Therapie ausnehmen, solange sie bei jenem Regime erheblich gebessert werden. Ferner sind von vornherein auszuschließen, außer den eingangs dieses Abschnittes erwähnten Kategorien, alle mit Epilepsie selbst Belasteten, sowie die Deszendenten von zweifellosen Potatoren. Daß Patienten mit gehäuften kleinen Anfällen (Friedmann) oder mit Affektepilepsie (Braatz) bzw. psychasthenischen Krämpfen (Oppenheim) niemals chirurgischen Eingriffen unterworfen werden dürfen, ist selbstverständlich.

Bei den typischen Jacksonschen Fällen wird man sich nach Erschöpfung der internen und diätetisch-physikalischen Behandlung wenigstens vorläufig noch viel leichter zu einem Eingriff entschließen. Man muß sich hierbei, ganz abgesehen von den an Zahl schon nicht mehr geringen Erfolgen, vor Augen halten, daß bei einwandfreier Asepsis und zweizeitiger Operation nach der vorliegenden Kasuistik — auch meine eigenen Erfahrungen sprechen in diesem Sinne — die Lebensgefahr als äußerst gering bezeichnet werden kann, und daß eine Verschlimmerung der Krämpfe als Effekt der Operation bisher nicht beobachtet zu sein scheint, daß aber andererseits viele Epileptiker durch die Fortdauer der Konvulsionen unaufhaltsamer Verblödung und schwerem Siechtum verfallen. Oppenheim[40]) sagt: „Die operative Behandlung der Jacksonschen Epilepsie nichttraumatischer Genese ist unter gewissen Verhältnissen am Platze; nämlich dann, wenn voraussichtlich eine angreifbare Rindenaffektion (Tumor, Zyste, Abszeß usw.) vorliegt.“ Wie soll man aber das vor Öffnung des Schädels entscheiden, wenn keine Papillitis und keine sonstigen Hirndrucksymptome vorliegen, was doch gerade bei Tumoren der Zentralregion ziemlich häufig vorkommt? Ich möchte auch an den Fall von Krause[38]) (S. 578) erinnern, in dem die Anamnese für eine Encephalitis sprach, während sich ein flächenhaft ausgebreitetes Angiom vorfand. Aus dieser diagnostischen Unsicherheit und der Gefahr, eine operativ leicht entfernbare Affektion unberührt zu lassen, ergibt sich, wofern die erwähnten Bedingungen erfüllt sind, die Indikation, in jedem Falle von Jacksonscher Epilepsie (soweit sie nicht nachweisbar auf einer Allgemeinkrankheit oder Hysterie beruht) zu trepanieren, auch wenn es feststeht, daß sogar ein Status hemiepilepticus auf sog. genuiner Epilepsie beruhen kann. Im ungünstigsten Falle hat man eben eine Probetrepanation ausgeführt, analog den zahlreichen Probelaparotomien, vor denen man sich bei erheblichen diagnostischen Zweifeln doch auch nicht scheut, und die schon manchem Kranken das Leben erhalten haben.

Betreffs des Zeitpunktes der Operation verlangen die Chirurgen mit Recht, man solle nicht allzu lange warten, damit die sogenannte epileptische Veränderung sich im Gehirn nicht zu fest stabilisiere. Andererseits wird sich der Patient, bzw. seine Angehörigen, auch nicht zu schnell entschließen, zumal, da ja auch öfters Spontanheilungen vorkommen. Man muß auch berücksichtigen, daß Epileptiker, die bereits 20 und mehr Jahre ihre Anfälle hatten und schon deutlich dement waren, durch Trepanation noch geheilt oder wenigstens ganz wesentlich und dauernd gebessert wurden. Häufung der Anfälle sowie Zunahme der Lähmungen und deutliche Zeichen beginnender Verblödung dürften als absolute Indikation zu betrachten sein.

Das kindliche und jugendliche Alter werden wegen der größeren Restitutions- und Kompensationsfähigkeit des Gehirns den Entschluß zur Operation eher reifen lassen, als das spätere Lebensalter.

Manche Beobachtungen aus der Kasuistik der Epilepsieoperationen legen es nahe, ein Alter von über 40 Jahren als Kontraindikation zu betrachten.

Diese Gesichtspunkte treffen nun auch für die operative Therapie der sog. genuinen Epilepsie zu. Wie erheblich sich die Statistik auch bei dieser Form gebessert hat, zeigt eine Zusammenstellung von Ito[40 a]), der unter 58 nach Kocher operierten Fällen 8 Heilungen und 15 Besserungen konstatierte. Hier würde man außerdem um so eher einen Eingriff ins Auge fassen können, wenn der Anfall von einer konstanten und lokalisatorisch verwertbaren Aura, z. B. in den Extremitäten einer Seite eingeleitet wird. Ferner je mehr inter- oder postparoxystische Halbseitenerscheinungen sich bei gründlicher Untersuchung konstatieren lassen, und je bestimmter die sorgfältig aufgenommene Anamnese für die Einwirkung eines erheblichen Kopftraumas oder eines früheren encephalitischen Prozesses oder für ein temporäres Beschränktsein der Anfälle auf eine Körperseite spräche.

Bezüglich der Art des Eingriffes können folgende Hinweise zur Richtschnur dienen: Die Operationen können sehr wohl nach vorangegangener Scopomorphininjektion oder auch ohne diese nach Infiltration der Weichteile mit Novocain-Suprarenin in Lokalanästhesie ausgeführt werden. Nur bei kleinen Kindern kann man die Allgemeinnarkose nicht entbehren. Die Lokalanästhesie hat auch den Vorteil, daß der Kranke, wenn man seine Aufmerksamkeit auf diesen Punkt lenkt, bei der elektrischen Reizung sofort angeben kann, wenn er in der betreffenden Extremität etwas spürt. Man braucht dann nur minimale Ströme und vermeidet den sonst hierbei gar nicht selten auftretenden Anfall. Bestehen keine ausgesprochenen und konstanten Ausfallssymptome, und auch keinerlei Halbseitenerscheinungen, so mache man eine nicht zu kleine (8—6; 6—4 cm) Kraniektomie und transplantiere die Dura in der oben geschilderten Weise auf den Hautlappen oder mache nach Kümmel - Rehn jun. eine autoplastische Fettfaszientransplantation. Hierbei wird man, falls ein erhebliches Kopftrauma in der Anamnese nachzuweisen ist, die entsprechende Seite wählen; liegen bestimmte Anhaltspunkte nicht vor, so wähle man die rechte motorische oder fronto-temporale Region und schone die funktionell wertvollere linke Hemisphäre. Stößt man während der Operation auf Veränderungen, z. B. Knochenverdickungen, Adhärenzen der Dura am Knochen oder sonstige Abweichungen von der Norm, so beseitige man sie nach Möglichkeit. Wir haben bei denjenigen unserer Fälle, bei denen das Knochenventil dauernd erhalten blieb, niemals hiervon eine Schädigung gesehen. Nur einmal haben wir bei einem besonders wilden Knaben eine Schutzkappe aus Blech anfertigen lassen.

Liegen aber deutliche Paresen oder auch nur konstante Halbseitenerscheinungen vor, und sind die Krämpfe auf eine Körperseite dauernd beschränkt, oder ist nur eine dieser beiden Bedingungen erfüllt, so mache man zunächst den eben geschilderten Eingriff. Findet man hierbei, wie z. B. in mehreren unserer Fälle, eine subarachnoideale Kyste oder einen Tumor oder sonstige Läsionen, die den Symptomenkomplex genügend erklären, so beseitige man diese nach Möglichkeit und beende die Operation. Konstatiert man jedoch auf der Innenseite der Dura oder an der Arachnoidea Alterationen, die auf eine Schädigung des Gehirns hinweisen, die aber allein die klinischen Erscheinungen nicht zu erklären vermögen, z. B. Verfärbungen der Cerebrospinalflüssigkeit, Trübungen und Ödem der Arachnoidea, stärkerer Gefäßentwicklung und ähnliches, so bestimme man nach Krause die Lage des primär krampfenden (oder wohl richtiger: primär gereizten) Zentrums mittelst unipolarer faradischer Reizung (vgl. Abb. 1). Hier punktiere man nach verschiedenen Richtungen, bei negativem Ergebnis auch in der Nachbarschaft. Findet man, wie bei mehreren unserer Fälle, infrakortikale Zysten, so inzidiere und entleere man sie. Eine etwa vorhandene Kapsel muß man sorgfältig entfernen. Auch möchte ich dringend dazu raten, stets das unmittelbar umgebende Hirngewebe zu exzidieren, es sei denn, die Zyste reichte allzuweit in die Tiefe. Diesen Rat möchte ich deshalb erteilen, weil ich die Überzeugung gewonnen habe, daß wir in 2 Fällen, in denen wir das umgebende, sicher kranke Gehirngewebe nicht entfernten, sehr wahrscheinlich nur aus diesem Grunde Rezidive, bzw. keine erhebliche Besserung gesehen haben.

Der eine derselben betraf einen 10jährigen Knaben, bei dem rechtsseitige Krämpfe im Fascialis- und Armzentrum, Dysarthrie und Intelligenzstörung bestanden. Bei der Operation fanden wir eine walnußgroße subarachnoideale Zyste. Wir (Operateur Herr Großmann) entleerten dieselbe nur, ohne das darunterliegende, sicher pathologisch veränderte Gewebe zu exzidieren.

Der andere Patient, ein 48jähriger Eisenbahnbeamter, hatte im Jahre 1884 durch Sturz vom Pferde einen komplizierten Schädelbruch in der rechten Regio fronto-temporalis erlitten. Mehrtägige Bewußtlosigkeit, Heilung der Verletzung

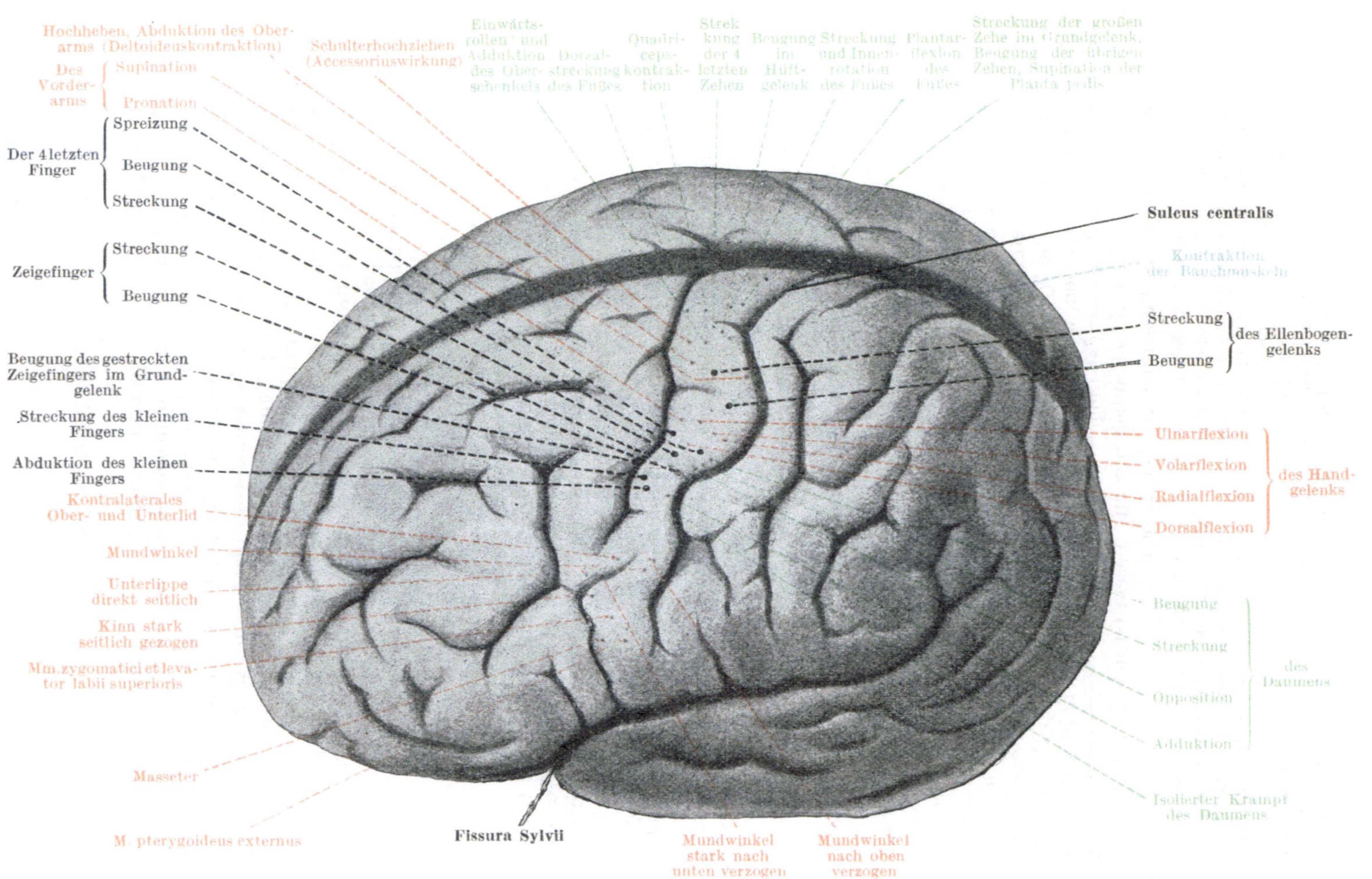

Abb. 1. Linke Großhirnhemisphäre des Menschen mit F. Krauses durch die faradische Reizung gewonnenen Ergebnissen. (Aus Krause-Heymann, Chirurgische Operationen.)
Alle Foci liegen in der vorderen Zentralwindung.

ohne Eingriff in 8 Wochen. Gesund (bis auf öftere Kopfschmerzen) bis zum Jahre 1900. Von da ab an Häufigkeit zunehmende, allgemeine tonisch-chronische Krampfanfälle, die konstant mit Drehung der Augen und des Kopfes nach links begannen. Die Röntgenuntersuchung jener Gegend ergab positiven Befund. Bei der Trepanation (Operateur Herr Sasse) fand sich: enorme Verdickung des Knochens, Adhärenzen zwischen diesem und der Dura, sowie zwischen der letzteren und den weichen Häuten bzw. dem Gehirn, dessen Gewebe im hintersten Teile der zweiten Stirnwindung, genau an der Stelle, an welcher von Horsley, Ferrier u. a. beim Affen das vordere Zentrum für die Bewegung des Auges und des Kopfes nach der gekreuzten Seite nachgewiesen ist, im Umfang einer großen Haselnuß zertrümmert war. Wir lösten die Verwachsungen mit dieser Stelle, exzidierten aber nicht die Umgebung bis ins Gesunde. In Zukunft würde ich das sicher veranlassen.

Stimmt die Lage der Zyste nicht mit dem Areale des primär gereizten Zentrums überein, wie z. B. in einem Falle Krauses[41]), so exzidiere man unter allen Umständen auch dieses. Wie berechtigt dieses Vorgehen ist, geht aus den hochgradigen histologischen Veränderungen hervor, die Brodmann an dem exzidierten Stücke fand (l. c. S. 33): „Die schichten- und säulenförmige Anordnung der Nervenzellen im Rindenquerschnitt waren fast überall verschwunden, die Zellen standen unregelmäßig durcheinander und waren von narbigen Zügen auseinandergedrängt; stellenweise wurde die ganze Breite der Rinde durch derbes Narbengewebe eingenommen. Daneben bestand in der ganzen Ausdehnung der exzidierten Zone Leptomeningitis chron. hohen Grades.“ Ergibt die Punktion nichts Positives, so exzidiere man das Zentrum bis aufs Mark. Ebenso muß man eine alte encephalitische Narbe exstirpieren.

Zu dieser Excision möchte ich mich eher bei linksseitigen Krämpfen und Hemiparesen entschließen, bei denen die den Reizzustand erzeugenden Läsionen in der rechten Hemisphäre zu vermuten sind, weil die funktionelle Kompensation von seiten der an Einfluß präponderierenden linken Hemisphäre in höherem Maße zu erwarten ist, als von der rechten, auch wegen der linksseitigen Lage der Sprachzentren. Ich würde aber die Exzision auf der linken Seite keineswegs prinzipiell ablehnen, namentlich nicht im kindlichen und jugendlichen Alter, in dem die Restitutions- und Kompensationsfähigkeit des Gehirns eine recht bedeutende zu sein scheint. Auch steht die Tatsache fast, daß ebenso wie beim niederen Affen und bei den Anthropoiden auch beim Menschen das motorische Gebiet viel ausgedehnter ist, als das auf den elektrischen Strom ansprechende.

Ob die von dem Physiologen W. Trendelenburg neuerdings empfohlene, von ihm an Affen ausgeführte Unterschneidung der Rinde der Excision auch am Menschen vorzuziehen sein wird, müssen Erfahrungen mit dieser Methode zeigen, die m. E. in geeigneten Fällen angewendet werden sollte. (Zeitschr. für die ges. experimentelle Med. Bd. III, Heft 2, 1914). Wie ich einem Referate über die Verhandlungen des Chirurgenkongresses 1914 entnehme, hat Haberer die Unterschneidung bereits ausgeführt und bei danach versuchter faradischer Reizung keinen Effekt mehr erzielt.

In meiner Arbeit aus dem Jahre 1908[19]) sagte ich: Die Indikation zur Entfernung der entsprechenden Zentren bei allgemeinen Krämpfen und dem Nachweise von lediglich post- oder interparoxystischen Halbseitenerscheinungen möchte ich vorläufig noch nicht mit Bestimmtheit aufstellen. Ich neige aber immer mehr dazu, sie für rationell zu halten, wenigstens bis zirka zum 10. Lebensjahre, da ich in meinen sämtlichen Fällen von sog. genuiner Epilepsie, wie ich oben schon erwähnte, fast stets eine ausgesprochene Leptomeningitis über der freigelegten motorischen Region beobachtet habe. Friedrich, der früher für peinliche Schonung der weichen Häute und des Gehirns war, ist jetzt auch mehr geneigt, sie auszuführen. Er wurde zu dieser Stellungnahme besonders veranlaßt durch einen Fall[42]), den er zweimal vergeblich der Ventilbildung unterzogen, und der dann erst durch Exzision des linken Armzentrums geheilt wurde. Freilich zuckte hier nur die rechte Seite; außerdem bestand auch eine Aura im rechten Arm. Obwohl Friedrichs Patientin bereits 27 Jahre alt war, ist der anfängliche Motilitätsausfall gänzlich zurückgegangen. Die Exzision wurde absichtlich nur 2—3 mm tief, also relativ oberflächlich gemacht. In einem solchen Falle besteht meines Erachtens die strikte Indikation, die Rinde zu exzidieren, auch wenn man makroskopisch gar keine Veränderung wahrnimmt. 1910 hat H. Vogt im Frankfurter ärztlichen Verein die mikroskopischen Präparate eines von Krause bei einem Jacksonschen Falle exzidierten Rindenstückes demonstriert, die deutlich die Residuen einer abgelaufenen Encephalitis zeigten, von der die Anamnese nichts hatte feststellen können. Wie wenig diese für mich nunmehr zweifellose Indikation sogar unter Fachgenossen bekannt ist, zeigt mir eine Publikation von Knauer[43]). Obwohl schwerste typische halbseitige Anfälle mit Lähmung der Sprache und des rechten Mundfacialis, der Zunge und der rechten Körperseite bestanden, und obwohl eine „leichte Trübung der Pia“ vorhanden war, wurde keine Rindenexzision ausgeführt, die Dura vernäht und der Knochen wieder zurückgelagert. Da braucht man sich über die Erfolglosigkeit natürlich nicht zu wundern.

Da es jetzt feststeht, daß das Kompensations- und Restitutionsvermögen der menschlichen Hirnrinde, sogar bei Erwachsenen größer ist, als man lange angenommen hat, da man also nach Rindenexcisionen bleibende Ausfallserscheinungen auf motorischen oder sensibelem Gebiet — Krause gibt zwar an, die Stereognose gehe regelmäßig verloren, was ich wenigstens für einen, allerdings nur $7^1/_2$jährigen Patienten nicht bestätigen kann, vielleicht trifft es aber für ältere Individuen zu — kaum zu befürchten hat, so möchte ich doch die Frage aufwerfen, ob man nicht vielleicht in einer Anzahl von Fällen schwerer sog. genuiner Epilepsie, bei denen man gar keinen Anhaltspunkt mehr hat für eine Lokalisation, den Versuch machen sollte, die motorische Region der rechten Seite, zunächst vielleicht nur oberflächlich zu entfernen. Vielleicht gelingt es, wenn man diese motorisch erregbarste Partie der ganzen Hirnrinde und sehr wahrscheinlich des ganzen Gehirnes, diese Ausfallspforte für die motorischen Entladungen, ausschaltet, die sog. epileptische Veränderung mindestens teilweise herabzusetzen und größere Erfolge zu erzielen, als bisher bei der idiopathischen Gruppe der Fall ist. Sehr lehrreich ist in dieser Beziehung eine Beobachtung, die Krause[38]) (S. 581) erwähnt. Der 16 jährige Patient erlitt infolge einer Nephritis eine Hirnhämorrhagie, die eine halbseitige Lähmung und Hemianopsie zur Folge hatte. Im Alter von 26 Jahren bekam er Jacksonsche Epilepsie in der paretischen Seite, vom Arm ausgehend. Die Epilepsie wurde bald allgemein; Verblödung begann sich einzustellen. Als der Patient 30 Jahre alt und bereits 4 Jahre Epileptiker war, suchte Krause das entsprechende Zentrum mittelst elektrischer Reizung auf und exzidierte es, da eine Punktion in der Tiefe ein negatives Ergebnis hatte. Der Kranke wurde von seinen Krämpfen und seiner Verblödung geheilt und war es zur Zeit der Mitteilung bereits $7^1/_2$ Jahre. — Wie tief man bei der Exzision zu gehen hat, ob bis ins Mark hinein (Krause), oder wie Friedrich meint, nur 2—3 mm, müßte auch noch sicherer ermittelt werden. Es scheint mir, daß man die V. Schicht, die Lamina ganglionaris, in der die tiefliegenden großen Pyramidenzellen anzutreffen sind, doch mit exstirpieren muß.

Nach der Operation muß die Behandlung mit Brompräparaten auch bei günstigem Verlaufe noch längere Zeit hindurch fortgesetzt werden. Auch muß zeitlebens absolute Alkoholabstinenz eingehalten werden. Wesentlich ist auch die Verhütung von Kopfverletzungen. Im Hinblick auf das von Trendelenburg eingeführte Ausschaltungsverfahren mittelst Durchfrierung der Hirnrinde hat Rothmann[44a]) empfohlen, direkt nach der Kraniektomie ebenfalls eine systematische Abkühlung durch die Haut hindurch vorzunehmen (mittels Chloräthyl-Spray oder Eiskochsalzmischung). Von 2 Fällen, in denen ich diesem Rate bisher folgte, zeigte der eine keine Wirkung, der andere eine deutliche, aber nur vorübergehende.

Der von Anton und Bramann[45]) auch zur Behandlung der Epilepsie empfohlene Balkenstich kommt meines Erachtens nur bei der hydrocephalischen Form der Krankheit in Frage.

Zu Lumbalpunktionen, die Donath dringend beim Status epilepticus empfiehlt, von denen aber Hartmann und di Gaspero[47]) erhebliche Verschlechterungen gesehen haben, möchte ich nur raten, wenn die meist wirksame Chloralbehandlung oder die Venaesectio erfolglos bleiben.

Ich bin weit entfernt, den Anspruch zu erheben, bei der Aufstellung dieser Indikationen alle Möglichkeiten, die im konkreten Falle in Frage kommen können, erschöpft zu haben. Das ist bei einer Krankheit wie der Epilepsie, wo so oft eine Häufung mannigfaltiger ätiologischer Momente vorliegt, gar nicht ausführbar. Hierdurch ist ja auch eine Grenze für ihre Heilbarkeit gezogen.

Auch aus anderen Gründen dürfen wir uns keinen überschwänglichen Hoffnungen hingeben. Da ist vor allem die sogenannte epileptogene Prädisposition nicht zu übersehen, über die wir doch nicht ganz hinwegkommen. Bestände eine solche konstitutionelle Veranlagung nicht, so könnten wir uns nicht erklären, warum das eine Individuum nach einer im frühen Kindesalter überstandenen offenkundigen Encephalitis in der Pubertät von Epilepsie befallen wird, während ein anderes, dessen Gehirnentzündung eher schwerer war, zeitlebens davon befreit bleibt. Freilich erscheint es mir nicht ausgeschlossen, daß dieser etwas mystische Begriff in Zukunft doch noch seine histologische Erklärung findet. Wir müssen auch an die Multiplizität der Herde denken, die sowohl die Entzündung als auch das Trauma im Gehirn setzen kann, und die wir auch beim besten Willen nicht alle entfernen können. Ferner lehrt die Erfahrung, daß Herdsymptome nicht immer durch organische Veränderungen bedingt sind, daß Jacksonsche Erscheinungen auch schon zu Fehldiagnosen geführt haben. Endlich müssen wir uns auch, wie schon erwähnt, an die Fälle von Status hemiepilepticus erinnern, bei denen anatomisch nichts gefunden wurde.

Vergegenwärtigen wir uns die andererseits sogar bei ganz alten, verblödeten Fällen[48]) von sog. genuiner Epilepsie erzielten Erfolge, die eine Heilung oder erhebliche Besserung bei $^1/_4$—$^1/_2$ der Operierten ergaben; übertragen wir dieses Resultat auf die vielen Hunderte von Epileptikern, die sich als dauernd sozial unbrauchbar in den zahlreichen Kliniken aufhalten, und bedenken wir auch, wie viele von ihnen sich in Anstalten befinden, die nicht unter ärztlicher Leitung stehen und wahrscheinlich in operativer Beziehung viel günstiger zu beurteilen sind, so dürfen wir doch wohl die Erwartung hegen, daß eine rationelle operative Behandlung dieser so verbreiteten und oft genug furchtbaren Krankheit noch recht großen Nutzen stiften kann. —

III. Die chirurgischen Indikationen bei Erkrankungen des Gehirns.

Daß die Chirurgie des Gehirns schon lange nicht mehr allein eine Chirurgie der Zentralwindungen ist, wie v. Bergmann vor noch nicht langer Zeit meinte, ist allbekannt. Die Desavouierung einer Autorität wie v. Bergmann durch die Tatsachen sollte eine dringende Warnung sein, das Indikationsgebiet für operative Eingriffe am Gehirn (wie am übrigen Nervensystem) auf Grund des heutigen Standes unserer Kenntnisse festzulegen. Im Gegenteil scheinen mir hier die Möglichkeiten, wenn auch nicht gerade unbegrenzt, so doch viel zahlreicher zu sein, als man heute glauben möchte. In dieser Beziehung darf ich nur auf eine Aussicht hinweisen, die sich für die Zukunft hier eröffnet hat. Karplus und Kreidl[49]) sahen sich im Laufe von hirnphysiologischen Untersuchungen veranlaßt, sich die medial gelegenen Partien der Hirnbasis zugänglich zu machen. Es gelang ihnen, auch bei Affen, den Kopf des Tieres während des Eingriffes in eine solche Stellung zu bringen, daß nach Eröffnung des Schädels und der Dura mater die Schwere des Gehirns zur Geltung kommen konnte. Sie resezierten temporär aus der Seitenwand des Schädeldaches eine Knochentafel, die oben parallel der Mittellinie, einige Millimeter von derselben entfernt, sich begrenzt, hinten bis an die Lambdanaht reicht, vorn die Coronarnaht kreuzt und unten auf das Schläfenbein herabreicht. Bei dieser Stellung des Kopfes sank bald die Hemisphäre nach abwärts und hob sich so von der Schädelbasis ab. Noch mehr gelang dies, wenn die Verfasser zwischen Gehirn- und Schädelbasis komprimierende Wattebäuschchen einführten. Auf diese Weise wurde ein ganz überraschender Überblick über die Schädel- und Hirnbasis bis zur Medianlinie von der Brücke bis zum Frontalpol gewonnen, der bisher bei keinem anderen Operationsverfahren auch nur annähernd erzielt wurde. Nach diesen Verfahren trennten Karplus und Kreidl bei 2 Affen die Hypophyse vom Infundibulum ab. Die Tiere zeigten keinerlei besondere Störungen, auch nicht von seiten des N. optiicus, der bei dieser Methode ja am meisten gefährdet erscheint. Angesichts der Toleranz des Affengehirns gegen einen solchen Eingriff werfen die Autoren mit Recht die Frage auf, ob nicht diese Art der Abhebung des Gehirns von der Schädelbasis für chirurgische Eingriffe am Menschen verwertbar sei. Ein Versuch an der Leiche zeigte ihnen, daß die gleiche breite Übersicht bis an die Mittellinie zu erzielen ist. Falls sich das Menschengehirn ebenso tolerant erweisen sollte, wie das Affengehirn, so würden, wie Karplus und Kreidl mit Recht betonen, Teile der Gehirn- und Schädelbasis vom Messer des Chirurgen erreicht werden können, an die man bisher heranzugehen nicht gewagt hat. Neuerdings ist es nun in der Tat Exner und Karplus[56]) gelungen, nach dieser Methode ohne erhebliche technische Schwierigkeiten nach Luxation des Occipitallappens und Einschneiden des Balkens ein Projektil aus dem III. Ventrikel zu entfernen. Wenn der Träger des Geschosses auch nicht mit dem Leben davonkam, so beweist dieser Fall doch die Ausführbarkeit der Operationsmethode am Menschen. Allerdings bedarf sie hier noch einer subtileren technischen Ausarbeitung.

Vor kurzem scheint es Schloffer[50a]) gelungen zu sein, in einem Fall von ausgedehnten Geschwülsten die knöcherne Schädelbasis von der Nase bis nach hinten in die nächste Nachbarschaft des Foramen magnum wegzunehmen; allerdings war hier der Knochen durch die Geschwulst zerstört.

Wir sehen also, daß die experimentelle Physiologie des Gehirns, die neben der Anatomie die wichtigste Grundlage der operativen Neurologie ist, auf dem geschilderten Wege im Begriff steht, unsere Indikationsgrenzen beträchtlich zu erweitern. Andererseits ist auch die Physiologie der menschlichen nervösen Zentralorgane durch die geschickte Verwertung autoptisch-operativer Befunde in wünschenswerter Weise befruchtet worden; ich brauche das für diejenigen, die die Literatur der letzten 10 Jahre aufmerksam verfolgt haben, nicht näher auszuführen. Nur die Erfahrungen Krauses[51]) möchte ich hier hervorheben und mir auch erlauben, auf die oben erwähnte durch unsere Beobachtung nunmehr zweifelfrei sichergestellte Identifizierung des Zentrums für die kontralaterale Bewegung der Augen und des Kopfes beim Affen und Menschen hinzuweisen. Aber in einer Beziehung will es mir scheinen, als ob die experimentelle Physiologie und Anatomie des Zentralnervensystems sich die Erfahrungen der Chirurgie noch nicht in der Ausdehnung zunutze gemacht hat, wie das leicht ausführbar wäre.

Im Abschnitt „Epilepsie" habe ich bereits betont, von wie großer Bedeutung für einen glücklichen Ausgang aller Eingriffe am Gehirn — es gilt dieser Satz selbstverständlich für das gesamte Nervensystem — eine tadellose Aseptik ist. Ich habe nicht die Überzeugung, daß alle die Forscher, die sich heute mit experimentellen Eingriffen am tierischen Nervensystem befassen, aseptisch arbeiten. Und doch ist das, auch bei einfachen Durchschneidungsversuchen, und zwar auch beim Kaltblüter, unbedingt erforderlich. Ich stehe nicht an zu behaupten, daß sich so manche Widersprüche in den Ergebnissen derjenigen Experimente, welche die Verfolgung der retrograden Degenerationen bezwecken, auf den Grad der mehr oder weniger beobachteten Aseptik unschwer zurückführen lassen dürften. Es braucht da nicht immer gleich eine Eiterung zu erfolgen, um das Resultat zu trüben. Bei den engen topographischen Verhältnissen genügt sicherlich schon ein zirkumskriptes entzündliches Ödem an der Verletzungsstelle, um den Degenerationsbezirk beträchtlich zu vergrößern und so zu falschen Schlüssen zu führen. Ich glaube, man könnte sich bei strikter Beobachtung aseptischer Kautelen ein vollgerütteltes Maß von Arbeit auf diesem Gebiete ersparen. —

An die Spitze einer jeden Abhandlung, die sich mit den Indikationen zu Eingriffen am Gehirn befaßt, sollte die Überlegung gestellt werden, daß es sich bei den Tumoren der Hirnhäute oder der Hirnsubstanz oder bei den für eine chirurgische Behandlung in Frage kommenden raumbeschränkenden Affektionen in der weitaus größten Mehrzahl um Erkrankungen handelt, die bei nicht operativer Therapie mit absoluter Sicherheit zu qualvollen Leiden mit Erblindung und zu sicherem Tode führen. Horsley sagt mit Recht, daß exspektative Therapie hier ein unmenschliches Verfahren sei. Diese Erwägung, so unanfechtbar sie ist, wird nach meiner Erfahrung noch lange nicht so regelmäßig von den Ärzten, auch nicht von den speziellen Neurologen, angestellt, wie es nötig wäre. Ich bin auch der Meinung, daß wir, wenn sich diese Überzeugung in den Köpfen der Ärzte mehr befestigte, nicht so häufig, wie das leider jetzt noch der Fall ist, bei dem Publikum mit unserer Empfehlung einer Operation auf Widerstand stoßen würden. Die Berechtigung dieser Auffassung auch bei inoperablen oder nicht lokalisierbaren Geschwülsten hat sich denn auch bereits auf der Naturforscherversammlung zu Stuttgart (1906) Geltung verschafft. Der damalige Referent, A. Saenger[52]) sagte damals: „Die Palliativtrepanation des Schädels ist bei dem heutigen Stande der Chirurgie in den Händen eines geübten Operateurs eine nahezu ungefährliche, ungemein segensreiche Operation, die bei jedem inoperablen Hirntumor zu empfehlen ist, um die Qualen des Patienten zu erleichtern und um denselben namentlich vor der drohenden Erblindung zu bewahren.“ Von historischem Interesse ist übrigens eine vor kurzem von Bychowski (vgl. v. Hippel[75]) hervorgehobene Stelle aus der sog. unechten hippokratischen Schrift: „Wenn einem die Augen bei gesunder Beschaffenheit die Sehkraft einbüßen, so muß man einschneiden auf das Scheitelbein, die Haut ablösen, den Schädel trepanieren und den wässerigen Erguß herauslassen: so wird der Blinde wieder sehend.“ Mit Recht fügt Bychowski hinzu, daß man unendlich viel Elend den Menschen hätte ersparen können, wenn diese antike Vorschrift in den späteren Jahrhunderten befolgt worden wäre.

Ich möchte auch die Einschränkung H. Oppenheims nicht gelten lassen, die er in seinem damaligen Ergänzungsreferat aufstellte und auch später[53]) noch aufrechterhalten hat. Er betont nämlich, daß die Meningitis serosa und der sog. Pseudotumor cerebri übersehen werden könnten, und daß diese Leiden auch bei nicht chirurgischer Behandlung in Heilung ausgehen. Demgegenüber möchte ich nur die eine Angabe von Borchardt[54]) anführen, der schon damals nicht weniger als fünf Heilungen aufzählt, ohne daß sich ein Tumor fand, wo also der Erfolg lediglich durch die dekompressive Trepanation erzielt wurde. Auf der einen Seite steht also der relativ ungefährliche Eingriff, dessen entstellende Wirkung bei der osteoplastischen Schädelresektion außerdem auf ein Minimum reduziert wird, auf der anderen unsägliche Qualen, die sicher zum Tode führen, im allergünstigsten Falle aber hat der Patient eine ganz geringe Chance, ohne Operation geheilt zu werden. Hierzu kommt noch, daß die Diagnose wenigstens des Pseudotumor cerebri nur in den seltensten Fällen gestellt werden kann, und daß ferner schon wiederholt über erhebliche regressive Metamorphosen in wirklichen Tumoren nach Palliativtrepanation berichtet worden ist, so vor kurzem von Röper[54a]).

Oppenheim hat ja sicher recht, wenn er immer wieder hervorhebt, daß die chirurgische Behandlung der Gehirngeschwülste eine der schwierigsten und undankbarsten Aufgaben der ärztlichen Tätigkeit bildet, und daß man sich trotz aller Sorgfalt bei der Diagnosenstellung auf Enttäuschungen gefaßt machen muß. Das wird uns aber meines Erachtens angesichts der verzweifelten Lage dieser Kranken nicht abhalten, immer wieder zur Operation zu raten, auch wenn wir unter 10 Fällen nur einen zur Heilung bringen, und obgleich sowohl die Verhandlungen auf dem Chirurgenkongreß 1913 als auch die der vereinigten neurologischen und chirurgischen Sektion des Internationalen Medizin. Kongresses (August 1913) zu London ergeben haben, daß die Endresultate noch keineswegs glänzend sind. Die Fortschritte in der Technik, die bei wachsendem Material in der Chirurgie, wie die Erfahrung lehrt, nicht lange auf sich warten lassen, besonders auch die verbesserten Blutstillungsmethoden, das zweizeitige Operationsverfahren und die immer häufiger (aber noch lange nicht oft genug) angewendete Lokalanästhesie, mit der man den bei allen Hirnoperationen so gefürchteten Chok am sichersten vermeidet, und in welcher man, wie die neuere Kasuistik zeigt (vgl. z. B. H. Andree[55]), auch die umfangreichsten Neubildungen entfernen kann, werden wohl in absehbarer Zeit zu größeren Erfolgen führen. Endlich werden viele Mißerfolge vermieden werden, wenn man die schon früher von mir erhobene Forderung: Fort mit Hammer und Meißel bei allen Operationen am Zentralnervensystem! endlich erfüllen wollte. Wer die seit Inkrafttreten der Unfallgesetzgebung zu hoher Entwicklung gelangte Lehre von der Ätiologie der Verletzungen für die Krankheiten des Zentralnervensystems, wer die zahlreichen einschlägigen experimentellen Untersuchungen verfolgt hat, wird mir sicherlich zustimmen. Ich kann versichern, daß jene Instrumente absolut entbehrlich und durch bohrende und schneidende Fräsen und Zangen usw. für alle Fälle zu ersetzen sind.

Zu alledem kommt nun noch, daß auch die diagnostischen Methoden, sowohl die rein neurologischen und diese nicht zum wenigsten, dank den zahlreicheren operativ-autoptischen Befunden, als auch die chirurgischen im letzten Jahrzehnt in erfreulichem Grade verfeinert worden sind. Und schließlich ist unser diagnostisches Arsenal für die Hirntumoren ebenso wie für manche andern Erkrankungen des Schädels und seines Inhalts durch den Ausbau der Röntgenuntersuchung des Kopfes erheblich bereichert worden.

In neurologischer Beziehung ist hinzuweisen auf die größere differentialdiagnostische Sicherheit, die uns die neueren Untersuchungsmethoden des Blutes und des Liquor cerebrospinalis gewähren. Die topische Diagnostik, namentlich der Affektionen der hinteren Schädelgrube, ist durch die von Bárány[56]) inaugurierte Methodik der vestibularen Reaktionsbewegungen wesentlich gefördert worden. Auch die Lehre von der Apraxie (H. Liepmann) erleichtert in manchen Fällen die lokalisatorische Diagnose. Endlich wäre hier noch eine ganze Reihe von Fortschritten der Anatomie und Physiologie des Gehirns zu nennen, auf die ich aber nicht näher eingehen kann. Die Hauptsache bleibt eine gründliche, wiederholte Untersuchung des gesamten Nervensystems. Daß die Berücksichtigung auch ganz geringfügiger Differenzen in den Reflexphänomen beider Seiten zu einer sicheren Bestimmung einer Herdaffektion und zur Lebensrettung führen kann, zeigt folgender Fall von J. G. Schnitzler[57]), den ich deshalb hier besonders erwähnen möchte:

In einem Fall von Tumor cerebri war als einziges Herdsymptom ein Unterschied in den beiderseitigen Plantarreflexen insofern zu konstatieren, als der rechte Plantarreflex bei allen Untersuchungen fehlte, während der linke ebenso konstant in normaler Form (kein Babinski!) auszulösen war. Es fand sich tatsächlich ein 165 g schweres Fibroendotheliom des linken Frontallappens — der Druck hatte offenbar nur indirekt und in geringerem Grade die Pyramidenbahn geschädigt —, welches mit gutem Erfolg entfernt wurde.

Ich halte es nicht für überflüssig, hier auf ein Zeichen hinzuweisen, welches sich mir schon öfters als ein wertvoller Wegweiser bewährt hat, aber, wie mir scheint, noch nicht die Beachtung findet, die es verdient. Es ist dies das sogenannte Gordonsche paradoxe Zehenphänomen. Bei Druck auf den M. soleus an seinem Übergang in die Achillessehne erfolgt eine isolierte Dorsalflexion des Hallux (ebenso wie bei dem Babinskischen Zehenphänomen); ich habe dieses Zeichen bei den verschiedensten mit spastischen Zuständen einhergehenden Affektionen des Zentralnervensystems gefunden und möchte es als eine Art Vorstufe des Babinskischen Hautreflexes ansehen; es kommt aber auch nicht selten gleichzeitig mit dem letzteren vor.

Sowohl v. Eiselsberg in seinem Referat auf dem Chirurgenkongreß 1913 als auch die Referenten auf dem Internationalen Medizinischen Kongresse zu London (August 1913; vgl. deren Verhandlungen) betonten mit Nachdruck die Bedeutung der Frühdiagnose der Hirntumoren. Namentlich Horsley, der auch schon früher in seinem Vortrage: On surgical versus „Expectant" Treatment of intercranial Tumors auf der Jahresversammlung der Gesellschaft Deutscher Nervenärzte 1910 in Berlin (vgl. die Verhandlungen S. 91 und 93) in diesem Sinne gesprochen hatte, legte wiederum den größten Nachdruck auf eine frühzeitige Diagnose und Operation. Er warnt davor, abzuwarten, bis die ausgesprochenen Zeichen der Hirndrucksteigerung, auch die Papillitis manifest geworden seien. Man müsse mehr als bisher die Signalzustände (Séguin) beachten und bei deren Vorhandensein vor einer Probepunktion bzw. explorativen Trepanation nicht zurückschrecken. Wir müssen eingreifen, bevor das Gewächs Zeit gehabt hat, irgendeinen Teil des Gehirns zu zerstören. Zu jenen prämonitorischen Symptomen rechnet er die lokalisierte Epilepsie, sowie fortschreitende Bewegungs- oder Empfindungslähmung. Ganz besonders betont er nach seiner Erfahrung, daß eine Lagegefühlsstörung monatelang vorhanden sein kann, ehe die zerstörende Läsion, die sie hervorgebracht, einen entdeckbaren Verlust an Bewegungskraft verursacht, während die Störung des stereognostischen Sinnes, auf die man so viel gibt, sich erst dann entwickelt, wenn der zu ihrem Entstehen wesentliche Faktor, nämlich die motorische Schwäche, schon ausgeprägt ist. — Horsley geht hier entschieden zu weit; das wurde auch in London von verschiedenen Seiten (Tooth, Byrom Bramwell) hervorgehoben. Wie soll man z. B. auf den Verdacht eines Hirntumors kommen, solange die Träger desselben nicht über Allgemeinsymptome wie Kopfschmerzen, Erbrechen usw. klagen, und solange auch die Anfänge einer Papillitis nicht zu konstatieren sind. (Daß die letztere nicht in jedem Falle von Hirntumor vorhanden sein muß, ist ja bekannt, ebenso wie sie oft genug mit Bestimmtheit festzustellen ist, ohne daß über irgendwelche Sehstörungen geklagt wird.) Selbstverständlich wird man, wenn die von Horsley erwähnten Symptome vorliegen, sofort die Möglichkeit einer Hirngeschwulst in Erwägung ziehen: aber das ist doch nur beim Sitz des Tumors in ganz bestimmten Hirnabschnitten (vordere und hintere Zentralwindung und deren Projektionsbahnen, sowie die Parietalgegend) der Fall. Horsley scheint hier eine Reihe günstiger Fälle seines großen Beobachtungsmaterials generalisiert zu haben. — Andererseits muß auch ich nach meinen Erfahrungen zugeben, daß es noch genug Fälle gibt, in denen die Beschwerden der Patienten im Zusammenhalt mit einzelnen objektiven Zeichen die Diagnose mit Wahrscheinlichkeit stellen lassen, auch vor Beginn der Papillitis, wenn rechtzeitig eine spezialistische Untersuchung vorgenommen wird.

Die Röntgenuntersuchung des Kopfes ist in den letzten Jahren außer bei der Epilepsie (siehe oben) ein sehr schätzenswertes Hilfsmittel der Indikationsstellung bei chirurgischen Eingriffen am Gehirn geworden. Außer den Schädeldifformitäten, den durch eine prämature Nahtsynostose entstandenen kraniostenotischen Schädeln, den Turm- und Kahnschädeln, bei denen man auf dem Röntgenbild eine deutliche Depression der mittleren Schädelgrube wahrnimmt, sind es vor allem die Mikro- und Hydrocephalien, sowie die Hirntumoren, deren Diagnostik durch die radiographischen Methoden gefördert wurde. Bezüglich der Details muß hier auf die Arbeiten von A. Schüller[58])[59]) verwiesen werden. (Vgl. auch Straus[61]). Nur einige wichtigere Ergebnisse sollen hier mitgeteilt werden.

Bei intrakraniellen Geschwülsten und anderen hirndrucksteigernden Prozessen treten lokale und universelle, sekundäre Schädelveränderungen ein, deren Beurteilung häufig nicht leicht ist. Zu den lokalen gehören vor allem die Druckusuren, die, weil der Kontakt zwischen Hirn und Schädel an der Basis viel inniger ist als an der Konvexität, an jener sich viel deutlicher ausprägen. H. Oppenheim hat bereits vor 16 Jahren in einem Fall von Akromegalie am Profil — Röntgenbilde des Schädels eine Usur der Sella turcica gesehen, die er auf einen Tumor der Hypophyse bezog; diese Veränderung des

Türkensattels gilt jetzt allgemein neben der bitemporalen Hemianopsie als das wichtigste Symptom der Geschwülste dieser Drüse, so daß man bei negativem Röntgenbefund jenen Gesichtsfelddefekt eher auf eine andere Erkrankung (Lues cerebri, Tabes) zu beziehen haben wird. Sie kommt aber auch bei anderen basalen Gewächsen vor, ferner bei Zysten der Meningen und vor allem bei den so häufigen Hydropsien des 3. Ventrikels. Und zwar ist die Sella bei intrasellaren Hypophysentumoren kugelig erweitert, das Dorsum sellae verdünnt und verlängert; bei den anderen Affektionen ist der Türkensattel meist flach erweitert, das Dorsum und die Proc. clinoidei sind zugeschärft. Von diesen Veränderungen sind die durch Erkrankungen des Keilbeins selbst bedingten leicht zu unterscheiden. — Über Duraendotheliomen finden sich oft zirkumskripte Hyperostosen, deren Sitz die neurologische Diagnose nicht selten zu stützen vermag. Ein weiteres Lokalsymptom bei Hirntumoren bildet die Erweiterung der diploetischen Venenkanäle und der Emissarien. — Die universelle Usur der Schädelinnenfläche als Folgezustand chronischer Hirndrucksteigerung jeder Art prägt sich in Form vertiefter Impressiones digitatae aus, zwischen welchen die Juga cerebralia um so höher erscheinen. Man sieht dann am Röntgenbilde eine charakteristische Fleckenbildung. Von besonderem lokaldiagnostischem Interesse ist die zuweilen beobachtete einseitige Ausbildung dieser Veränderung, die meist der Seite entspricht, in welcher der Tumor seinen Sitz hat, bzw. in welcher der Hydrocephalus int. stärker oder ausschließlich besteht. Zu bedenken ist aber stets, daß das Fehlen von Usuren der Schädelinnenfläche nicht mit Sicherheit gegen den hirndrucksteigernden Prozeß spricht, und ferner — auch Schüller (l. c.) betont das ausdrücklich —, daß die Ergebnisse der Röntgenuntersuchung in der großen Mehrzahl der Fälle nicht allein die Diagnose bestimmen, sondern daß sie nur im Zusammenhalt mit der Anamnese und dem übrigen neurologischen Befunde verwertet werden dürfen. Andererseits ist darauf hinzu weisen, daß das Röntgenverfahren den Kranken so gut wie nicht belästigt und vor allem ungefährlich ist, und weiterhin, daß es bei den schnellen Fortschritten auf diesem Gebiet, auch in der Diagnostik der raumbeschränkenden Affektionen des Gehirns vielleicht noch in viel ausgedehnterem Maße zur Anwendung gelangen wird, als es zurzeit der Fall ist.

Dann würden wir wohl von den im letzten Jahrzehnt in Aufschwung gekommenen chirurgisch-diagnostischen Untersuchungsmethoden, die naturgemäß mit größeren Gefahren verknüpft sind, in manchen Fällen absehen und sie uns nur für die Beobachtungen reservieren können, deren Aufklärung auf keinem anderen Wege gelingt. Als der wichtigste unter diesen Eingriffen ist die

Hirnpunktion

zu bezeichnen. Zunächst empfiehlt es sich, die Frage zu erörtern: Wann sollen wir eine Hirnpunktion bzw. eine Ventrikelpunktion aus diagnostischen Gründen vornehmen? Es muß daran festgehalten werden, daß sie nur dann am Platze ist, wenn wir mit der rein topischen Diagnostik nicht weiterkommen, und wenn uns auch die Röntgenuntersuchung in lokalisatorischer Beziehung keine Aufklärung bringt. Das ist hauptsächlich der Fall, wenn es sich um die zuweilen recht schwierige Differentialdiagnose zwischen Tumor des Cerebellums und des Stirnhirns handelt, dann bei Verdacht auf die nicht leicht zu erkennenden Geschwülste der Temporallappen, namentlich des rechten, und wenn es sich um die Differentialdiagnose zwischen ihnen und den Tumoren des Parietal- bzw. Occipitalhirnes handelt. Es ist ja bekannt, daß die statische Ataxie sowohl bei Stirnhirn- als auch bei Kleinhirntumoren auftreten kann, und zwar in derselben Weise, und daß andere differentialdiagnostische Kriterien fehlen können. Der rechte Temporallappen gehört zu den sog. stummen Hirnregionen. Herdaffektionen in demselben können sich, falls Erscheinungen von Druck auf die Basalnerven oder eindeutige Nachbarschaftssymptome vermißt werden, der Diagnose leicht entziehen. Die in den letzten Jahren bei Schläfenlappengeschwülsten beschriebenen epileptischen Anfälle haben auch nichts Charakteristisches; sie können sogar irreführen, da man durch sie veranlaßt wird, zunächst an die Rolandosche Region zu denken. Endlich sind schon öfters Geschwülste der Schläfen-, Parietal- und Occipitallappen miteinander verwechselt worden, weil bei ihrem Sitze an den Grenzen dieser Regionen Herdsymptome schon oft für Nachbarschaftssymptome gehalten wurden und umgekehrt. Ferner ist die Punktion der Seitenventrikel meines Erachtens bei jedem Fall von Geschwulst des Kleinhirns am Platze, und zwar teils deshalb, weil es keine sicheren Unterscheidungsmerkmale zwischen dieser und dem sog. idiopathischen Hydrocephalus gibt, teils aus therapeutischen Gründen, um vor der Exstirpation eines Kleinhirntumors durch Entleerung der bei diesen Geschwülsten fast ausnahmslos erweiterten und gefüllten Ventrikel den Druck auf die vitalen Zentren in der Oblongata möglichst herabzusetzen.

In den letzten Jahren habe ich es mir auf Grund einiger Erfahrungen auch dann, wenn der klinische Symptomenkomplex nicht direkt an einen Tumor der hinteren Schädelgrube denken ließ, zur Regel gemacht, bei allen nicht bestimmt lokalisierbaren Geschwülsten zunächst eine Punktion des Seitenventrikels vornehmen zu lassen, d. h. vor der eventuell erforderlichen Palliativtrepanation. (Liegen differentialdiagnostische Bedenken darüber vor, ob es sich um einen luetischen Prozeß handelt, dann wird man die bekannten Liquorreaktionen erledigen, auch dürfte es sich öfters empfehlen, den entnommenen Liquor auf Tuberkelbazillen zu untersuchen.) Es werden immer häufiger Beobachtungen mitgeteilt, bei denen man nur an einen Tumor dachte, wo dann aber die Obduktion lediglich einen Hydrocephalus, öfters einen nur einseitig entwickelten, aufdeckte. Einen solchen Fall teilt auch B. Pfeiffer[62]) mit, in welchem er während eines halben Jahres 6 Hirnpunktionen über dem rechten Schläfen- und rechten Stirnlappen mit negativem Ergebnis ausgeführt hatte. Und zwar möchte ich die Punktion der Seitenventrikel bzw. ihrer Unter- und Hinterhörner vom Keenschen[63]) Punkte aus am meisten empfehlen, weil ich hierbei noch nie unangenehme Zufälle beobachtet habe, und weil bekannte Zentren oder wichtige Fasernbündel von dem Stichkanal nicht getroffen werden können. Diese Stelle befindet sich 3 cm nach oben und außen vom Porus acust. extern.; die Punktionsnadel muß nach der Spitze der anderen Ohrmuschel (toward a point two and a half inches vertically above the opposite meatus. The puncture will traverse the second temporo-sphenoidal convolution and enter the normal lateral ventricle at the beginning or in the course of the descending cornu at a depth of about two to two and a quarter inches from the surface“ ... „The measurments are to be somewhat reduced for children“...) gerichtet sein. Im großen und ganzen wird jetzt entschieden zuviel punktiert. Nur die erwähnten Indikationen berechtigen dazu, und diese auch nur dann, wenn die rein neurologische Diagnose begründete Zweifel mit Sicherheit nicht ausschließen läßt.

O. Foerster[64]) hat 1912 11 Fälle von diffusen Erkrankungen des Zentralnervensystems mitgeteilt, in welchen es ihm erst durch die Punktion der Rinde über dem rechten Stirnlappen und Aspiration eines kleinen Gewebestückchens ermöglicht wurde, eine sichere Diagnose zu stellen Es handelt sich um die Differentialdiagnose zwischen Tumor cerebri und Paralyse, die, wie auch ich[65]) erfahren habe, ganz erhebliche Schwierigkeiten machen kann; ferner um die Differentialdiagnose zwischen echter Paralyse und luetischer Pseudoparalyse, die therapeutisch von Bedeutung ist, da nur die letztere durch eine spezifische Therapie erheblich gebessert werden kann. Während ich diesen beiden Indikationen ohne weiteres zustimme, kann ich Foersters Meinung nicht teilen, wenn er aus therapeutischen Gründen die Hirnpunktion auch dann für gerechtfertigt hält, falls es sich darum handelt, festzustellen, ob bei einer Kombination von Tabes mit einer Psychose eine Paralyse vorliegt, oder ob eine arteriosklerotische oder auch nur eine funktionelle Psychose sich zu der Tabes hinzugesellt hat. Ich glaube doch, daß man bei Berücksichtigung des klinischen Verlaufs, der Anamnese und bei richtiger Bewertung des Ausfalls der 4 Liquorreaktionen auch ohne Rindenpunktion zum Ziele gelangt. Auch vermag ich der letzten von Foerster aufgestellten Indikation zu diesem Eingriff nicht zuzustimmen, nämlich der, mit Rücksicht auf die Frage der Resektion der hinteren Lumbosakralwurzeln eine durch multiple Sklerose bedingte spastische Paraplegie, bei welcher er diese Operation verwirft, von einer durch eine andere Affektion bedingten zu unterscheiden. Auch das wird fast stets durch die rein intern-neurologische Untersuchung gelingen, wenn auch zuzugeben ist, daß die Frühdiagnose der multiplen Sklerose zuweilen großen Schwierigkeiten begegnet. In diesen immerhin vereinzelten Fällen wird aber wohl kaum je viel versäumt werden, wenn man auf das eine oder andere pathognomonische Symptom der multiplen Sklerose wartet. Andererseits muß immer wieder betont werden, daß die Hirnpunktion ein keineswegs ungefährlicher Eingriff ist, auch wenn der einzelne dabei in einer gewissen Spanne Zeit kein Unglück erlebt. Foerster hat aber sicherlich recht mit seiner Ansicht, daß die Hirnpunktion gerade in Fällen von Hirntumor viel gefährlicher ist als bei allen anderen Hirnkrankheiten.

Wie soll die Hirnpunktion ausgeführt werden? Neisser und Pollack[66]) legen das größte Gewicht auf eine hohe Rotationsgeschwindigkeit des Bohrers mittels Elektromotors und dringen durch Haut, Periost, Knochen und Dura direkt in das Gehirn ein. Ich halte dieses Verfahren, ebenso wie die meisten Chirurgen, für zu gefährlich als Untersuchungsmethode, mit der wir doch keinen Schaden anrichten dürfen. Wir erleben hier das seltene Schauspiel, daß die Internisten resp. Neurologen zu kühnerem Vorgehen geneigt sind als die Chirurgen. Es sind aber schon eine ganze Reihe von Todesfällen im direkten Anschluß an die Punktion berichtet worden, und zwar infolge von Anstechen der Sinus. So hat Anton (Halle) 2 Fälle mitgeteilt, die nach Verletzung des Sinus transversus zugrunde gingen. Er meint, man könne eine Erweiterung desselben röntgenologisch feststellen und auf diese Weise einen unglücklichen Ausgang vermeiden. Der verbreiterte Sulcus transversus bzw. die erhöhte Crista desselben sei leicht zu erkennen. Auf dem Neurologenkongreß zu Frankfurt a. M. (Oktober 1911) fragte ich ihn in der Diskussion zu seinem Vortrage über druckentlastende Operationen, ob ihm das schon einmal in einem konkreten Falle gelungen sei; er blieb mir die Antwort schuldig. Ob man der Gefahr der Verletzung des Sinus transversus mit Sicherheit entgeht, wenn man, wie Pfeiffer (l. c.) vorschlägt, 1 cm unterhalb des Neisserschen Punktes eingeht, muß die Zukunft lehren. Gleichzeitig vertrat ich auf dieser Versammlung ebenso wie vor kurzem auf der 7. Jahresversammlung der Gesellschaft deutscher Nervenärzte in der Diskussion zu dem Vortrage von Stertz (vgl. Verhandlungen, S. 223) nochmals meinen Standpunkt in dieser Frage, wie ich ihn bereits 1907 in Dresden auf der 1. Jahresversammlung der Gesellschaft deutscher Nervenärzte präzisiert hatte, und wie er auch von Krause und von Borchardt und vor kurzem auch von Saenger[67]) größtenteils akzeptiert wurde. Ich darf hier vielleicht auch hinzufügen, daß hervorragende Hirnchirurgen wie Cushing, Friedrich und Elsberg meine Ansicht in dieser Frage durchaus teilen (persönliche Mitteilungen). Neisser ist das große Verdienst zuzuerkennen, auf die Hirnpunktion, die schon früher ausgeführt, dann aber wieder vernachlässigt worden war, mit Nachdruck hingewiesen zu haben. Aber: man muß bei der Ausführung derselben stets zur Trepanation gerüstet sein. Eine Hirnpunktion ist nicht zu vergleichen mit einer Thoracocentese; bei letzterer wissen wir genau, wo die zu vermeidenden Gefäße verlaufen. Wer kennt aber den so variablen Verlauf der Hirnvenen, die zudem bei den hier in erster Linie in Betracht kommenden Affektionen fast stets stark erweitert und gefüllt sind? Wer kann dafür bürgen, daß man bei den doch abnormen Gehirnen — es handelt sich ja meist um den Verdacht auf Tumoren, und es ist klar, daß durch diese auch die Sinus und die Arterien oft genug verschoben werden — von den nach normal topographischen Verhältnissen angegebenen Punktionsstellen aus diese größeren Gefäße nicht verletzt? (Vgl. Abb. 2.) So ist auch

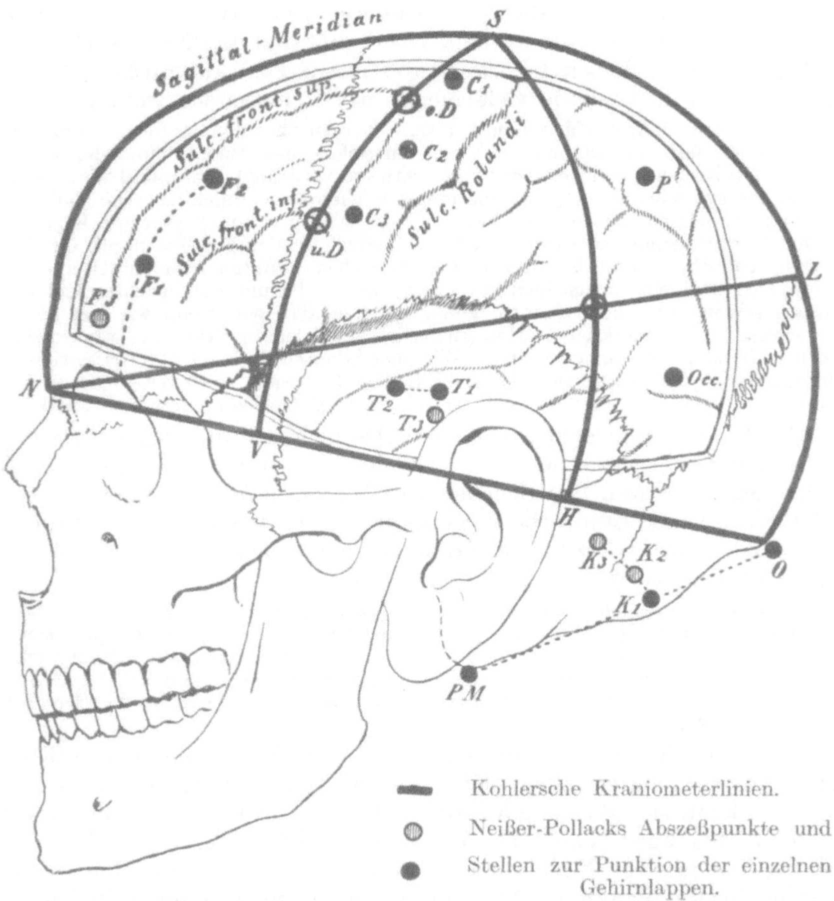

(Diese Punkte haben aber nur Geltung mit den im Texte ausdrücklich hervorgehobenen Einschränkungen.)

Abb. 2.

S = Scheitelpunkt = Mitte zwischen N (Nasen) und O (Protuberantia occipitalis externa).
NVHO = Äquatorial- oder Basallie.
NSO = Sagittalmeridian.
SV = vorderer Schrägmeridian, Präzentrallinie.
SH = hinterer Schrägmeridian, Linea limitans.
NL = Linea naso-lamdoidea, zwischen SV und SH.
o. D = oberer } Drittelpunkt der Präzentralfurche.
u. D = unterer } Drittelpunkt der Präzentralfurche.
PM = Spitze des Processus mastoideus.

(Nach Neißer und Pollack, Die Hirnpunktion. Mitteil. aus d. Grenzgeb. 1914, S. 823.)

schon bei einem Tumor des Stirnhirns die Art. corp. callosi getroffen und der Tod herbeigeführt worden. Überhaupt sind bei diesem Verfahren viel mehr Todesfälle berichtet, auch von Ohrenärzten, als von Neurologen zugegeben wird. Und wie viele mögen nicht mitgeteilt worden sein?

Vor einigen Jahren sah ich mit Herrn Brodnitz einen in dieser Hinsicht instruktiven Fall. Es handelte sich um ein apfelgroßes Endotheliom der Dura des Occipitallappens, welches den Sinus rectus so verdrängt hatte, daß wir, wenn wir an der typischen Punktionsstelle eingegangen wären, unfehlbar eine tödliche Blutung bekommen hätten. Vor kurzem habe ich bei einem 12jährigen Knaben (wahrscheinlich Tumor cerebelli + Hydrocephalus), den ich gemeinsam mit Großmann beobachtet habe, bei drei an den typischen Punkten über der Occipitalschuppe bei unserem vorsichtigen Vorgehen (siehe weiter unten) gemachten kleinen Trepanationen so starke erweiterte Venen gesehen, daß wir, wenn wir hier nach Neisser-Pollack punktiert hätten, sicherlich eine höchst gefährliche, wenn nicht tödliche Blutung bekommen hätten. Wir aber konnten die kleinen Trepanationsöffnungen mit der Kugelzange (alles in Lokalanästhesie) so erweitern, daß die Punktionen fern von diesen kleinfingerdicken Gefäßen vorgenommen wurden.

Es ist auch zu bedenken, daß es hierbei nicht auf die Menge des ausfließenden Blutes ankommt, daß vielmehr schon durch eine geringe Zunahme des intrakraniellen Druckes bei allen Hirnaffektionen der Exitus plötzlich eintreten kann. Die Bemerkung Stertz' in seinem Schlußwort, „daß eine Venenverletzung bei erhöhtem Hirndruck kaum üble Folgen haben würde", ist deshalb gänzlich verfehlt.

Beiläufig möchte ich doch erwähnen, daß in keinem der von Stertz[67a]) mitgeteilten Fälle mit Ausnahme des letzten meines Erachtens eine Hirnpunktion erforderlich war, da bereits aus den, übrigens recht fragmentarisch mitgeteilten Symptomen und dem Verlauf die Diagnose mit großer Wahrscheinlichkeit zu stellen war. In dem letzten Fall (ausschließlich Hydrocephalus extern. ?) ist die Berechtigung der Punktion zuzugeben.

Daß auch durch die Punktion an sich, ohne Blutung, namentlich bei härteren Tumoren, eine solche tödliche Änderung des Hirndruckes eintreten kann, hat Krause (Chirurgie des Gehirns und Rückenmarkes, Bd. II, S. 423) ausdrücklich betont. Aus diesen Gründen kann ich mich mit der Technik von Neisser nicht einverstanden erklären. Ich halte es vielmehr, um die Gefahr der Punktion da, wo man sie nicht umgehen kann, auf ein erträgliches Maß herabzusetzen, für geboten, zuerst unter Lokalanästhesie eine kleine Inzision in die Weichteile zu machen und dann mit der Hand oder mit dem Elektromotor mittels der Doyenschen Fräse eine kleine Trepanationsöffnung von etwa 0,5 cm Durchmesser anzulegen. Dann hat man die Dura vor sich und kann wenigstens mit Sicherheit einen Sinus oder eine erweiterte Vene vermeiden. Eine Verunreinigung durch Knochenspäne und ihre Verschleppung in die Tiefe ist bei dieser Technik gleichfalls ausgeschlossen. Man kann ferner von dieser Öffnung aus bequem nach verschiedenen Richtungen hin punktieren und braucht das Verfahren nicht so oft zu wiederholen, wie es beim Neisserschen Vorgehen nicht selten der Fall ist. Außerdem kann man Kanülen mit weiterem Lumen anwenden und sich leichter Tumorpartikel zur Untersuchung aspirieren. Und endlich entgeht man der Unannehmlichkeit, die Bohröffnung für die Punktionsnadel nicht oder nur mit größter Mühe wiederzufinden, namentlich am Hinterhaupt, wo infolge von rasch eintretenden Kontraktionen der Muskulatur der Kanal immer wieder verschoben wird, einem Übelstand, der so häufig ist, daß Borchardt einen besonderen Apparat zur Fixierung der Kopfhaut angegeben hat. Allen diesen zahlreichen Vorteilen steht der eine Nachteil gegenüber, daß wir etwas größere Schädellücken erzeugen, die sich übrigens bei jugendlichen Individuen meistens und bei Erwachsenen häufig wieder ganz schließen. Man kann auch die kleinen Knochenstückchen in physiologische NaCl-Lösung legen und später wieder einsetzen. — Hat man die Dura durchstoßen, so wird man gut tun, die von B. Pfeiffer (l. c.) gegebenen Vorschriften zu befolgen, nämlich von Zentimeter zu Zentimeter unter fortgesetztem Aspirieren bis zu etwa 3 cm Hirntiefe einzustechen und dann ebenfalls wieder unter beständigem Aspirieren langsam herauszuziehen.

Von diesem meinem Standpunkte können mich auch nicht die teilweise recht anfechtbaren Ausführungen Axhausens[66a]) abbringen, der übrigens zugibt, daß die Hirnpunktion vom Chirurgen vorzunehmen ist, welcher alles zur Trepanation bereithalten muß. Er kommt auch zu dem Schluß, daß sie beim Hirntumor kein ungefährliches Vorgehen ist, und daß einzelne, nicht unwichtige Teile des Hirns wegen der Blutungsgefahr dem Neisserschen Verfahren verschlossen bleiben. Die obenerwähnten, von Anton selbst mitgeteilten 2 Fälle von tödlichen Blutungen aus dem Sinus transversus scheinen ihm entgangen zu sein.

Gelingt es weder auf dem Wege der topischen Diagnostik, noch durch die Hirnpunktion die Geschwulst genau zu lokalisieren, so muß man zur dekompressiven Trepanation schreiten, um die durch intrakranielle Drucksteigerung hervorgerufenen Symptome, den heftigen Kopfschmerz, das häufig unstillbare Erbrechen, vor allem aber die bis zur völligen Erblindung führende Herabsetzung des Sehvermögens infolge der Papillitis zum Rückgang zu bringen. Dieselbe Indikation liegt auch dann vor, wenn man die erreichte Geschwulst nicht völlig entfernen kann. Im allgemeinen nimmt man die Druckentlastung in der rechten, weniger wertvollen Fronto-Temporalgegend oder auch bei Verdacht auf eine Geschwulst im Mark der motorischen Region etwas weiter nach hinten zu vor. Diese jetzt bei uns noch überwiegend geübte Methode hat aber den Nachteil, daß oft in Fällen, in denen vorher gar keine Lähmung bestand, eine solche auftritt, und zwar dadurch, daß die motorische Region und die von ihr ausgehende Projektionsbahn bis zur inneren Kapsel auf der trepanierten Seite stark nach der Schädelöffnung hingezogen und so schwer lädiert wird.

Vor einiger Zeit verloren wir einen Mann von auswärts, der nur die Allgemeinerscheinungen eines Hirntumors darbot; Kopfschmerzen und geringe Stauungspapille. Eine Lokalisationsdiagnose war unmöglich wegen des Fehlens jeglicher Herdsymptome. Es wurde ihm auf das eindringlichste eingeschärft, sich sofort wieder vorzustellen, wenn das Sehen auch nur im geringsten schlechter würde. Trotzdem kam er erst wieder, als er fast blind war; irgendwelche Lähmungserscheinungen an den Extremitäten bestanden auch damals nicht. Es wurde sofort rechts eine große dekompressive Trepanation gemacht. Schon nach wenigen Tagen begann eine Lähmung der linken Körperseite, die bald komplett wurde. Die Sektion zeigte ein in Zerfall begriffenes Gliosarkom, welches vom Stirn- bis zum Occipitalpol reichte, sich aber ventral vom Tract. cortico-spinalis ausgedehnt und diesen völlig frei gelassen hatte; deshalb waren keine Lähmungserscheinungen eingetreten. Nach der Trepanation wurden diese Teile so stark nach der Öffnung hingezogen, daß eine Paralyse der linken Körperseite entstand.

Aus diesen Gründen hat Harvey Cushing[68]) („The Establishment of Cerebral Hernia as a decompressive Measure for inaccessible Brain Tumors; with the Description of intermuscular Methods of making the Bone-Defect in temporal and occipital Regions." Surgery, Gynecol. and Obstr. Vol. I, Nr. 4, S. 297—314, Okt. 1905) seine sog. intermuskuläre Methode angegeben. Bei Vermutung eines Tumors in der vorderen oder mittleren Schädelgrube spaltet er den rechten M. temporalis in der Richtung seines Faserlaufes, hält die beiden Muskelpartien auseinander, nimmt ein Knochenstück (5—6 : 8—10 cm) weg und spaltet die Dura. Ist der Druck kein sehr großer, so unterläßt er letzteres. Dann werden Muskel, Faszie und Haut wieder sorgfältig vernäht. Ist die Entlastung durch diese Operation auf einer Seite nicht genügend, so kann sie auch auf der anderen ausgeführt werden. Besteht der Verdacht auf eine raumbeschränkende Affektion in der hinteren Schädelgrube, so spaltet er die Muskeln des Occiput — hier kommen hauptsächlich der Trapezius und Complexus in Betracht — und geht im übrigen in analoger Weise vor. Der Vorteil dieses Verfahrens ist ein zweifacher: Erstens ist auf diese Weise ein durch einen Muskel begrenztes Ventil gebildet, welches einen Hirnprolaps eher zurückhalten kann; und zweitens werden bei der temporalen Methode hauptsächlich die unterhalb der Fossa Sylvii gelegenen Hirnpartien bloßgelegt und durch eine, wenn überhaupt eintretende, hier sicherlich viel geringfügigere Verschiebung gefährdet. Ich möchte noch empfehlen, in jedem Falle, in dem die Drucksteigerung sich nach Spaltung der Dura als sehr bedeutend erweist, eine Ventrikelpunktion hinzuzufügen und durch eine etwaige Entleerung der Hirnkammern den Druck noch weiter herabzusetzen. Cushing hat übrigens selbst für diese Fälle die Lumbalpunktion nach Eröffnung des Schädels empfohlen. Die Einwendungen von F. Krause und Borchardt[69]), daß sich das Gehirn bei starkem Druck so hervorwölbe, daß eine exakte Muskelnaht unmöglich werde, dürften bei diesem Vorgehen wohl hinfällig werden. Krause und Borchardt operieren lieber über dem Scheitellappen. Auch nach meinen Beobachtungen kommen, wenn man wie beschrieben verfährt, Hemiparesen nicht vor; einige Male genügte aber die Cushingsche Methode doch nicht, und wir mußten noch eine größere Dekompressionstrepanation über der Regio parietalis hinzufügen. E. v. Hippel[70]) hat neuerdings eine Hemiparese bei der subtemporalen Methode gesehen.

Vielleicht ist es richtig, daß man in neuerer Zeit öfters über dem Kleinhirn palliativ trepaniert, wahrscheinlich mit Rücksicht auf den recht häufigen Sitz des Tumors im Cerebellum oder in seiner Umgebung; einige Male wurde auf diese Weise, namentlich bei Meningitis serosa, die Stauungspapille völlig zum Rückgang gebracht (vgl. Hildebrand[71]). Küttner[72]) befürwortet die Dekompression über dem Kleinhirn deshalb, weil hier die dicke Muskulatur trefflich schütze und der Liquorabfluß fast stets ein reichlicher sei. Zu bedenken bleibt aber, daß alle Eingriffe über und in der hinteren Schädelgrube wegen der Nähe der vitalen Zentren in der Oblongata erheblich gefährlicher sind als an allen anderen Stellen des Kopfes; das beweisen auch die Erfahrungen v. Eiselsbergs, die er auf dem Internationalen Medizinischen Kongreß in London 1913 mitgeteilt hat.

Ob eine neue von U. Stoppato[73]) angegebene Methode der dekompressiven Kraniotomie sich bewähren wird, muß abgewartet werden; sie hat den Zweck, eine ständige beträchtliche Erweiterung der Schädelhöhle zu erzielen, nicht durch Bildung eines Ventils, sondern durch den Aufbau eines festen und starren Gewölbes am Tuber parietale. Dasselbe gilt von einem Verfahren W. H. Hudsons[74]), der den dauernden Verlust des Knochens dadurch zu vermeiden sucht, daß er große osteoplastische Lappen am Occiput und eventuell über der motorischen Region bildet; diese Lappen werden durch S-förmig gebogene Silberdrähte gehalten, die sich bei zunehmendem Drucke strecken und so einen weiteren Raum für das Gehirn schaffen sollen.

Schon ziemlich zahlreiche Erfahrungen hat man mit dem Anton-Bramannschen Balkenstich[45]), besonders in den letzten Jahren, als druckentlastendem Verfahren gemacht. Man geht bei diesem Eingriff etwas nach rechts und hinten vom Bregma ungefähr in der Querebene des Sulcus praecentralis ein und führt der Falx entlang eine schnabelförmig gebogene stumpfe Hohlkanüle bis in den Balken. Hier wird die Punktionsöffnung stumpf erweitert. Ist die große Fontanelle noch offen, so benutzt man diese. Der Balkenstich hat den Zweck, die durch intrakranielle Drucksteigerung aufgehobene oder behinderte Kommunikation der Ventrikelflüssigkeit mit dem Subduralraum des Gehirns wiederherzustellen. Es ist klar, daß auf diese Weise die durch den erhöhten Druck gesteigerte Blutzirkulation und damit die Ernährung der Gehirnsubstanz gebessert werden muß. (Schon früher hatte Miculicz eine intrakranielle Drainage zwischen Ventrikel und Subduralraum versucht.) Ich habe bereits auf einen Nachteil des Verfahrens hingewiesen, der mir nicht ganz unwichtig zu sein scheint: Man setzt eine Lücke in den Balken, in das wichtigste und größte Assoziationsbündel zwischen den beiden Hirnhemisphären, dessen Bedeutung für die Exaktheit des menschlichen Handelns namentlich von H. Liepmann nachgewiesen worden ist; es kann auch keinem Zweifel unterliegen, daß die Intaktheit des Corpus callosum eine conditio sine qua non für die höchsten psychischen Funktionen ist. Dieses Bedenken scheint mir, trotz der gegenteiligen Bermerkung Anton-Bramanns im Vorwort zu ihrer Monographie, auch jetzt noch nicht zerstreut zu sein. Wenigstens habe ich in keiner der hier mitgeteilten Krankengeschichten eine Prüfung in dieser Beziehung gefunden. Allerdings ist der Entstehung der Apraxie bei den meistens lebenbedrohenden Affektionen, für die der Balkenstich in Frage kommt, kein allzu großes Gewicht beizulegen.

Am bemerkenswertesten scheinen mir betreffend die Wirksamkeit des

Balkenstichs die jüngsten Ausführungen E. v. Hippels und Goldblatts[70]. v. Hippel sagt (l. c. S. 117): „Die eigenen Erfahrungen haben mich nach anfänglicher Skepsis zu einem Anhänger des Balkenstiches gemacht, und ich stehe nicht an, ihn zurzeit als die in erster Linie zu empfehlende Operation zur Heilung der Stauungspapille zu bezeichnen, aber nur unter der Voraussetzung, daß die Indikation zur operativen Behandlung richtig gestellt ist, d. h. daß die Funktionen noch gut sind. Liegt der Fall in dieser Hinsicht zweifelhaft, so würde ich vorläufig mehr zur sofortigen Trepanation raten, da ich glaube, daß sich hier die Druckherabsetzung im allgemeinen wesentlich schneller entwickelt. Wo die Sorge, zu spät zu kommen, nicht ausschlaggebend ist, halte ich den Balkenstich für die Operation der Wahl, weil er zweifellos der kleinste Eingriff ist." Diese letzte Bemerkung ist doch wohl nicht ganz zutreffend, da eine Ventrikelpunktion (besonders die vom Keenschen Punkte aus) unzweifelhaft geringfügiger und technisch leichter ist. Die mitgeteilten Krankengeschichten Hippels — und das beweisen auch meine in den letzten Jahren gemachten Beobachtungen — zeigen aber evident, daß der Balkenstich hauptsächlich dann wirkt, wenn es sich um einen ausgesprochenen Hydrocephalus, sei es ein sog. idiopathischer, sei es ein sekundärer als Folge eines die Foramina Monroi resp. Magendie komprimierenden und damit die Liquorzirkulation zwischen Ventrikel und Subduralraum behindernden intrakraniellen Tumors handelt. Auch v. Hippel sagt deshalb (l. c. S. 198): „Könnte man klinisch mit Sicherheit entscheiden, wann der erhöhte Hirndruck wesentlich auf Vermehrung der Flüssigkeit, wann dagegen auf Zunahme fester Substanz beruht, so würde ich schon jetzt für die erste Gruppe den Balkenstich, für die zweite die Trepanation bevorzugen." In dieser Beziehung kann man sich aber doch durch eine präliminare Ventrikelpunktion leicht Aufklärung verschaffen, einen Eingriff, durch welchen man, bald nach einmaliger, bald nach wiederholter Vornahme, dieselbe Wirkung auf die Papillitis und den Visus erzielt, wie durch den Balkenstich, durch den man gleichfalls den Prolapsus cerebri verhüten kann. Ich stehe deshalb durchaus auf dem Standpunkte Schloffers[76], der bei Tumoren die Ventrikelpunktion und, wenn sie nicht genügt, die palliative Trepanation vorzieht. Übrigens gibt v. Hippel zu, daß die Zahl der durch den Balkenstich geheilten Fälle von Stauungspapille noch sehr klein ist im Vergleich zu der, die durch Trepanation geheilt wurde. „Es ist deshalb durchaus möglich, daß weitere Erfahrungen an einem genügend großen Material lehren könnten, daß die Dekompressivtrepanation doch den Vorzug verdient"[70] (S. 198). Es ist auch zu bedenken, daß sich beim Balkenstich, worauf auch v. Hippel hinweist, erhebliche Schwierigkeiten darbieten können, insbesondere starke Blutungen, ungünstige Lage großer Venen und starke Verschiebung der Hirnteile durch Geschwülste in den vorderen und mittleren Abschnitten des Gehirns. Die letztere kann, wie ich zweimal gesehen habe, so beträchtlich sein, daß man gar nicht in den Ventrikel hineingelangt. — Auf die von anderen Autoren mit dem Balkenstich gemachten Erfahrungen will ich nicht weiter eingehen, da man sie bei v. Hippel[70]) vorfindet.

Nur ganz beiläufig möchte ich einen sehr seltenen Fall erwähnen, der kürzlich im hiesigen neurologischen Institut zur Untersuchung gelangte, und bei dem der Balkenstich vielleicht die Krankheit selbst, wenn sie zu diagnostizieren gewesen wäre, zur Heilung gebracht hätte: nämlich eine ziemlich große Zyste des Septum pellucidum, welches den Balken nach oben etwas vorgedrängt hatte.

Auf dem diesjährigen Chirurgenkongreß waren die Ansichten über die Schwere des Eingriffs beim Balkenstich und seine Wirksamkeit noch recht geteilt.

Neuerdings hat Kaelin - Benziger[77]) in 5 Fällen die Dekompressivtrepanation mit der Ventrikeldrainage verknüpft. Der Eröffnung der Dura wird die Punktion des Seitenventrikels mit einem silbernen Troikart vorangeschickt und die liegenbleibende und entsprechend befestigte Drainagekanüle mit einer am Kopfe des Patienten befindlichen Mariotteschen Flasche durch Gummischlauch verbunden. Die Flasche wird mit einer Sicherheitsnadel am Verband so befestigt, daß sie den Patienten nicht belästigt; sie hat einen Regulierhahn, mit dem man den Abfluß beschleunigen oder unterbrechen kann. Diese extrakranielle Drainage bleibt 8—12 Tage bestehen, verhindert die Gefahr des Hirnprolapses und gibt einen Einblick in die Beschaffenheit des Ventrikelinhalts. Kaelin - Benziger hat in dieser Zeit mehrere 100 ccm Liquor entleert und nimmt an, daß auch nach Entfernung des Röhrchens die intrakranielle Drainage des Arachnoidealraumes und die Ventilbildung dauernd bestehen bleiben. Wenn dieses Verfahren wirklich ohne Infektion — Kaelin - Benziger hat in seinen Fällen keine beobachtet— durchzuführen ist, so ist es entschieden beachtenswert. Ich möchte aber die Frage aufwerfen, ob es dann nicht vielleicht noch näher läge, zunächst eine Ventrikelpunktion vom Keenschen Punkte aus nach unserem Verfahren, d. h. mittels einer ganz kleinen Trepanationsöffnung (0,5 cm Durchmesser) vorzunehmen, diese mit der von Kaelin - Benziger beschriebenen extrakraniellen Drainage zu verbinden und nun abzuwarten, ob die Papillitis sowie die übrigen allgemeinen Druckerscheinungen (Kopfschmerzen, Erbrechen usw.) zurückgehen, und nur dann, falls dies nicht der Fall wäre, die Palliativtrepanation anzuschließen. Absolut kontraindiziert scheint mir diese Form der extrakraniellen Ventrikeldrainage zu sein in allen mit Krämpfen einhergehenden Fällen wegen der Gefahr schwerer Verletzungen durch die Kanüle. Selbstverständlich muß den Kranken größte Vorsicht bei Bewegungen anempfohlen werden.

Die Lumbalpunktion sollte bei Verdacht auf Hirntumoren weder als Hilfsmittel zur Sicherstellung der Diagnose, noch als dekompressive Methode angewendet werden, da es feststeht, daß ihr auch bei vorsichtiger Ausführung unmittelbar in einer ganzen Reihe von Fällen der Tod gefolgt ist, der wahrscheinlich auf eine durch Ansaugung bedingte Einklemmung des Kleinhirns und mit diesem der Oblongata in das Foramen magnum zurückzuführen ist. Vielleicht zerrt auch das herabsinkende Cerebellum am verlängerten Mark. Ferner sind nach der Punktion Hämorrhagien in den Tumor oder seine Umgebung beobachtet worden, die nach kurzer Zeit den Tod herbeigeführt haben, und zwar nicht allein bei Tumoren der hinteren Schädelgrube, bei welchen sie meines Erachtens direkt kontraindiziert ist. Vor kurzem habe ich gesehen, daß auch ein Aneurysma der A. fossae Sylvii nach einer Lumbalpunktion platzen und sofort den Tod zur Folge haben kann. Es dürfte sich erübrigen, die ganze einschlägige Kasuistik hier heranzuziehen. Auch E. v. Hippel[70]) hält trotz der Zusammenstellung von Troenne[78]) die Gefahr der Lumbalpunktion nicht für beseitigt und würde sie nur anwenden, wenn Meningitis oder Lues wahrscheinlich ist. Ist die Differentialdiagnose zwischen diesen Affektionen und Tumor nicht sicher zu stellen, so befragt er den Neurologen und vermeidet „in dubio" die Lumbalpunktion, während sie Siegrist[79]) wohl machen würde. „Wenn man selber noch keinen Unfall dabei erlebt hat, so schließt das nicht aus, daß der nächste Fall ihn bringen kann." Das sollte jeder beherzigen. Reichmann[79]) und J. Donath[80]), deren Arbeiten über die Lumbalpunktion im übrigen sehr empfehlenswert sind, nehmen in dieser Frage einen zu optimistischen Standpunkt ein, v. Hippel kennt auch keinen Fall, in welchem eine durch Tumor bedingte Papillitis durch eine oder mehrere Lumbalpunktionen geheilt worden wäre. Daß die Quinckesche Punktion beim Hydrocephalus idiopathicus sehr günstig wirken kann, darauf werde ich weiter unten noch zurückkommen.

Über die technische Ausführung der Lumbalpunktion sei hier folgendes gesagt: der Kranke nehme die Seitenlage ein — Quincke empfiehlt die linke, ich finde die rechte für den rechtshändigen Arzt bequemer — mit stark nach vorn gekrümmter Lendenwirbelsäule, indem er den Kopf stark senkt und die Kniee soweit als möglich an den Leib anzieht. Manche Patienten muß man in dieser Haltung durch einen Assistenten fixieren lassen. Hierauf suche man die Verbindungslinie der beiden Spinae oss. il. posterior; diese entspricht dem vierten Lendenwirbel. Entweder sticht man (nach eventl. vorheriger Durchfrierung der Haut mittelst Chloraethyl) zwischen diesem und dem 5. Lendenwirbel oder zweckmäßiger zwischen dem 4. und 3., im III. Interarcualraum, in der Höhe des unteren Randes des 3. Proc. spinos. lumbal., ein. Bei Erwachsenen ist es ratsam, $^1/_2$—1 cm seitlich von der Mittellinie, bei Kindern genau in dieser einzugehen und die Nadel etwas nach oben und medianwärts zu richten, bei mangelhaft gekrümmter Wirbelsäule etwas stärker nach oben. Je nach der Dicke des Fettpolsters muß man sie mehr oder wenig tief einführen. Man fühlt gewöhnlich sofort, ob man im Wirbelkanal ist. Tropft Liquor nicht sofort ab, so schiebe man die Nadel ein wenig hin und her. Im allgemeinen soll man nicht aspirieren. Man verwende 10—12 cm lange Hohlnadeln aus Stahl oder Platin-Iridium von 1—1,5 mm Lichtung, die mit einem Mandrin versehen sind. Letzteren ziehe man möglichst schon vor der Durchstoßung der Dura heraus. — Zur Druckmessung genügt in der Regel die Quinckesche Anordnung, bei der, sobald Flüssigkeit abzutropfen beginnt, ein passender Conus aufgesetzt wird, mit welchem ein Gummischlauch nebst gebogenem Glasrohr verbunden ist. Zur Messung wird ein Bandmaß benutzt, das mit der Hand an den Nullpunkt der Punktionsstelle gehalten wird. Bis 200 mm hat man den Druck als normal anzusehen. Für genauere Bestimmungen des Liquordruckes, die mit dem Quinckeschen Apparat nicht möglich sind, weil die Messung erst nach Abfluß einiger Tropfen Flüssigkeit beginnt, muß man sich der Anordnung nach Krönig, Kausch oder Neißer bedienen. (Näheres hierüber siehe bei Neißer, Lewandowskys Handbuch der Neurologie Bd. I., S, 1178). Der normale Liquor ist wasserhell. Bei stärkerer Blutbeimengung ist eine weitere Verarbeitung der Cerebrospinalflüssigkeit zu den bekannten diagnostischen Reaktionen nicht möglich.

Als eine weitere druckentlastende Operation hat nun vor einiger Zeit A. Schüller[80]) die sellare Palliativtrepanation empfohlen. Schüller geht von der Beobachtung aus, daß, wenn, wie beim Erwachsenen in der Regel, bei dem Mißverhältnis zwischen Schädel und seinem Inhalt, die Dehnbarkeit und Nachgiebigkeit des Knochens nicht mehr in genügendem Maße vorhanden ist, eine Usurierung der Schädelinnenfläche eintritt. Zum Ausdruck kommt dieselbe durch eine röntgenologisch nachweisbare starke Vertiefung der schon normaliter vorhandenen Impressionen der Stirnbeinschuppe, des Orbitaldaches und der Schläfengruben sowie durch eine Herabdrückung der Lamina cribrosa. In charakteristischer Weise prägt sich die Usur auch an der Sella turcica aus. Die Sattellehne wird verdünnt, verkürzt und verschmälert, der Boden der Sattelgrube in verschieden starkem Grade verdünnt und vertieft, ähnlich wie bei einem intrasellar entwickelten Hypophysentumor. Die Usurierung im Bereiche der Schädelbasis bei Steigerung des intrakraniellen Druckes ist also quasi eine Naturhilfe. Schreitet sie weiter fort, so kommt es zur förmlichen Lückenbildung im Knochen und zur Dehiszenz der Dura mit Abfluß von Liquor cerebrospinalis, und zwar meist in die Nasenhöhle hinein (Hydrorrhoea nasalis). Die Erfahrung nun, daß dieses von der Natur eingeleitete Heilbestreben meist ungenügend und nicht frühzeitig genug zur Geltung kommt, veranlaßte Schüller zur Empfehlung der basalen Palliativtrepanation. Der Boden der vorderen Schädelgrube kommt wegen der Möglichkeit der Verletzung des Bulbus olfactorius bzw. des Augapfels weniger in Betracht. Viel günstiger liegen die Verhältnisse am Boden der mittleren Schädelgrube, und zwar im Bereiche der Sella turcica. Mit Recht weist Schüller darauf hin, daß die in den letzten Jahren ausgeführten Exstirpationen von Hypophysentumoren nach der Methode von Schloffer und deren Modifikationen, insbesondere der endonasalen von Hirsch, zur Genüge erwiesen haben, daß die Eröffnung der Schädelhöhle im Bereiche des Hypophysenwulstes technisch einwandfrei ist. Hier muß die Lücke angelegt werden; bei Flüssigkeitsansammlungen im 3. Ventrikel oder an seiner Basis — es gibt ja auch einen isolierten oder sekundären Hydrocephalus des 3. Ventrikels, der schon mit einem Tumor der Hypophyse verwechselt wurde — muß außerdem eine Punktion, ev. mit Drainage vorgenommen werden. Dieser

Vorschlag Schüllers, ein Ventil an der Schädelbasis anzubringen, ist an sich als ein glücklicher zu bezeichnen. Ich habe aber bereits auf ein Bedenken hingewiesen, welches dann auch von anderer Seite hervorgehoben wurde, nämlich das einer größeren Infektionsgefahr gegenüber den sonstigen Methoden der Palliativtrepanation. Ferner wurde von Canestrini und v. Saar ein Exitus mitgeteilt, dessen Ursache diese Autoren in dem schnellen und unaufhaltsamen Abfluß des Liquor suchen. Gegen diese Ansicht wendet sich Schüller allerdings in einer jüngst erschienenen Publikation. Ob Schüllers vielleicht etwas weitgehende Indikationen (nicht lokalisierbare Hirntumoren; Hydrocephalus ext. und int.; Turmschädel und andere Formen von Kraniosklerose; Tumoren oder Zysten innerhalb oder an der Basis des 3. Ventrikels; hartnäckige Migräne; Epilepsie und Psychosen) aufrecht erhalten werden können, muß die Zukunft zeigen.

Die übrigen dekompressiven Methoden, wie die subkutane Dauerdrainage (F. Krause) sowie die verschiedenen Dauerdrainagen in das Gefäßsystem, z. B. die Verbindung des Seitenventrikels mit der V. jugular. mittels formalingehärteter und paraffingetränkter Kalbsarterien (Payr[83]) eignen sich nach v. Hippel schon wegen ihrer technischen Schwierigkeiten nicht zur Behandlung der Stauungspapille. Die Payrsche Methode kommt wegen der Gefahr der Geschwulstverschleppung nicht in Betracht. Daß diese Eingriffe für die Behandlung des primären Hydrocephalus anders zu bewerten sind, wird später kurz zu besprechen sein. Auch die direkte Eröffnung der Sehnervenscheide, die de Wecker schon 1872 ausgeführt hat, scheint eine Heilung oder nennenswerte Besserung der Papillitis bisher nicht herbeigeführt zu haben.

Überblicken wir sämtliche Entlastungsoperationen, so können wir meines Erachtens die Indikationen, die sich bei einem nicht näher lokalisierbaren Hirntumor ergeben, vorläufig folgendermaßen präzisieren: Besteht außer Kopfschmerzen, Erbrechen, Schwindel usw. eine Stauungspapille auch nur mittleren Grades bei noch gutem Visus, so ist zunächst eine Punktion des Seitenventrikels vom Keenschen Punkte aus mittels einer kleinen Trepanation indiziert. Geht hierauf die Prominenz der Papille, die mindestens alle 2—3 Tage zu kontrollieren ist, zurück, und bleibt das Sehvermögen gut, so kann man abwarten unter öfteren Untersuchungen, ob vielleicht doch eine Lokalisation möglich wird. Nimmt die Papillitis unter Abnahme der Sehfunktion zu, und hat die Ventrikelpunktion einen begleitenden Hydrocephalus ergeben, so führe man den Balkenstich aus; besteht kein Hydrocephalus, so mache man sofort eine Dekompressivtrepanation mit Spaltung der Dura, möglichst nahe dem vermuteten Sitze oder, falls man gar keinen Anhaltspunkt in örtlicher Beziehung hat, nach der Cushingschen subtemporalen Methode. Vermag der Balkenstich den Rückgang des Visus nicht aufzuhalten, so zögere man nicht zu lange mit der Palliativtrepanation, die man dann mit der extrakraniellen Ventrikeldrainage nach Kaelin - Benziger verbinden mag, falls keine Krämpfe bestehen. — Dieses Resümee unseres Verhaltens bei der leider noch recht häufigen Unmöglichkeit einer näheren topischen Diagnose gebe ich unter aller Reserve und in dem Bewußtsein, daß weitere Erfahrungen und Fortschritte auf diesem Gebiete zu mehr oder weniger erheblichen Abänderungen führen können.

Selbstverständlich muß unser Ziel sein, eine Neubildung des Gehirns, sobald wir sie diagnostiziert haben, gänzlich zu entfernen. Unter welchen Bedingungen nun ist die Indikation zur Radikaloperation gegeben?

1. Die Allgemeindiagnose muß sicher sein. Ernstlichen Schwierigkeiten in dieser Beziehung werden wir heute nicht mehr oft begegnen, eigentlich nur dann, wenn die allgemeinen Hirndrucksymptome unsicher sind, die Papillitis fehlt und Herdsymptome vermißt werden. Dieses Zustandsbild wird aber in der Regel nicht lange andauern. Es sollen hier nicht alle sonstigen Krankheiten angeführt werden, die zu Verwechslungen mit Hirntumoren Veranlassung geben können; in dieser Hinsicht muß auf die Lehr- und Handbücher verwiesen werden. Es seien an dieser Stelle nur einige wichtigere angeführt. Zunächst kommt der Hirnabszeß in Betracht. Hier muß stets ein primärer Eiterherd (Mittelohr, Nasennebenhöhle, Stirnhöhle) oder eine Schädelverletzung nachgewiesen werden, der die Eingangspforte für die Infektion des Gehirns bildete. Es braucht allerdings nur eine ganz geringfügige Läsion der Schädelweichteile zu sein, die leicht übersehen werden kann. Das Krankheitsbild entwickelt sich gegenüber dem des Tumors meistens akut oder subakut. Anderweitige differentialdiagnostische Kriterien, wie geringere Druckwirkung beim Abszeß, deshalb häufigeres Fehlen der Stauungspapille bei ihm, Fieber, Bevorzugung bestimmter Gehirnteile (Schläfenlappen, Kleinhirn, Stirn- und Parietalhirn) sind gleichfalls zu berücksichtigen, aber nicht absolut verläßlich. Zuweilen kann der röntgenographische Nachweis einer Erkrankung des Felsenbeins, der Nebenhöhlen der Nase oder einer Schädelknochenverletzung zur Diagnose führen. — Die multiple Sklerose kann zu Täuschungen Veranlassung geben, wenn sie, was ich auch einige Male gesehen habe, mit einer Papillitis beginnt. Die Zweifel können aber doch wohl nur in vereinzelten Fällen längere Zeit bestehen, da diese Affektion des Opticus hier nur flüchtig ist, und die übrigen Hirndrucksymptome (Kopfschmerz, Schwindel, Erbrechen, Pulsverlangsamung) entweder ganz fehlen oder nur vorübergehend auftreten. Das Zittern bei der Hirngeschwulst kann nur dann mit dem Intentionstremor der multiplen Sklerose verwechselt werden, wenn sie das Kleinhirn oder seine Schenkel lädiert. Vor allem aber ist der Verlauf beim Hirntumor mit seltenen Ausnahmen fast immer unaufhaltsam progressiv, bei der Herdsklerose ausgesprochen remittierend. — Die progressive Paralyse kann dem Krankheitsbild des Tumors lange Zeit hindurch außerordentlich ähneln, wenn dieser im

Stirnhirn seinen Sitz hat und die Stauungspapille ständig oder bis zum Terminalstadium fehlt. In diesen Fällen, von welchen ich[65]) einen der ersten beschrieben habe, scheint mir die von O. Foerster empfohlene Hirnpunktion berechtigt, da eine behufs Gewinnung und Untersuchung von Liquor cerebrospinalis auszuführende Lumbalpunktion, wie überhaupt bei allen Hirngeschwülsten, eher gefährlicher ist.

Die größten diagnostischen Schwierigkeiten kann aber der erworbene chronische Hydrocephalus (seltener die Meningitis serosa acuta resp. subacuta) machen, ganz besonders, wenn es sich um den Verdacht auf einen Tumor des Kleinhirns oder des 4. Ventrikels (hier namentlich Ependymgliome) handelt. Hierzu kommt noch, daß weitaus die meisten Cerebellargeschwülste von einem Hydrocephalus begleitet sind. In einer Arbeit von Bertolotti[83a]), wie in einigen anderen der letzten Jahre, wird behauptet, daß bei Hydrocephalus im Röntgenbild die Impressiones digitatae die genaue Konfiguration der Hirnwindungen an der Tabula vitrea widerspiegeln, während dies beim Tumor nicht der Fall sei; auch werde die Tabula vitrea rasch atrophisch. Man wird wohl abwarten müssen, ob sich das bestätigt. Bonhoeffer[84]) macht mit Recht auf die große Unsicherheit aufmerksam, in der man sich bei jener Differentialdiagnose befindet, und kommt zu dem Resultat, daß weder die Symptomatologie noch der Verlauf sichere differentielle Kriterien geben. Ich kann ihm nur ganz zustimmen; zuweilen kann man sogar einer Täuschung zum Opfer fallen, wenn ausgesprochen halbseitige Cerebellarerscheinungen vorliegen, wie Hemiataxie, und man deshalb nur an einen Tumor denkt. Ich werde weiter unten auf diesen Punkt noch kurz zurückkommen. Ich habe es mir deshalb schon lange zur Regel gemacht, bei Verdacht auf Cerebellartumor immer zunächst eine Punktion des Seitenventrikels vom Keenschen Punkte aus vorzunehmen. Hat dieselbe ein positives Ergebnis, dann folgt nach 8—14 Tagen eine zweite. Erst dann, wenn auch diese eine erhebliche Menge Liquor zutage fördert, ohne daß in der nächsten Zeit die cerebellaren Symptome zurückgehen, rate ich zur Eröffnung der hinteren Schädelgrube. Falls vor Ablauf dieser Zeit die Prominenz der Opticuspapille zunimmt oder der Visus sich verschlechtert, dann muß natürlich sofort die Palliativtrepanation ausgeführt werden. Aber auch aus einem anderen Grunde sollte, wie ich schon hier hervorheben möchte, der Bloßlegung der hinteren Schädelgrube eine präliminäre Ventrikelpunktion vorausgeschickt werden, nämlich um die gerade bei diesen Operationen besonders störende und sicherlich höchst gefährliche intrakranielle Drucksteigerung herabzusetzen. Nur in den selteneren Fällen vermißt man den Hydrocephalus, in denen, wie in einem von mir beobachteten, die Geschwulst ganz lateral entwickelt ist, so daß es nicht zu einer Verlegung des Aquaeductus Sylvii kommt. Zudem hatte bei dem 12jährigen Mädchen der Tumor den noch nachgiebigen Knochen gedehnt und usuriert.

Auch in der mittleren und vorderen Schädelgrube können, obwohl das Gesamtbild durch einen Tumor bedingt wird, Herdsymptome durch begleitende Hydrocephalien bzw. Zysten hervorgerufen werden, die besonders nach einer Seite stark entwickelt sind; das war, um nur 3 Fälle aus der neueren Literatur anzuführen, sehr ausgesprochen in den Beobachtungen von Higier[85]), Conto[85a]) und Fr. A. Meyer[86]). Solche Komplikationen, die auch zu operativen Eingriffen am falschen Ort führen können, lassen sich aber nicht mehr diagnostizieren.

So sah ich erst vor einigen Wochen eine 35jährige Frau, mit bitemporaler, auf dem rechten Auge in Amaurose übergehender Hemianopsie, die aber sonst gar keine Symptome von seiten der Hypophyse darbot; hingegen bestand komplette Ophthalmoplegie, etwas Exophthalmus und Chemosis rechts, inkonstanter Babinski links. Ich nahm eine das Chiasma und namentlich den rechten Opticus komprimierende Affektion (gummöses Infiltrat) an und riet von einer Hypophysenoperation ab. Die Sektion zeigte einen walnußgroßen Tumor, der den III. Ventrikel und das Infundibulum einnahm, die rechte Hälfte des Chiasma und den rechten N. opticus ganz umwuchert hatte, die Hypophyse gerade berührte, sich aber nach rechts hin in Form einer Zyste bis zum Sinus cavernosus ausdehnte. Die Augenmuskellähmung und die anderen Augensymptome waren natürlich auf diese Zyste zu beziehen. Der histologische Charakter der Neubildung konnte nicht völlig klargestellt werden (Endothelioma psammosum?).

Die Diagnose eines Pseudotumor cerebri (Nonne) läßt sich gleichfalls von vornherein nicht stellen, sondern nur aus dem günstigen Verlaufe folgern. Wir wissen nur, daß diese größtenteils noch unaufgeklärte Affektion meistens einen Tumor der motorischen Region oder der hinteren Schädelgrube vortäuscht.

2. Die topische Diagnose muß möglichst sicher und

3. die diagnostizierte Gegend muß operativ erreichbar sein. Am sichersten zu erkennen sind die Tumoren der Zentralwindungen. Ihre charakteristischen Herdsymptome — es sollen hier jeweils nur die wichtigsten typischen Erscheinungen für die einzelnen Regionen ganz kurz angeführt werden — sind: Jacksonsche Konvulsionen, oft eingeleitet von Parästhesien, gefolgt von zunächst passageren, später dauernden, anfänglich meistens monoplegischen, dann hemiplegischen Lähmungen. Berührungs-, Lage- und Bewegungsempfindung sind oft gestört, ebenso wie der stereognostische Sinn, besonders bei Übergreifen auf den Parietallappen. Die Geschwülste dieser Gegend sind am leichtesten von allen erreichbar. Es ist aber selbstverständlich — dies gilt wie in der Chirurgie überhaupt, so ganz besonders in der des Zentralnervensystems, in dem man die Lokaldiagnose meistens nicht haarscharf auf einen Millimeter stellen kann —, daß man sich das Operationsfeld möglichst breit zugänglich machen muß, um nichts zu übersehen, die Blutstillung lege artis besorgen zu können usw. Hierzu kommt noch, daß die Freilegung (meistens osteoplastisch) dieser Region im Gegensatz zu der der hinteren Schädelgrube ganz ungefährlich ist und so manche gefährliche Punktion in das Dunkel des Gehirninnern entbehrlich macht.

Es ist deshalb nicht verständlich, wenn M. Lewandowsky[87]) noch neuerdings sagt, daß „man unmöglich die ganze motorische Region freilegen kann“ (scilicet, um nach einem Tumor zu suchen). Diese unzutreffende und oft folgenschwere Anschauung wird leider noch von manchen Neurologen gehegt.

Daß die Neubildungen in den Sprachzentren gleichfalls leicht zu erkennen und auch ohne Mühe zu erreichen sind, leuchtet ein. Die die

Brocasche Windung einnehmenden bieten außer der signifikanten motorischen Aphasie oft noch Erscheinungen von seiten der vorderen Zentralwindung, während die an der Wernickeschen Stelle sitzenden meist nur durch sensorisch-aphasische Störungen charakterisiert sind. (Vgl. Abb. 3 und 4.)

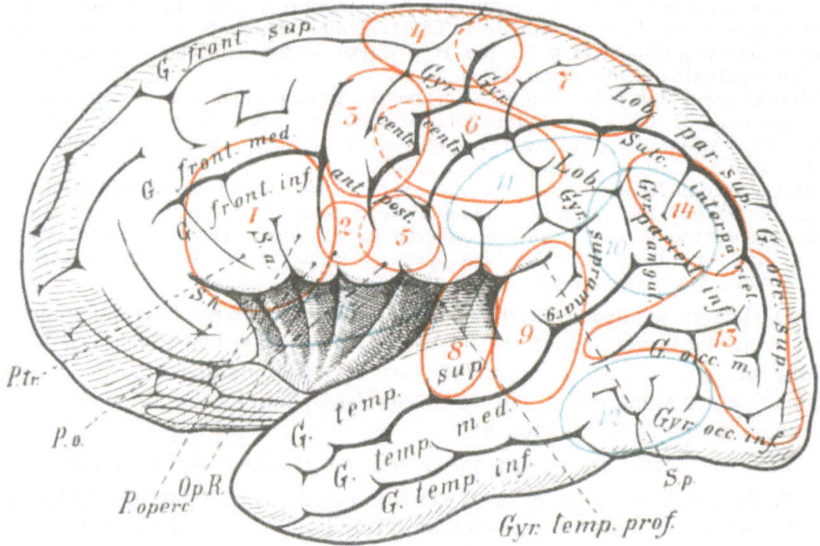

Abb. 3. Skizze zur Veranschaulichung der Wirkung verschieden gelegener Herde in der linken Hemisphäre.

Die blauen Linien besagen, daß dem umgrenzten Gebiet entsprechende subkortikale Herde den betreffenden Ausfall machen.

1 Motorische Aphasie (da die Abb. zufällig die dritte Stirnwindung in direkter Aufsicht und unverkürzt bringt, erscheint das frontale Sprachgebiet unverhältnismäßig groß).

2 Parese der gekreuzten Zungen-, Gesichts-, Kau-, Schluck-, Kehlkopfmuskeln (außer für die Zunge transitorisch).

3 Arm- und Handlähmung, } oder Zuckungen in diesen Gliedern.
4 Beinlähmung }

5, 6, 7 Sensibilitätsstörungen von Gesicht, Arm, Bein; bei 6 auch Tastlähmung.

8 Wenn beiderseitig zerstört: Taubheit; wenn linksseitig: reine Worttaubheit (?)

9 Sensorische Aphasie.

10 Nähe der Konvexität: Alexie und Agraphie; in der Tiefe nahe der Medianebene: reine Alexie.

12 Daneben: amnestische Aphasie: in der Tiefe: Apraxie.

12 Amnestische Aphasie.

13 Wenn beiderseitig: Seelenblindheit, welche aber noch durch manigfache andere Herdkombination zustande kommt; daneben amnestische (speziell optische) Aphasie.

14 Déviation conjuguée.

15 Inselaphasie (blau).

P.tr. Pars triangularis } der dritten
P.o. Pars orbitalis } Stirn-
P.operc. Pars opercularis } windung

Op.R. Operculum Rolandi *S.h.*, *S.a.*, *S.p.* Remus horizontalis, ascendens, posterior Fossae Sylvii.

(Nach Liepmann, aus Curschmann, Lehrbuch der Nervenkrankheiten.)

Fast ebenso sicher wie die Geschwülste der motorischen Region sind diejenigen der Hypophyse zu diagnostizieren. Es ist bekannt, daß die bei der operativen Behandlung der Neubildungen des Hirnanhangs gemachten Erfahrungen die anatomische, physiologische und experimentell-pathologische Forschung lebhaft angeregt und zu wertvollen Ergebnissen geführt haben. (Die Wiener Schule; Cushing u. a.) Die Diagnose dieser Tumoren hat sich neben den hier aber nur in etwa der Hälfte der Fälle (v. Frankl-Hochwart[88]) zu konstatierenden, allgemeinen Hirndrucksymptomen (wie Kopfschmerzen, Erbrechen usw.) vor allem auf

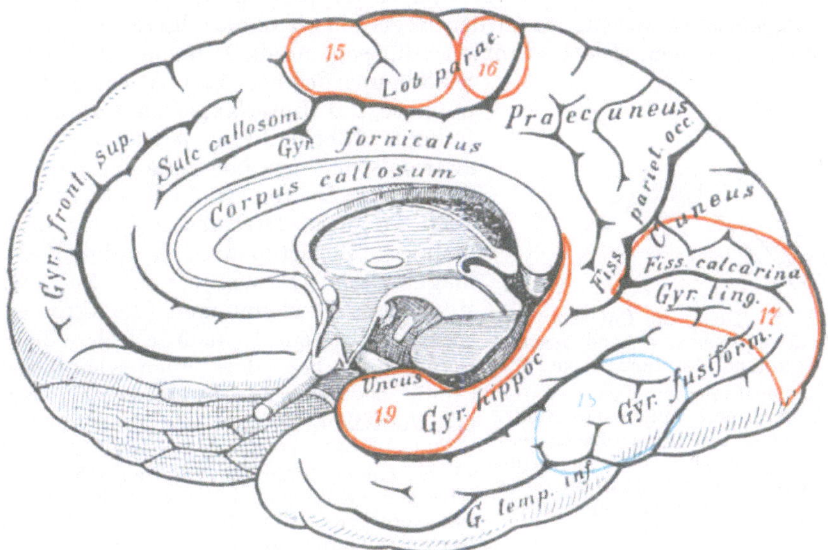

Abb. 4. Herde an der Medianfläche der linken Hemisphäre.

15 (rot) Beinlähmung.
16 Sensibilitätsstörung im Bein.
17 Hemianopie nach rechts.
18 (im Mark) Amnest. Aphasie.
19 Soll Geruchsstörungen machen.

(Nach Liepmann, aus Curschmann, Lehrbuch der Nervenkrankheiten.)

die lokalen Erscheinungen zu stützen. Unter diesen kann man wieder Nachbarschafts- und Herdsymptome unterscheiden. Von den Nachbarregionen wird aus topographischen Gründen fast regelmäßig das Chiasma in seiner mittleren Partie geschädigt. Deshalb ist die bitemporale Hemianopsie hier so häufig. (Vgl. Abb. 5.) Es kommen aber auch noch andere Sehstörungen vor, die von der speziellen Wachstumsrichtung der Neubildung abhängen, vor allem Amaurose des einen und temporale Hemianopsie des anderen Auges, nur vereinzelt homonyme Hemianopsie oder zentrale Skotome. Der Augenhintergrund bleibt öfters lange Zeit unverändert, häufiger ist jedoch vielleicht die Opticusatrophie, während die Stauungspapille viel seltener ist. Zu den diagnostisch wichtigsten Symptomen gehört die zuerst von Oppenheim im Röntgenbild gesehene Vertiefung und Erweiterung der Sella turcica. Andere aber seltenere Nachbarschaftszeichen sind Augenmuskellähmungen, Exophthalmus und Geruchsstörungen; ausnahmsweise treten neuralgische Beschwerden im Trigeminusgebiete auf. Als eigentliche Herdsymptome sind die durch die Funktionsanomalien der Drüse bedingten Erscheinungen von Akromegalie und Dystrophia adiposo-genitalis (Impotenz, Amenorrhöe, Haarausfall usw.) zu erwähnen. Die Erkenntnis kann jetzt wohl als sicher gelten, daß die erstere durch eine spezifische Hypersekretion des Vorderlappens der Hypophyse (Hyperpituitarismus) entsteht. Anatomisch entspricht ihr in der Regel eine Tumorbildung der Hypophysenepithelien. Die Dystrophia adiposo-genitalis entsteht durch eine Schädigung des nervösen Teiles der Hypophyse, des Hinterlappens und Infundibulums. Hierfür liegen jetzt genügende anatomische, experimentelle und chirurgische Beweise vor. Nicht so selten sind auch Polyurie, Diabetes insipidus und mellitus. Zu betonen ist in differentialdiagnostischer Beziehung, daß die meisten dieser Erscheinungen (die akromegalischen seltener) auch durch einen sekundären, besonders einen Kleinhirntumor begleitenden Hydrocephalus des III. Ventrikels bedingt sein können.

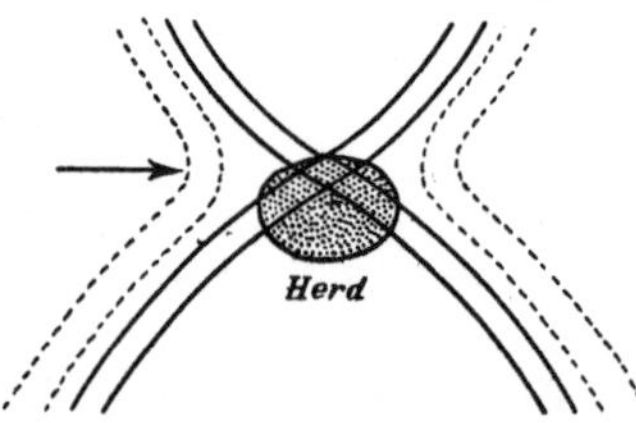

Abb. 5. Herd im Chiasma von der Hypophyse ausgehend, bewirkt bitemporale Hemianopie.

Die ungekreuzten Fasern durch durchbrochene Linien dargestellt. Die vom Herd getroffenen gekreuzten Fasern versorgen beide nasalen Netzhauthälften, also die temporalen Gesichtsfeldhälften.

(Nach Liepmann, aus Curschmann, Lehrbuch d. Nervenkrankheiten.)

Ebenso wie O. Marburg[11]) u. a. habe ich bei einem 13jährigen Mädchen neben den typischen Symptomen eines Kleinhirntumors ausgesprochene Adipositas und Infantilismus gesehen, außerdem Hemianopsie, keine bitemporale, aber homonyme rechtsseitige und deutliche Verbreiterung der Sella turcica im Röntgenbild, also Symptome, die für einen Hypophysentumor sprachen; sicher akromegalische Symptome bestanden nicht, nur der Schädel hatte einen Umfang von $56^1/_2$ cm. Da die cerebellaren Symptome aber mit Sicherheit auf eine Geschwulst der hinteren Schädelgrube und mit großer Wahrscheinlichkeit auf eine doppelseitige hinwiesen, so wurde diese auf beiden Seiten bloßgelegt; nach einigen Tagen sollte die Geschwulst selbst in einem zweiten Akte entfernt werden. Nach 18 Stunden starb aber das Kind. Bei der Sektion fanden wir ein kleinapfelgroßes Gliom, vom Wurm ausgehend, sich gleichmäßig in beide Hemisphären erstreckend, dorsal zystisch degeneriert und den Aquaeductus Sylvii völlig verlegend. Der III. Ventrikel und das Infundibulum waren im Umfange einer Walnuß blasig aufgetrieben und hatten die Hypophyse im vertieften Türkensattel stark komprimiert. — Daß auch eine einfache Meningitis serosa unter dem Bilde hypophysärer Erkrankung verlaufen kann, hat vor kurzem K. Goldstein[90]) gezeigt.

Auf welchem Wege nun hat man sich die Neubildungen der Hypophyse zugänglich gemacht? Der erste, der einen größeren Erfolg erzielte, war Schloffer mit seiner nasalen bzw. transphenoidalen Methode. Bei diesem Verfahren wird die Nase an ihrer Wurzel aufgeklappt, das Septum durchtrennt, die obere Muschel entfernt und die vordere Wand des Sinus frontalis weggemeißelt. Dann wird der Vomer stückweise bis an seinen Ursprung weggenommen, und die vordere Wand der Keilbeinhöhle vorsichtig aufgemeißelt. Hierauf wird meist mit dem scharfen Löffel unter Schonung des Chiasma und der Carotiden so viel als möglich von der Geschwulstmasse entfernt. Obwohl in den bis jetzt operierten Fällen wohl noch nie alles erkrankte Gewebe exstirpiert wurde, und obwohl es sich in einigen um einen sicher malignen Tumor handelte, so wurde doch eine weitgehende Besserung aller Erscheinungen konstatiert, wie v. Eiselsberg[91]) an der Hand von 16 Fällen berichtet. O. Hirsch[92]) macht Mitteilung von 12 mit seiner endonasalen Methode operierten Fällen und kommt zu dem Schlusse, daß sie immer dann anwendbar ist, wenn der Tumor die Sella turcica gegen die Keilbeinhöhle vorwölbt. Besserung der Symptome ist nach Hirsch hauptsächlich dann zu erwarten, wenn, was glücklicherweise in 20% der Fälle beobachtet wird, der Tumor ausschließlich oder größtenteils nur intrasellar entwickelt oder zystischer Natur ist. Nach einem weiteren Bericht Hirschs[92a]) soll die Mortalität bei seiner Methode am geringsten sein (10,7%), auch geringer als bei der intranasalen Kanavels[96]), die der von Cushing geübten nahesteht. Levinger[93]) rät, da die mediane Eröffnung des Türkensattels nach nasalen Operationen keine genügende Übersichtlichkeit gebe, bei Erblindung nach vorangegangener endonasaler Freilegung die Orbita auszuräumen und von da aus nach Entfernung der Siebbeinzellen die Trepanationsstelle am Sattel zu suchen und die Hypophyse sowie den Sinus cavernosus freizulegen. Worikoff[94]) empfiehlt behufs Herstellung eines genügend breiten Zuganges zur Hirnbasis die temporäre Resektion des Oberkiefers ohne Spaltung des weichen Gaumens. v. Eiselsberg[91]) hebt zwar hervor, daß man Hypophysentumoren gar nicht ganz zu entfernen brauche und doch Heilung erzielen könne; aber es kann doch wohl keinem Zweifel unterliegen, daß es rationeller ist, diese Neubildungen, sobald sie die Sella turcica überschritten haben, intrakraniell von der Stirnschläfengegend anzugreifen, wie das F. Krause (Chirurgie des Gehirns und Rückenmarks, Bd. II, S. 538) und neuerdings Rupp[95]) gezeigt haben. Eventuell empfiehlt es sich, hier die Krausesche Ansaugung der Geschwulst zu Hilfe zu nehmen. Dieses Verfahren ist den nasalen und endonasalen Methoden überlegen, weil der Tumor sichtbar gemacht und eher in toto exstirpiert werden kann; weil der Eingriff unter Kontrolle des Auges geschieht, Blutungen eher zu vermeiden sind und die Asepsis besser eingehalten werden kann.

Aus diesen kursorischen technisch-operativen Ausführungen geht schon hervor, daß es keineswegs leicht ist, sich diese Tumoren zugänglich zu machen, und daß die Operationen recht eingreifend sind. Das ist natürlich für die Aufstellung der Indikationen von großer Bedeutung. Da sowohl die Erscheinungen von Akromegalie als auch die der Degeneratio adiposo-genitalis im großen und ganzen die Kranken nicht übermäßig belästigen, so sollten sie allein nicht den Anlaß zu chirurgischen Eingriffen geben, es sei denn, sie seien rasch progredient. Das ist aber nur selten der Fall, da das Leiden gewöhnlich sehr langsam verläuft.

Hingegen wird man bei heftigen, andauernden Kopfschmerzen, bei schweren epileptischen Anfällen, sowie vor allem bei schneller Abnahme des Sehvermögens zur Operation schreiten. Ob man vorher einen Versuch mit der Röntgenbehandlung machen soll, die erst in wenigen Fällen einen nennenswerten Erfolg hatte, muß die Zukunft lehren. Die Wahl des Weges, den man zu nehmen hat, sollte meines Erachtens davon abhängen, ob man Symptome vor sich hat, die auf eine Ausbreitung der Geschwulst über die Sella turcica hinaus nach der Schädelbasis zu hindeuten oder nicht. Im ersteren Falle sollte man intrakraniell vorgehen. Zu berücksichtigen bleibt, daß man den Vorderlappen der Hypophyse nicht ganz entfernen darf, sondern sich auf eine partielle Resektion beschränken muß. Schnupfen oder eitrige Erkrankungen der Nebenhöhlen bilden wegen Gefahr der Infektion der Meningen eine Kontraindikation.

Was die Geschwülste der Zirbeldrüse (Glandula pinealis, Epiphyse), die hier gleich angeschlossen sein mögen, anbelangt, so wird ihre Diagnose nach v. Frankl-Hochwart[97]) sehr wahrscheinlich, wenn bei einem jugendlichen Individuum neben allgemeinen Hirndrucksymptomen Erscheinungen von seiten der Vierhügel (Augenmuskellähmungen), abnormes Längenwachstum, außerordentlich starker Haarwuchs, Adipositas und vor allem starke Genitalentwicklung nebst frühzeitiger Geschlechtsreife festgestellt sind. Gegen die Erscheinungen von intrakranieller Hirndrucksteigerung kommen auch hier die erwähnten dekompressiven Maßnahmen in Frage. Eine radikale Exstirpation eines Zirbeltumors scheint ja bis jetzt noch nicht ausgeführt zu sein. Nach A. Schüller[98]) soll Cushing auf Grund der Vermutungsdiagnose die Gegend der Epiphyse in 2 Fällen freigelegt, jedoch keine Geschwulst gefunden haben. Daß die Glandula pinealis nach Eröffnung der hinteren Schädelgrube durch Hebung des Tentorium bei Nachhintenfallen des Kleinhirns in sitzender Stellung des Kranken zu erreichen ist, hat vor kurzem F. Krause[99]) gezeigt. Die Frage der Operabilität der Zirbelgeschwülste wird auch von Rohrschach[100]) besprochen.

Mit ziemlich großer Sicherheit zu erkennen sind auch die Tumoren der Brücke. Das charakteristische Herdsymptom ist die Hemiplegia alternans, die Lähmung der N. V., VI. und VII. oder eines dieser Hirnnerven auf der einen, der Extremitäten auf der anderen Seite; ferner assoziierte Lähmung des Blickes nach der Seite des Tumors hin. Bemerkenswert ist, daß eine Stauungspapille in der Regel fehlt. Man beobachtet auch Störungen der oberflächlichen und tiefen Sensibilität (Läsion der medialen Schleife); selten Hemiataxie. Hörstörungen (laterale Schleife oder Acusticus-Stamm) sind wohl häufiger, als sie konstatiert werden. Bei doppelseitigen Ponsgeschwülsten kommt es zu doppelseitiger Hemiplegie mit Dysarthrie und Dysphagie. Die relative Sicherheit der Diagnose bei den Neubildungen der Brücke können wir aber leider nicht ausnützen, da diese Gegend vorläufig chirurgisch nicht erreichbar ist. Dasselbe ist von den Gewächsen des Hirnschenkels zu sagen, die die unverkennbare Hemiplegia alternans superior, das ist Lähmung des N. III. der einen und der Extremitäten der anderen Seite, hervorrufen. Tritt hierzu ein dem Intentionszittern ähnlicher Tremor, so wird dieser Symptomenkomplex als „Benedictsches Syndrom" bezeichnet.

Während die Tumoren der Vierhügelgegend bis jetzt als ein Noli me tangere galten, haben Oppenheim und Krause[99]) vor kurzem ein den Corpora quadrigemina aufsitzendes, ziemlich großes, abgekapseltes Sarkom nach Eröffnung der hinteren Schädelgrube (siehe oben unter Glandula pinealis) mit Erfolg exstirpiert. Pussep[99a]) hat vor kurzem über die operative Entfernung einer Zyste der Glandula pinealis berichtet. Der ungünstige Ausgang ist wahrscheinlich der schwachen Konstitution des Patienten zuzuschreiben. Die für diese Region typischen Erscheinungen sind: Blicklähmung nach oben oder unten oder in beiden Richtungen, einseitige Abducensparese und reflektorische Pupillenstarre, statische, zuweilen auch Bewegungsataxie mit Tremor, Herabsetzung der zentralen Sehschärfe (die, abgesehen von einer durch eine Papillitis bedingten Amblyopie, auf Schädigung des Corpus geniculatum laterale zu beziehen ist). Häufig ist auch Nystagmus; zuweilen werden ausgesprochene vasomotorische Störungen an den Extremitäten wahrgenommen. Ist dieses Ensemble von Symptomen zu konstatieren, so wird man die Indikation zum chirurgischen Eingriff nach dem von Krause[99]) geschilderten Verfahren für gegeben erachten müssen, auch auf die Gefahr hin, daß der Tumor nicht so günstig gelegen ist wie in diesem Falle, sondern im Innern der Vierhügel.

Erfreuliche Fortschritte sind im letzten Dezennium in der Diagnostik und operativen Therapie der Geschwülste der hinteren Schädelgrube gemacht worden. Da die chirurgischen Eingriffe in dieser Gegend, insbesondere die am Kleinhirn und in seiner Nachbarschaft, wie Bruns[101]) mit Recht hervorhebt, heute — welcher Unterschied gegenüber der Zeit vor 10—15 Jahren! — häufiger sind als am Großhirn, so muß ich auf die Indikationsstellung etwas ausführlicher eingehen, bemerke aber, daß ich mich auch hierbei auf die praktisch wichtigsten Punkte beschränken und im übrigen auf die bekannten Lehr- und Handbücher verweisen muß. Eine vortreffliche zusammenfassende Abhandlung hat M. Borchardt[102]) über „Die Diagnostik und Therapie der Geschwulstbildung in der hinteren Schädelgrube" geliefert. Man unterscheidet zweckmäßig intracerebellare, extracerebellare (zu denen auch die Geschwülste des Kleinhirnbrückenwinkels gehören) und dann die vorläufig chirurgisch noch nicht angreifbaren, in der Brücke und in der Med. oblongata sitzenden. Zur localdiagnostischen Orientierung vgl. Abb. 6 und Abb. 7. Am günstigsten sind die Resultate aus naheliegenden Gründen bei den Kleinhirnzysten. Bei näherem Studium der Kasuistik gewinnt man jedoch den Eindruck, daß sich auch bei den soliden im Mark sitzenden in absehbarer Zeit die Resultate bei der feineren Ausarbeitung der Diagnostik und der in den letzten Jahren sich schnell vervollkommnenden Technik noch erheblich bessern werden. Auch sollte man, worauf Borchardt zutreffend hinweist, erwarten, daß hier eher eine Radikalheilung herbeizuführen sein sollte als am Großhirn, weil die Prozesse häufiger zirkumskript, abgekapselt sind. Freilich sind die Eingriffe in dieser Gegend wegen der Nähe der lebenswichtigen Zentren in der Oblongata an sich schon beträchtlich gefährlicher und erfordern eine Reihe von Vorsichtsmaßregeln schon bei der Lagerung. Gar nicht selten handelt es sich um einen förmlichen Kampf um Leben und Tod, wie z. B. in einem Falle von außerordentlich großer Kleinhirnzyste, den Grossmann und ich[47]) mit Erfolg operierten, bei dem aber schon vor der Operation bedrohliche Anfälle von Zyanose und Aussetzen des Pulses konstatiert wurden.

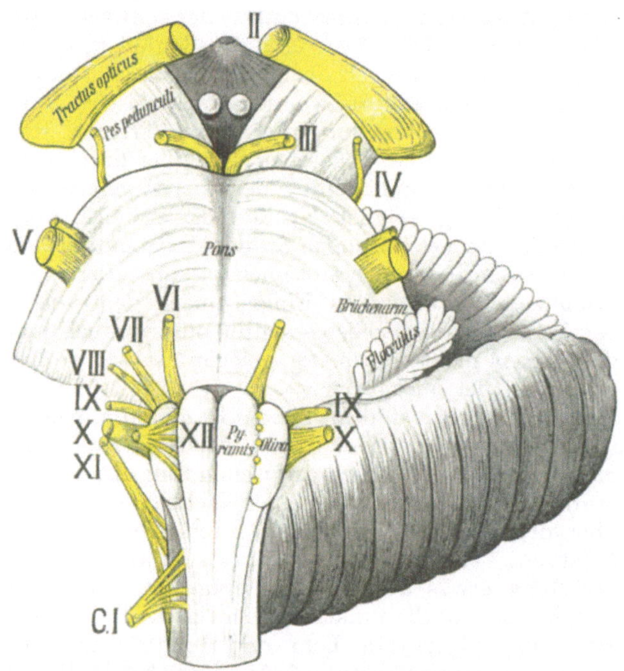

Abb. 6. Medulla oblongata, Pons, Cerebellum und Hirnschenkel von vorn, zur Demonstration des Ursprunges der Hirnnerven II—XII und des I. Cervikalnerven. (Nach Edinger, aus Knoblauch, Klinik und Atlas der chronischen Krankheiten des Zentralnervensystems.)

Was die Symptomatologie der Kleinhirngeschwülste anbelangt, so sind die meist in Anfällen und bei Bewegungen auftretenden Erscheinungen des Schwindels und der Koordinationsstörung, die cerebellare Ataxie, die wichtigsten und häufigsten. Hierzu kommen die Asynergie cérébelleuse, die Dysmetrie der Bewegungen und die Adiadochokinesis. Ihnen schließen sich an die Nachbarschaftssymptome von seiten der Vierhügel, der Brücke, der Medulla oblongata und der Hirnnerven, namentlich der Nystagmus, die Abducens- und die Facialislähmung sowie die A- resp. Hyporeflexie der Cornea. Bemerkenswert ist, daß sich oft ein Einfluß der Kopf- und Körperhaltung auf diese Erscheinungen nachweisen läßt. Die allgemeinen Hirndrucksymptome, der Kopfschmerz, die Stauungspapille und das Erbrechen treten bei den hier sitzenden Neubildungen besonders frühzeitig und ausgeprägt auf.

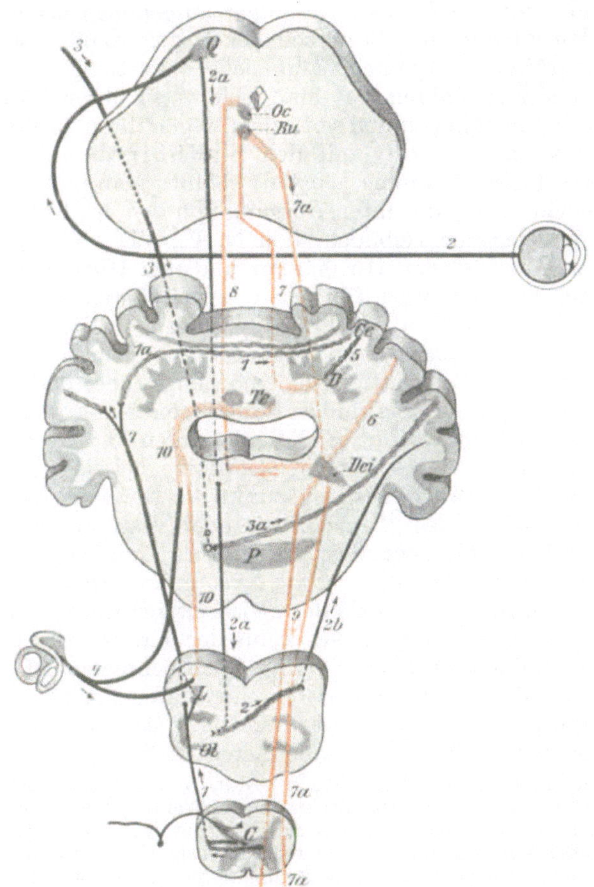

Abb. 7. Kleinhirnbahnen. Die zum Kleinhirn gehenden: schwarz, die vom Kleinhirn absteigenden: rot.

C Clarkesche Säule. *Dei* Deitersscher Kern. *L* Seitenstrangkern. *Oc* Oculomotoriuskern. *Ol* Untere Olive. *P* Brückengran. *Rn* Roter Kern. *Q* Vorderer Vierhügel. *Te* Dachkern. *1* Kleinhirnseitenstrangbahnen mit teilweise gekreuztem Ursprung. *1a* Im Kleinhirn kreuzender Anteil derselben. *2* Opticus. *2a* Zentrale Haubenbahn. *2b* Bahn von der Olive zum Kleinhirn. *3* Hirnschenkel. *3a* Brückenarm. *4* Vestibularis. *5* Bahn von der Kleinhirnrinde zum Nucl. dentatus. *6* Bahn von der Kleinhirnrinde zum Deitersschen Kern. (Die Assoziationsfasern zwischen den beiden Kleinhirnhälften sind gezeichnet, aber ohne Bezeichnung.) *7* Bindearm. *7a* Monakowsches Bündel. *8* Bahnen vom Deitersschen Kern zu den Augenmuskelkernen. *9* Die vom Deitersschen Kern zum Rückenmark absteigenden Bahnen. *10* Tractus uncinatus.

(Nach Lewandowsky, aus Handbuch der Neurologie Band I.)

Der spontane Kopfschmerz wird meistens in den Hinterkopf verlegt, oft aber auch in die Stirne; auch sind diese Stellen, sowie die Basis der Process. mastoidei am häufigsten druck- und klopfempfindlich. Die Knie- und Achillesreflexe sind häufiger aufgehoben als bei Gewächsen anderer Hirnabschnitte. Bezüglich der Differentialdiagnose gegenüber dem idiopathischen Hydrocephalus siehe oben S. 56.

In den letzten Jahren hat man sich wegen ihrer Häufigkeit, ihrer typischen Erscheinungen und vor allem wegen ihrer operativen Zugänglichkeit besonders intensiv mit den Kleinhirnbrückenwinkelgeschwülsten (Neurofibroma acustici) befaßt. Man muß hier 2 Gruppen unterscheiden: eine, die ihren Ausgang von den im Recessus acusticocerebellaris gelegenen Gebilden, den N. V., VII., VIII., IX., X., der Felsenbeinpyramide, den Hirnhäuten und den Hirnteilen nimmt, und eine zweite, die im inneren Ohr, an den peripheren Ausbreitungen des N. cochlearis und vestibularis ihren Ursprung hat. Die letztere Gattung, die F. Henschen jun.[104]) auch anatomisch gründlich studiert hat, führt hier zu einer Destruktion des Knochengewebes und einer Erweiterung des Porus acust. intern. und ist deshalb röntgenographisch nachweisbar. Die Erkrankung beginnt bei dieser letzteren Kategorie — die Reihenfolge im Auftreten der einzelnen Symptome bei der ersteren Gruppe bestimmt sich nach dem Ausgangspunkt der Gewächse — mit Erscheinungen von seiten des N. cochlearis oder vestibularis, Ohrensausen, Schwerhörigkeit von zentralem Charakter, andauerndem Schwindelgefühl und Schwindelanfällen, sowie Nystagmus. Dazu treten Quintussymptome, vor allem Areflexie der gleichseitigen Cornea, die manchmal erst dann sicher festgestellt ist, wenn der Kranke die kontralaterale Seitenlage einnimmt (Oppenheim). Auch Schmerzen, Par- und Hypästhesien im V. Gebiet können bestehen. Der Facialis ist gleichfalls ziemlich häufig gelähmt, und zwar handelt es sich um eine homolaterale Parese peripheren Charakters (alle Äste, Ea-R.).

In einem Falle meiner Beobachtung bestand nur Lähmung des linken Mundfacialis; der Stirnast war frei, die direkte und indirekte galvanische und faradische Erregbarkeit verhielt sich völlig normal. Bei der Sektion zeigte sich, daß der Tumor ziemlich weit oralwärts saß, die rechte Ponshälfte und in ihr die Pyramidenbahn vor dem Facialiskern stark komprimiert hatte. Es ist begreiflich, daß die Seitendiagnose (siehe auch weiter unten) in solchen Fällen besonders schwierig werden kann.

Zu diesen Symptomen treten nun die erwähnten von seiten des Kleinhirns, wie cerebellare Ataxie usw. Wichtig ist auch das Fehlen des kalorischen Nystagmus auf der Tumorseite. Betreffs der Bárányschen Zeigereaktionen siehe weiter unten! O. Marburg[104]) hebt die Geringfügigkeit der Allgemeinerscheinungen gegenüber der früh eintretenden Stauungspapille hervor. Diese kann aber auch erst spät auftreten. Erhebliche Schwierigkeiten können vor allem entstehen, wenn der Tumor indirekt die andere Kleinhirnhemisphäre so an die Basis oder die Seitenwand anpreßt, daß die Symptome von dieser Seite auszugehen scheinen. Von den innerhalb der Brücke liegenden Tumoren unterscheiden sich die hier in Frage kommenden dadurch, daß bei jenen, wie schon erwähnt, die Papillitis fast immer fehlt und die charakteristischen Ponssymptome (siehe oben!) ausgeprägt sind. Zuweilen kann aber die Differentialdiagnose nicht gestellt werden. In einem Falle, der fast alle anderen Erscheinungen eines Kleinhirnbrückenwinkeltumors zeigte, veranlaßte mich eine beginnende Keratitis neuroparalytica eine intrapontine Geschwulst anzunehmen. Die Sektion hat das bestätigt. Sowohl Oppenheim[105]) wie Marburg[104]) haben Fälle mitgeteilt, in denen sowohl die Wassermannsche Reaktion positiv ausgefallen, als auch auf die antisyphilitische Behandlung eine vorübergehende erhebliche Besserung eingetreten war, und dann die Exstirpation des nicht luetischen Tumors nicht mehr überstanden wurde. Marburg warnt vor der Operation, wenn bereits Vaguserscheinungen bestehen, und fordert mit Recht, daß hier, wo die Operation sichtlich Erfolge zeitigen kann, der Eingriff nicht die ultima ratio sein darf.

Die Winkeltumoren par préférence (F. Henschen), das sind die eigentlichen Acusticustumoren, die nach diesem Autor (l. c.) ihren Ursprung im Bindegewebe in und um den unteren Vestibularisast, im Grunde des Meatus internus haben, kann man mit Wahrscheinlichkeit von den übrigen (siehe oben, 1. Gruppe) im Winkel zwischen Brücke, Kleinhirn und Oblongata gelegenen Neubildungen durch die Röntgendurchleuchtung, sowie durch einen Vergleich der Intensität der funktionellen Störungen von seiten des N. VIII. einerseits und der übrigen hier in Betracht kommenden basalen Hirnnerven andererseits unterscheiden. Ganz im Beginne dieser Gewächse könnte eine Acusticusneuritis differentialdiagnostische Schwierigkeiten machen. Die Entzündungen des Hörnerven sind aber meistens doppelseitig, während jene Tumoren mit seltenen Ausnahmen unilateral sind; ferner verschont die Neuritis oft den Vestibularis und schädigt vorzugsweise den Cochlearis, während die Acusticustumoren beide Nerven, oft sogar zuerst den Vorhofnerven, lädieren.

Große Schwierigkeiten kann bei den Kleinhirnbrückengeschwülsten wie bei allen Neubildungen des Cerebellum die Diagnose der erkrankten Seite machen. Eine sorgfältig beobachtete und vorsichtig beurteilte Kasuistik hat ergeben, daß die homolaterale Bewegungsataxie der Extremitäten, und zwar in höherem Grade die der oberen als die der unteren, eins der sichersten und ersten direkten Kleinhirnsymptome ist und zugleich auf die Seite der Erkrankung hindeutet. Zuerst hat das Mann[107]) und dann Bruns[108]) betont. Inzwischen ist es auch von anderen Autoren, z. B. Oppenheim, Mingazzini[109]) und mir[110]) bestätigt worden. Gegenüber Bing[111]) möchte ich bemerken, daß es sich in manchen Fällen doch um eine strikte Einseitigkeit des Symptoms handelt, nicht nur um ein Überwiegen auf einer Seite, auch wenn man sehr sorgfältig untersucht. Es ist klar, daß dies von erheblicher lokaldiagnostischer Bedeutung ist. Bei zwei meiner Patienten war es sehr ausgesprochen lediglich einseitig zu konstatieren und bestimmte mich, den Chirurgen zur Trepanation nur auf dieser Seite zu veranlassen.

Der eine dieser Fälle war der junge Mann, den ich auf der Frankfurter Jahresversammlung der Gesellschaft deutscher Nervenärzte demonstriert habe, bei dem zuerst eine Zyste aus der Mitte der linken Kleinhirnhemisphäre exstirpiert wurde und $4^1/_2$ Jahre später eine ebensolche aus der rechten. Der zweite Patient war ein $3^3/_4$jähriger Knabe, bei welchem ich wegen der ausgesprochenen Ataxie lediglich des rechten Arms, einer geringeren, aber auch noch deutlichen des rechten Beins (neben einigen anderen, aber nicht so bestimmt auf die rechte Kleinhirnhemisphäre hinweisenden Erscheinungen) die Diagnose eines Tumors der rechten Kleinhirnhemisphäre stellte und deshalb den Chirurgen um die Eröffnung nur der rechten hinteren Schädelgrube bat. Als sich nun die Umgebung der rechten Kleinhirnhemisphäre als frei erwies, diese letztere auch nicht größer zu sein schien als die linke, ersuchte ich um Anlegung des Sektionsschnittes durch die rechte Hemisphäre. Auch hier schienen zunächst normale Verhältnisse vorzuliegen, und ich begann schon, nicht wenig verblüfft, an der Richtigkeit meiner Diagnose zu zweifeln. Da fiel mir auf, daß sich das Mark von der Rinde schärfer als gewöhnlich abhob, und ich bat Herrn Großmann, doch einmal vorsichtig mit der Kleinfingerspitze einzugehen, und siehe da, es ergab sich ein kleinapfelgroßes Gliom (NB. bei dem $3^3/_4$jährigen Patienten), welches wir mit dem von Krause angegebenen Ansaugverfahren, das uns in diesem Falle ausgezeichnete Dienste leistete, gänzlich entfernen konnten. Das Kind lebte noch 9 Tage und ging — die Obduktion ließ eine Meningitis ebenso wie eine andere Todesursache ausschließen — an dem bis jetzt noch rätselhaften „Kleinhirnfieber" zugrunde, welches am 5. Tage nach der Operation begann und den kleinen Patienten völlig erschöpfte. Die nähere Untersuchung, auch die mikroskopische, hat hier ergeben, daß der Tumor fast die ganze rechte Kleinhirnhemisphäre ausgefüllt, den Wurm aber freigelassen, ihn auch nicht wesentlich nach der anderen Seite verdrängt hatte. [Dieser Fall ist inzwischen von W. Sauer (Ein Beitrag zur Kenntnis der Kleinhirnbahnen beim Menschen. Dissertat. München 1914) anatomisch bearbeitet worden.]

Überschreitet die Läsion die Mittellinie, wenn auch nur um ein Geringes, dann werden wir auch auf der anderen Seite die Koordinationsstörung haben. Ich halte es deshalb auch für recht wichtig, bei doppelseitiger Extremitätenataxie immer danach zu forschen, ob die Unsicherheit bei Beginn des Leidens nur auf einer Seite bestand und auf welcher. Aus der relativen Stärke der Erscheinung auf beiden Seiten wird man auch öfters noch zum richtigen Schluß gelangen können. Beiläufig möchte ich bemerken, daß mir die Ataxie auch im Bein bei Hemisphärenaffektionen häufiger zu sein scheint, als gewöhnlich angenommen wird. Ich finde, daß die übliche Prüfung mittels des Kniefersenversuchs öfters ein negatives Resultat ergibt, während die Koordinationsstörung manifest wird, wenn man mit dem ausgestreckten Bein resp. Fuß einen vorgehaltenen Gegenstand (Stuhl, Finger des Untersuchers usw.) berühren oder diese Extremität eine vorgezeichnete gerade Linie entlang gehen läßt. Bei der ersteren Methode hat der gebeugte Unterschenkel und Fuß offenbar zu viel Stütze an seinem Oberschenkel. Es wäre aber wohl möglich, daß bei erst kurz bestehenden zirkumskripteren Affektionen — manche experimentelle Untersuchungen scheinen darauf hinzudeuten — ausschließlich eine Ataxie in einem Arme, vielleicht bei Sitz der Läsion nur im vorderen Teil der Hemisphäre bestünde, während ihr Beschränktsein auf eine hintere Extremität (die aber kaum vorzukommen scheint) eher eine Schädigung der kaudalen Hälfte annehmen ließe.

Die Diagnose der Seite einer Kleinhirnaffektion wird ja

auch durch von den Basalnerven, der Oblongatabrücke und den Vierhügeln ausgehende Symptome gestützt; aber die Hemiataxie ist ein frühes und, was nicht zu unterschätzen ist, ein reines Kleinhirnsymptom. Es ist deshalb, wenn es frühzeitig vorhanden ist, um so wertvoller, als eine Kombination von Kleinhirn-, Brücken-, Vierhügel- und Hirnnervensymptomen ebenso wie bei Cerebellartumoren auch bei solchen der Brücke möglich ist. Bei isolierten Geschwülsten der letzteren ist zwar auch einige Male Hemiataxie beobachtet, aber hier fehlt dann fast stets die Papillitis, während andere charakteristische Herdsymptome (Hemiplegia alternans, Sensibilitätsstörungen) vorliegen. Von relativ eindeutigen für die Erkennung der Seite des Herdes in Betracht kommenden Symptomen ist die Hemiasynergie und Katalepsie Babinskis zuweilen, die Adiadochokinesis wenn auch oft, so doch nicht immer vorhanden und mit Vorsicht zu verwerten, da, wie Oppenheim (Lehrbuch) mit Recht hervorhebt, die Schnelligkeit der Aufeinanderfolge antagonistischer Bewegungen bei Rechtshändern schon physiologisch zuungunsten der linken Seite ausfällt, individuell variiert und bei Kindern, wie ich mich auch überzeugt habe, eine ziemlich geringe ist. Ferner wurde sie auch schon bei Affektionen anderer Hirnteile beobachtet. —

Daß das Fallen nach einer Seite sowie die Richtung des Drehschwindels nur mit großer Vorsicht für die Bestimmung des Krankheitsherdes zu verwerten sind, darüber herrscht wohl jetzt ziemliche Übereinstimmung. — Vielleicht gewinnt die relativ einfache Prüfung auf Störungen der Schwereempfindung bei gleichseitiger Kleinhirnaffektion in Zukunft eine erhöhte Bedeutung. Nach Mitteilungen von Lotmar[112]) und K. Goldstein[113]) besteht eine relative Unterschätzung der Schwere auf der kranken Seite. Dies würde einer Herabsetzung des Muskeltonus entsprechen, die Mann[40]) bei Durchleitung des galvanischen Stroms durch die Ohren auf der Anodenseite gefunden hat.

Außer der aber auch öfters irreführenden Klopf- und Druckempfindlichkeit der einen Hälfte der Occipitalschuppe bzw. des entsprechenden Proc. mastoid. bilden der Nystagmus und die Blicklähmung nach der kranken Seite sowie die A- oder Hyporeflexie der gleichseitigen Cornea relativ sichere Anhaltspunkte für die Seitendiagnose. Aber alle diese Symptome können, wie die Erfahrung, namentlich die auf der verkehrten Seite ausgeführten Trepanationen beweisen, irreführen, wenn, wie schon kurz erwähnt, eine extracerebellare Geschwulst durch Anpressung der kontralateralen Kleinhirnhemisphäre an die Basis und die Seitenwand der anderen Hälfte der hinteren Schädelgrube Symptome hervorruft, die eine Affektion eben dieser doch nur mittelbar geschädigten Seite nahelegen. Insbesondere scheint der Druck von oben außen nach unten innen in dieser Weise zu wirken. Wohl jeder Neurologe ist diesem Irrtum einmal zum Opfer gefallen; ich habe ihn im letzten Jahre zweimal begangen. Auch ein nach einer Seite stärker entwickelter Hydrops ventriculorum kann in ähnlicher Weise täuschen. Eine ausgesprochene Hemiataxie der gesunden Seite scheint nach der vorliegenden Kasuistik durch einen solchen Mechanismus doch seltener zustande zu kommen, höchstens durch einen sehr großen kontralateralen Acusticustumor, und dieser wird, wenn die Reihenfolge der meistens recht prägnanten Symptome von seiten der N. VIII., VII., VI. und V. bekannt ist, keine erheblichen diagnostischen Schwierigkeiten machen.

Zu erwähnen wäre noch, daß man bei Bestehen hochgradiger Rumpfataxie und sonstiger auf das Cerebellum hinweisender Erscheinungen, falls jegliche Koordinationsstörung der oberen Extremitäten fehlt, mit einiger Wahrscheinlichkeit auf eine den Wurm direkt schädigende Affektion schließen kann, was deshalb nicht ganz ohne Bedeutung ist, weil man bereits einige Male mit Erfolg Geschwülste aus dem 4. Ventrikel entfernt hat. Allerdings erleidet bei Wurmtumoren, wenn sie sich auch ventralwärts entwickeln, die Brücke oft einen bedeutenden Druck, der die zum Kleinhirn strebenden Brückenarme schädigt und so auch zu einer Störung der dynamischen Koordination der Extremitäten führen kann. Ferner kann bei der oft recht schwierigen Differentialdiagnose zwischen Frontal- und Kleinhirntumoren die Abwesenheit von Ataxie einer oberen Extremität eher zugunsten einer Affektion des Stirnhirns verwertet werden, da bei diesen Erkrankungen öfters Rumpf-, aber keine Armataxie beobachtet zu sein scheint.

Ist es denn von großer praktischer Bedeutung, die Seitendiagnose im Kleinhirn mit möglichster Sicherheit zu stellen? Diese Frage möchte ich ebenso wie Tilmann deshalb bejahen, weil die doppelseitige Bloßlegung des Kleinhirns schon an sich ein gefährlicherer Eingriff ist, als wenn man nur eine Hälfte der hinteren Schädelgrube eröffnet. Die Verlagerung der Oblongata oder wenigstens die Möglichkeit bedenklicher Zirkulationsstörungen in ihr ist im ersteren Falle doch wesentlich größer. Es würde zu weit führen, dies hier näher zu begründen. Die recht häufigen Todesfälle zwischen dem ersten und zweiten Eingriff legen es dringend nahe, in dieser die vitalen Zentren beherbergenden Gegend so schonend wie möglich vorzugehen.

L. M. Pussep (Über die physiologische Ausschälung der Hirntumoren [selbständige Ausstoßung des Tumors durch das Gehirn]. Russki Wratsch 1913, S. 1813. Ref. Schmidts Jahrb. Bd. 81, S. 535. 1914) hat in zwei Fällen von Kleinhirntumoren bei Kindern folgende schonende Operationsmethode angewandt: 1. Akt: Trepanation, Öffnen der Dura und stumpfe Durchtrennung der Kleinhirnwindung über der lokalisierten Geschwulst. 2. Akt (nach einer Woche): Die Geschwulst lag in beiden Fällen schon außerhalb des Kleinhirns und konnte leicht entfernt werden. Außer der selbständigen Ausstoßung des Tumors hat die Methode, die meines Erachtens beachtenswert ist, noch die Vorteile, daß nach dem 1. Akte der Druck sehr schnell entlastet wird, nach dem 2. Akte die lebenswichtigen Zentren sich an ihre neue Bahn schon gewöhnt haben.

Ob die doppelseitige Resektion der Occipitalschuppe bei Mitentfernung des Atlasbogens, die man neuerdings empfohlen hat, weniger gefährlich ist, bleibt abzuwarten; ich möchte immer noch mehr für die osteoplastische Resektion eintreten, wenn diese auch technisch zweifellos viel schwieriger ist. Operiert man, was hier wohl die allgemeine Regel ist, in zwei Akten, dann sollte man, wenn man wegen diagnostischer Schwierigkeiten die ganze hintere Schädelgrube freilegt, stets nur osteoplastisch vorgehen. Auch ist es natürlich für das Kleinhirn nicht gleichgültig, wenn man beide Seiten der hinteren Schädelgrube absuchen oder beide Cerebellarhälften punktieren bzw. inzidieren muß. Aus diesen Gründen sehen wir uns, da die auch nach chirurgischen Grundsätzen ausgeführte Hirnpunktion in dieser Gegend, wie die Kasuistik lehrt, besonders gefährlich ist, vor die gebieterische Notwendigkeit gestellt, die neurologische Seitendiagnostik so präzise wie möglich auszubauen.

Ein bedeutsamer Fortschritt ist hier zweifellos von Bárány[19]) durch seine Methodik der vestibularen Reaktionsbewegungen angebahnt worden. Es kann keinem Zweifel unterliegen, daß es mittels dieser Untersuchungen, die aber auch, wie ihr Urheber selbst betont, noch an einem größeren Material erprobt werden müssen, und deren Resultate stets nur im Zusammenhalt mit der übrigen Symptomatologie gewertet werden sollten, gelingen wird, nicht nur die Diagnose einer Cerebellarerkrankung zu stellen, sondern diese auch zu lokalisieren, und zwar frühzeitiger, als es uns bisher möglich war. Von besonderem Wert scheint es mir zu sein, daß wir jetzt die Möglichkeit haben, mit großer Wahrscheinlichkeit cerebellare Herdsymptome von Fern- resp. Nachbarschaftswirkungen zu unterscheiden. Da z. B. spontanes Vorbeizeigen nach rechts auch durch eine Erkrankung hervorgerufen sein kann, die einen Reiz auf das Rechtszentrum ausübt, so kann die Prüfung der spontanen Bewegungen allein keinen Aufschluß darüber geben, ob Reizung oder Lähmung vorliegt. Prüft man jedoch die Reaktionsbewegung, indem man durch Drehung oder auf galvanischem Wege einen Nystagmus nach rechts hervorruft, dann wird, wenn das Linkszentrum gelähmt ist, auch während des Nystagmus nach rechts kein Vorbeizeigen nach links stattfinden; handelt es sich aber um Reizung des Rechtszentrums, dann wird während der Dauer des Nystagmus typisches Vorbeizeigen nach links stattfinden. Erfolgt bei Hervorrufung eines entsprechenden Nystagmus das reaktive Vorbeizeigen entgegengesetzt dem spontanen, so haben wir es höchst wahrscheinlich mit einem Nachbarschafts- bzw. Fernsymptom zu tun. Dies hat Bárány bei Acusticustumoren, bei Tumoren des Stirnhirns, des Marklagers und der Dura des Hinterhautlappens gesehen und konnte in diesen Fällen erklären, daß eine Zerstörung der Kleinhirnrinde nicht vorlag. Eins muß aber meines Erachtens hierbei doch berücksichtigt werden: der Druck von außen (z. B. bei einem Acusticustumor) kann so stark werden, daß seine Wirkung einer direkten Rinden- bzw. Hemisphärenläsion gleichkommt. Daß es auch bei dieser sicher wertvollen Methode zu Irrtümern kommen kann, lehrt eine Mitteilung von O. Marburg[117]). Während Bárány hier auf Grund seines Zeigeversuches einen Tumor ausgeschlossen und einen Hydrocephalus angenommen hatte, deckte die Sektion einen scharf begrenzten Tumor, wahrscheinlich Tuberkel, auf. Hier ist allerdings an die Möglichkeit zu denken, auf die Mingazzini (S. 105) aufmerksam macht, daß bei tuberkulösen Affektionen die Achsenzylinder erhalten sein können; die mikroskopische Untersuchung wird das wohl inzwischen aufgeklärt haben. Während dieser Fall also nichts gegen die Theorie des Zeigeversuchs beweisen, sondern im Gegenteil sie stützen würde, würde er seinen Wert für die Differentialdiagnose, ob Herd- oder Nachbarschaftssymptom, einschränken. Auch ist es nach neueren Mitteilungen wahrscheinlich, daß der Zeigeversuch bei Großhirnherden positiv ausfallen kann. Nach K. Löwenstein (Zur Kleinhirn- und Vestibularisprüfung nach Bárány. Zeitschr. f. d. ges. Neurol. u. Psych. Bd. 24, S. 534) besteht bei den Báránwritten Symptomen wie bei allen Hirnsymptomen die Möglichkeit des Auftretens durch Fernwirkung. Ferner ist zu bedenken, daß die Báránysche Untersuchung für die oft schwerleidenden Kranken nicht gerade angenehm, und wenn sie, was bekanntlich nicht so selten der Fall ist, benommen sind, auch keineswegs leicht auszuführen und richtig zu beurteilen ist. Auch kann ich einen leisen Zweifel darüber, ob wir mittels der Báráyschen Methoden die Seitendiagnose erheblich früher als durch die einfache Prüfung auf Hemiataxie werden stellen können, nicht unterdrücken, und zwar deshalb, weil die Krankheitsherde, falls sie nicht ganz plötzlich entstehen, also vornehmlich Tumoren und Abszesse, erst eine gewisse Größe erreicht haben müssen, um Allgemeinsymptome hervorzurufen, die die Kranken doch in der großen Mehrzahl der Fälle erst zum Arzte führen, und weil, wie Bárány selbst angibt, im Beginn von auch in der Kleinhirnhemisphäre sitzenden Geschwülsten noch eine Reaktion in entgegengesetzter Richtung erfolgen kann, die dann allmählich verschwindet. Die Prüfung auf einseitige Störungen des Spontanzeigens ist entschieden weniger schwierig und unangenehm: man muß sich aber darüber klar sein, daß sie nichts anderes vorstellt, als eine modifizierte Prüfung auf Hemiataxie, auf ein Abweichen in nur einer Ebene. Weiter kann ich hier auf diese Fragen ebensowenig wie auf die Theorie der Báránysche Untersuchungsmethode eingehen; in dieser Hinsicht muß ich auf die Publikationen Báránys[116]) verweisen, vielleicht darf ich auch eine neuere Arbeit von mir[118]) anführen.

Wie oben schon erwähnt, sind die Neubildungen im Kleinhirn und in seiner Nachbarschaft öfters zirkumskript als im Großhirn, und man sollte deshalb eine größere Zahl von Radikalheilungen, auch bei im Marke der Hemisphären sitzenden Tumoren erwarten. Aber Borchardt (l. c.) berechnet nur eine geringe Zahl von Heilungen, die allerdings in den letzten Jahren sich nicht unbeträchtlich vermehrt hat. Ich kann gleichfalls von einem kirschgroßen, aus dem Mark der linken Kleinhirnhemisphäre entfernten Solitärtuberkel (Operateur: Herr Brodnitz) berichten: Die Trägerin desselben, eine Krankenschwester, ist jetzt nahezu 6 Jahre geheilt. Was man übrigens auch bei diffus im Marke sich ausbreitenden Neubildungen wagen kann, zeigt namentlich ein von Oppenheim[119]) mitgeteilter Fall, bei dem die größere Masse des Wurms und ein umfangreicher Teil beider Kleinhirnhemisphären mit dem Tumor mittelst der Schere entfernt wurde, ohne daß dauernde Ausfallssymptome geblieben wären.

In technischer Beziehung möchte ich, ebenso wie Borchardt[120]), dringend die Lokalanästhesie empfehlen, mindestens für den zweiten Akt, den man, wenn irgend möglich, am sitzenden, bzw. sitzend gehaltenen Patienten vornehmen sollte. Zur Vermeidung der Atemstörungen, durch die man bei Eingriffen in dieser Gegend aus naheliegenden Gründen oft recht unangenehm behindert wird, rät Borchardt zur künstlichen Atmung, welcher er vor der Melzerschen Insufflationsmethode den Vorzug gibt, ev. in desolaten Fällen mit Tracheotomie.

Ich möchte Borchardt zustimmen, wenn er meint, daß die osteoplastische Methode in funktioneller Beziehung vorzuziehen sei. Gerade am Occiput, wo die für die Kopfhaltung und -bewegung so wichtigen Muskelmassen inserieren, ist es meines Erachtens keineswegs gleichgültig, ob der Knochen fehlt oder nicht. Im ersteren Falle wird die Kopfhaltung keine normale und die Funktionsstörung oder wenigstens -erschwerung der Kopfbewegungen, namentlich nach den Seiten hin, macht sich doch unangenehm fühlbar, um so eher, je häufiger der Beruf solche Bewegungen erfordert. Auch Tilmann (Verhandlungen der Naturforscherversammlung zu Königsberg 1910) empfiehlt, gewöhnlich osteoplastisch zu operieren; bei doppelseitiger Freilegung sei dies unbedingt notwendig. Die Opferung des Knochens, darin hat Borchardt sicher recht, ist aber technisch leichter und ungefährlicher. Deshalb rät dieser Autor, bei geschwächten Individuen, bei schon vorhandenen Atembeschwerden, bei kurzen und dicken Hälsen, sowie bei schlechtem Verlauf der Narkose auf Erhaltung des Knochens zu verzichten. Betreffs weiterer technischer Einzelheiten, die sich mit wachsendem Materiale in den letzten Jahren ergeben haben und sehr beachtenswert sind, muß ich auf die Arbeiten von Krause, Borchardt und O. Hildebrand[117a]) verweisen.

Die Kleinhirnbrückenwinkeltumoren werden von Krause auf dem Wege durch die hintere Schädelgrube exstirpiert. Man muß sich aber bei dieser Methode weit in die Tiefe arbeiten und, um an den Tumor heranzukommen, die Oblongata stark medialwärts drängen. Aus diesen Gründen sind die Erfolge (Atemlähmung nach der Operation!) bis jetzt wenig ermutigend. v. Eiselsberg verlor unter 17 nicht weniger als 13. Panse ging translabyrinthär vor; der Zugang zu den oft großen Tumoren ist aber bei diesem Vorgehen zu eng, beschränkt; man muß in der Tiefe eines Trichters arbeiten. Mit dieser Methode hat Quix[120a]) einen allerdings nur bohnengroßen Tumor aus dem Porus acusticus int. exstirpiert. Am aussichtsreichsten scheint das von Borchardt bereits 1905 geübte Verfahren — er nennt es Hemikraniektomie —, bei welchem die betreffende Kleinhirnhemisphäre freigelegt, dann aber auch der basale und hintere Teil der Felsenbeinpyramide bis möglichst an den Porus acusticus int. weggenommen wird. Auf diese Weise verschafft man sich einen hinreichend breiten Zugang zur Geschwulst. Ein Nachteil ist die Notwendigkeit der Unterbindung des Sinus transversus, die, wie ich[121]) an einem Falle F. Alexanders gezeigt habe, gefährliche Folgen für das Sehvermögen nach sich ziehen kann, besonders wenn es sich um den linken Sinus transversus handelt, der das Blut aus den zentralen

Teilen des Gehirns via Sinus rectus und V. magna Galenii abführt. Indessen scheint diese Gefahr doch sehr selten zu drohen, so daß auch ich, hauptsächlich um die höchst bedenkliche gewaltsame Verdrängung der Oblongata, die sich bei diesem Verfahren erübrigt, zu vermeiden, das Borchardtsche Verfahren am meisten empfehlen möchte, ebenso wie H. Marx[122]), der die Vor- und Nachteile der verschiedenen Operationswege ausführlich würdigt. Ich halte es für sehr wohl möglich, daß die bis jetzt noch ziemlich hohe Mortalität der chirurgischen Eingriffe bei dieser Geschwulstform, die auf dem Internat. med. Kongresse zu London (1913) von Tooth und v. Eiselsberg[101]) betont wurde, bei Anwendung der Borchardtschen Methode erheblich herabgedrückt werden kann.

Hier möchte ich erwähnen, daß einige Male die Durchschneidung des N. acusticus an der Hirnbasis wegen unaufhörlicher, den Patienten zur Verzweiflung bringender Ohrgeräusche ausgeführt wurde, die jeder anderen Behandlung trotzten. (Vgl. Krause, Chirurgie des Gehirns und Rückenmarks; Franzier[122a]).

Bei weitem am zahlreichsten von allen Erfolgen bei Entfernung raumbeschränkender Affektionen in der hinteren Schädelgrube sind naturgemäß die bei Kleinhirnzysten, die bekanntlich nicht selten sind. Es ist deshalb von Wert, die Diagnose möglichst sicher zu stellen. Wenn auch bei anderen Tumoren Remissionen nicht allzu selten sind, so glaube ich doch auf Grund unserer Beobachtung[103]), folgenden differentialdiagnostischen Behelf zur Erwägung stellen zu sollen: Beobachtet man bei einem Symptomenkomplexe, der im übrigen auf eine Herderkrankung des Cerebellums hinweist, beträchtliche Schwankungen in den einzelnen subjektiven und objektiven Erscheinungen, und kann man das alleinige Vorhandensein eines Hydrocephalus int. durch wiederholte, für den objektiven Befund ergebnislose Ventrikelpunktionen, sowie durch die Feststellung von einseitigen Herdsymptomen ausschließen, so muß man mit der Möglichkeit einer Kleinhirnzyste rechnen. Eventuell kann man sich auch durch eine Hirnpunktion, die dann eine bernsteingelbe, zähe Flüssigkeit ergibt, Sicherheit verschaffen. Wenn auch einige wenige Zysten durch einfache Punktionen geheilt zu sein scheinen, so möchte ich ebensowenig wie Borchardt die Punktion als regelmäßige Operationsmethode empfehlen, weil die Erfahrung bei Sektionen zeigt, daß sich hinter mancher Zyste ein zystisch degenerierter Tumor verbarg. Deshalb dürfte es auch geraten sein, wenn irgend möglich, das direkt umgebende Gewebe zu entfernen.

Borchardt[102]) hat 36 Fälle von Kleinhirnzysten zusammengestellt, die alle bis auf einen geheilt sein sollen. Auf Grund einer von Grossmann und mir[123]) gemachten Beobachtung erscheint es aber ratsam, mit der Prognose auch erfolgreich operierter einseitiger Kleinhirnzysten doch etwas vorsichtig zu sein, da noch nach mehreren Jahren auf der anderen Seite eine solche Zyste zur Entwicklung gelangen kann. Der Fall ist bereits oben (S. 68) kurz erwähnt.

Im Alter von 16 Jahren wurde dem jungen Kaufmann eine Zyste exstirpiert, die fast die ganze linke Kleinhirnhemisphäre eingenommen hatte. $4^1/_4$ Jahre war er wieder in seinem Berufe tätig, als sich Erscheinungen zeigten, die auf einen raumbeschränkenden Prozeß in der rechten Kleinhirnhemisphäre hinwiesen. Es gelang auch hier, eine fast ebenso große Zyste zu entfernen. Jetzt sind bereits 3 Jahre seit der zweiten Operation verflossen, während welcher der junge Mann ungestört seinem Berufe nachgeht.

Auch ist daran zu erinnern, daß es „seröse Zysten" des Kleinhirns gibt, die nichts anderes vorstellen als syringomyelitische Höhlen. (Vgl. W. Wersilow[123a].) Es liegt auf der Hand, daß deren Entleerung nur einen vorübergehenden Erfolg haben kann.

Günstige Chancen bieten die seltenen zirkumskripten Flüssigkeitsansammlungen in den Hirnhäuten (Meningitis serosa circumscripta), die sich hauptsächlich an der Unterfläche des Kleinhirns oder an dessen Seitenfläche in der Gegend des N. VIII. und VII. entwickeln und dasselbe Symptomenbild darbieten können wie die Cerebellar- resp. die Kleinhirnbrückenwinkeltumoren. Vielleicht sind bei ihnen meningeale Reizerscheinungen, längere Remissionen und schubweiser Verlauf etwas häufiger. Zu diesen zirkumskripten Hydropsien der hinteren Schädelgrube, von denen jetzt einige mit Glück operiert sind, kann es nur kommen, wenn die Arachnoidea durch Verwachsungen, die infolge entzündlicher Prozesse (Lues oder andere Formen der Meningitis) entstanden sind, in gewissem Umfange von dem Arachnoidealsack abgesperrt ist. Diese abgekapselten Liquoransammlungen werden, wie man jetzt weiß, in allen Abschnitten des Zentralnervensystems (siehe auch unter Rückenmarkskrankheiten) gefunden und können auch primär, ohne gleichzeitige Erkrankungen des Markes bestehen. So haben Wendel und Borchardt auf dem Kongreß der deutschen Gesellschaft für Chirurgie 1912 Fälle von Meningitis serosa circumscripta mitgeteilt, die unter den Erscheinungen eines Stirnhirntumors verliefen. Vor einigen Jahren habe ich mit Brodnitz eine solche ungefähr walnußgroße, sicher traumatische Arachnoidealzyste über dem hinteren Abschnitt des rechten Parietallappens beobachtet. Ihre Entleerung befreite den Patienten von äußerst heftigen Kopfschmerzen und machte ihn wieder dienstfähig. Borchardt betont, daß man, wenn sich solche Flüssigkeitsansammlungen im Kleinhirnbrückenwinkel finden, genauestens auf etwa gleichzeitig vorhandene echte Geschwulstbildungen achten müsse. Diese abgekapselten Meningitiden hat neuerdings Denis G. Zésas[126]) ausführlich besprochen.

Nicht so sicher wie bei den bis jetzt aufgezählten Geschwülsten, aber immer noch mit einiger Wahrscheinlichkeit ist die topische Diagnose bei den Tumoren des Occipitallappens und der Parietalwindungen zu stellen. (Vgl. Abb. 3 und 4.) Das wichtigste Herdsymptom bei den in den Hinterhauptslappen sitzenden Gewächsen ist die kontralaterale homonyme Hemianopsie, die allerdings auch bei den den Tractus opticus, das Pulvinar Thalami opt., das Corpus geniculat. extern. und die Sehstrahlung komprimierenden vorkommt, von den in diesen Gegenden sitzenden aber doch gewöhnlich nicht schwer zu unterscheiden ist. So ist bei den Tractustumoren außer Erscheinungen von seiten des Oculomotorius und Abducens meistens noch hemianopische Pupillenreaktion nachzuweisen, welche hier fehlt. Ferner sind Reizerscheinungen in Form von optischen Halluzinationen (Funkensehen usw.) nur den im Occipitallappen sitzenden Geschwülsten eigen. Zu berücksichtigen ist auch noch das relativ häufige Fehlen der Stauungspapille bei diesem Sitze. Eine Kombination von Hemianopsie, Alexie und optischer Aphasie spricht nach Bruns für einen Herd im Mark des linken Occipitallappens. Doppelseitige Geschwülste der Hinterhauptslappen führen zu Seelenblindheit. Nicht so selten machen Tumoren, die die Basis der Occipitallappen einnehmen, Erscheinungen von seiten der homolateralen und sogar der kontralateralen Kleinhirnhemisphäre; in diesen Fällen ist die Diagnose nicht zu stellen. Es leuchtet auch ein, daß die hier gelegenen Neubildungen erheblich schwerer erreichbar und noch schwieriger gänzlich entfernbar sind als die an der Konvexität oder der medianen Partie des Lobus occipitalis sitzenden.

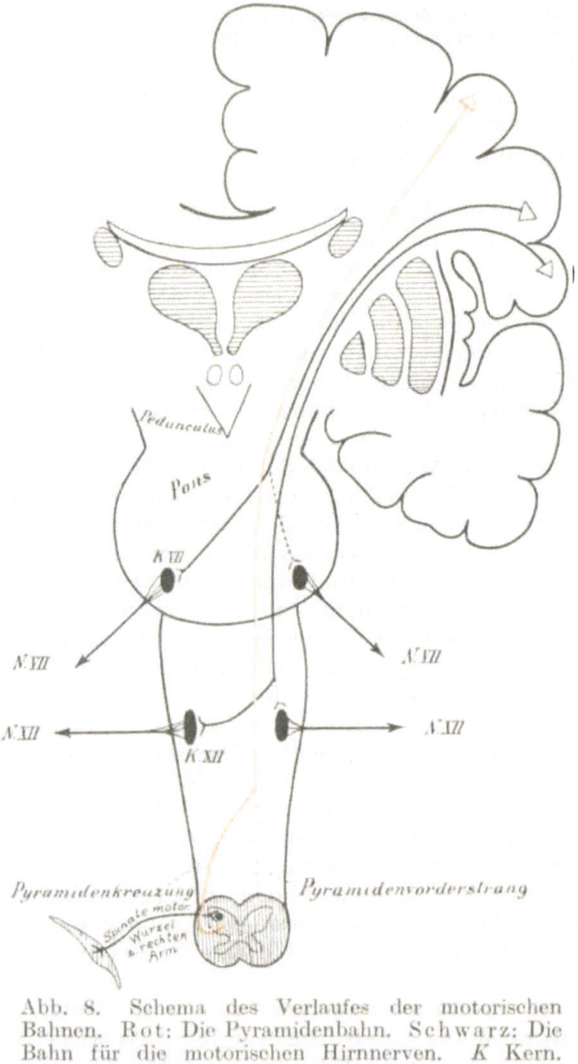

Abb. 8. Schema des Verlaufes der motorischen Bahnen. Rot: Die Pyramidenbahn. Schwarz: Die Bahn für die motorischen Hirnnerven. *K* Kern. *N* Nerv.
(Nach Liepmann, aus Curschmann, Lehrbuch der Nervenkrankheiten.)

Tumoren der oberen Parietalwindungen bedingen hauptsächlich Störungen der Lage- und Bewegungsempfindung sowie Astereognosie, öfters auch corticale Hemiataxie. Ist der linke Gyrus supramarginalis bei Rechtshändern stark lädiert, so kann Apraxie in der linken Hand nachweisbar sein. Sind die unteren Gyri der Scheitellappen betroffen, so kann es zu Ataxie und, wenn die hinteren Abschnitte derselben geschädigt sind, auch zu optischer Aphasie kommen. Erstrecken sich die Gewächse mehr oralwärts nach den Zentralwindungen hin, dann können motorische Reiz- und Lähmungserscheinungen auftreten.

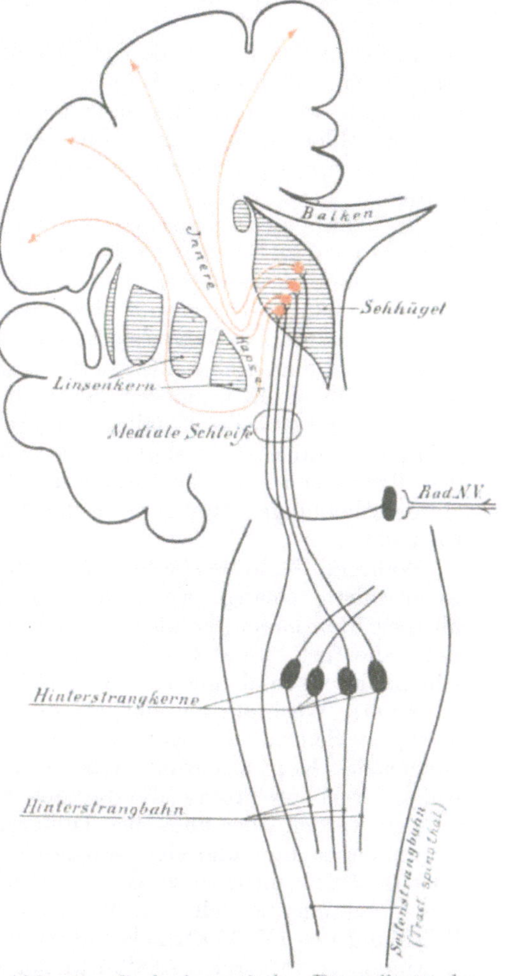

Abb. 9. Grobschematische Darstellung des Verlaufes der Bahnen der Sensibilität. (Nach Liepmann, aus Curschmann, Lehrbuch der Nervenkrankheiten.)

Bei den Tumoren der Regio occipitalis und parietalis wird man zuweilen, um den Sitz der Geschwulst genauer zu bestimmen, zur diagnostischen Hirnpunktion greifen; noch ratsamer scheint mir eine recht breite osteoplastische Freilegung der ganzen Gegend zu sein.

Recht schwierig kann die Diagnose der im Centrum semiovale und in den Zentralganglien liegenden Geschwülste werden. Oft machen sie außer allgemeinen Tumorsymptomen lange Zeit gar keine Erscheinungen; zuweilen ist das Babinskische Zeichen nachzuweisen. Da es jedoch früher oder später zu Kompression der inneren Kapsel kommt, so ist man bald in der Lage, eine sich allmählich und oft zunächst unvollkommen entwickelnde spastische Hemiplegie zu konstatieren. Am frühesten wird die Facialisbahn betroffen. Motorische Reizerscheinungen deuten auf eine Ausbreitung nach der Rinde hin. (Vgl. Abb. 8.) Treten Hemian- oder Hemihypästhesie, kontralaterale homonyme Hemianopsie, zentrale Schmerzen, mimische Facialislähmung, vielleicht auch noch athetotische Erscheinungen hinzu oder sind diese Symptome von Anfang an sämtlich oder teilweise deutlich ausgeprägt, so muß man eine Wachstumsrichtung nach dem Thalam. opt. hin annehmen bzw. den Ursprung hierher verlegen. (Vgl. Abb. 9.) Daß diese Diagnose praktisch von Bedeutung werden kann, haben vor kurzem Oppenheim und Krause[99]) an einem großen aus dieser Tiefe mit Glück exstirpierten Rundzellensarkom gezeigt. Auch von anderen Autoren sind schon Geschwülste aus dem tiefen Hemisphärenmark mit gutem Erfolge entfernt worden.

Recht unsicher sind die Symptome der Balkentumoren; in den letzten Jahren hat der Nachweis der Apraxie die Diagnose etwas erleichtert, wofern Erscheinungen von seiten der oberen Parietalwindungen fehlen (siehe oben!). Die Möglichkeit, daß sie bei frühzeitiger Diagnose vom Operateur zu erreichen sind, kann wohl nicht bestritten werden.

Am häufigsten übersehen werden die Geschwülste des rechten Schläfen- und Stirnlappens, wenn keine Nachbarschaftssymptome von seiten der Basalnerven oder der motorischen Region bestehen. Die auf der linken Körperseite sitzenden Neubildungen dieser Regionen sind ja durch die respektiven aphasischen (sensorisch- und motorisch-aphasischen) Störungen charakterisiert. (Vgl. Abb. 3.) In den letzten Jahren sind auffallend oft Tumoren der rechten Temporalgegend, bei denen gehäufte epileptische Anfälle aufgetreten waren, bei der Obduktion gefunden worden; man sollte es sich zur Regel machen, beim Vorliegen der allgemeinen Tumorsymptome und Fehlen aller Nachbarschafts- und Herderscheinungen zunächst an den rechten Stirn- und Schläfenlappen zu denken.

Während die in den Seitenventrikeln und im III. Ventrikel gelegenen Geschwülste, solange sie nicht auf die Nachbarschaft (Hypophyse) übergegriffen haben, kaum zu erkennen sind, sind die des IV. Ventrikels, die fast immer Cysticerken sind, meistens mit großer Wahrscheinlichkeit zu diagnostizieren, und zwar aus folgenden Symptomen (Bruns): Wechsel der hochgradigen allgemeinen Tumorsymptome, heftigster Schwindel, sogar Niederstürzen bei raschen passiven Bewegungen des Kopfes, deshalb möglichst steife Haltung desselben in der Ruhe, cerebellare Ataxie, Nystagmus und Doppelsehen. Diese Erscheinungen werden aber auch bei Tumoren der basalen Fläche des Oberwurms beobachtet und sind von großer praktischer Bedeutung, weil es Krause (vgl. Chirurgie des Gehirns und Rückenmarks, Bd. II, S. 523 ff.) bereits gelungen ist, eine solche Geschwulst (Endotheliom) nach breiter Eröffnung des IV. Ventrikels mit gutem Erfolge zu exstirpieren. —

In den vorstehenden Ausführungen wurde schon darauf hingewiesen, in wie hohem Grade der Erfolg der radikalen Exstirpation von dem Verhalten der Geschwulst zu der sie umgebenden Hirnsubstanz bzw. der Art ihrer Ausbreitung in derselben abhängig ist, speziell ob sie das Hirngewebe nur verdrängt und ihm gegenüber scharf abgegrenzt ist oder es diffus infiltriert. Maßgebend hierfür ist in erster Linie der anatomische Charakter des Tumors, und es ist deshalb die Indikation zur totalen Entfernung

4. um so eher aufzustellen, je sicherere Anhaltspunkte man für eine günstige histologische Natur der Geschwulst hat. Daß bösartige,

metastatische (Carcinome usw.) Tumoren eine ungünstige Prognose auch im Gehirn stellen lassen, braucht nicht besonders hervorgehoben zu werden. Auch wird man von einem Eingriffe Abstand nehmen, wenn man Grund zur Annahme von multiplen Gewächsen hat. Zu bemerken ist, daß wir die Sarkome im Gehirne, weil sie fast stets nur verdrängend auf die Hirnsubstanz wirken und primär, nicht metastatisch sind, als relativ benigne Geschwülste ansehen können, benigner als die große Mehrzahl der rein histologisch betrachtet gutartigeren Gliome, der häufigsten Hirngeschwülste, weil die letzteren meistens ohne scharfe Grenze in das Hirngewebe übergehen und deshalb nicht total herauszunehmen sind. Für die Indikationsstellung und die Prognose der Operation wäre es sehr wünschenswert, wenn wir — dies trifft auch für die andersartigen Geschwülste zu — gerade diese beiden Geschwulstarten schon rein klinisch unterscheiden könnten. Daß dies durch die mikroskopische Untersuchung der mittelst Hirnpunktion aspirierten Hirnzylinder oft möglich ist, wurde oben schon erwähnt, gleichzeitig aber auch betont, daß dieses Verfahren bei allen mit intrakranieller Drucksteigerung einhergehenden Affektionen, auch wenn es nach chirurgischen Grundsätzen ausgeführt wird, immer ein gewisses Risiko in sich birgt. Die Erfahrung lehrt, daß bei Gliomen die Erscheinungen öfters ganz akut durch in die Geschwulst erfolgende Blutungen auftreten, auch Erweichungen können eine solche Verlaufsform verursachen. Das kann aber auch bei Sarkomen vorkommen, wenn es bei diesen auch nicht so häufig beobachtet wird. Ferner spricht für ein Gliom ein schubweiser, durch zuweilen lange Remissionen ausgezeichneter Verlauf; insbesondere sind die diffus infiltrierenden Gliome, die man zuweilen nicht einmal auf dem Obduktionstische, sondern erst durch die mikroskopische Untersuchung sicher erkennen kann, durch einen solchen Decursus morbi charakterisiert Einen prägnanten Fall dieser Art habe ich[124]) mitgeteilt. Weitere klinische Unterscheidungsmerkmale zwischen Sarkom und Gliom kennen wir nicht. Zu den günstigsten Tumoren gehören die Endotheliome, Fibrome und Neurofibrome. Besonders gutartig sind sie, wenn sie von den Häuten ausgehen und das Gehirn nur verdrängen; das kommt auch bei Sarkomen vor. Relativ benigne sind diese Tumorarten auch bei intracerebraler Entwicklung, solange sie noch nicht zu Erweichungen und Blutungen in das Gehirngewebe und hiermit zu erheblichen Ausfallserscheinungen geführt haben, die auch durch glückliche Operationen nicht wieder rückgängig gemacht werden können. Was die klinische Vermutung dieser Geschwulstformen anbelangt, — es handelt sich meist nur um eine solche — so muß man berücksichtigen, daß die Enthotheliome sich häufig über der Konvexität entwickeln, und daß für Fibrome und Neurofibrome das Vorhandensein ähnlicher Neubildungen in der Haut und den peripheren Nerven sowie ihr Sitz in der hinteren Schädelgrube spricht. Auch gleichzeitige Erscheinungen von seiten des Rückenmarks, besonders seiner Wurzeln, machen sie wahrscheinlich. Auf ein Angiom, die vorzugsweise von der Pia der Konvexität ausgehen, kann man gleichfalls mit einiger Wahrscheinlichkeit schließen, falls sich im

Gesichte oder am Halse Teleangiektasien vorfinden. Die Artdiagnose eines Tuberkels wird öfters möglich, wenn es sich um ein jugendliches Individuum handelt — auf dieser Altersstufe ist der Tuberkel die häufigste Geschwulstform des Gehirns — wenn gleichzeitig andere Organe (Knochen, Gelenke, Haut, Mittelohr) tuberkulös erkrankt sind, und die Erscheinungen für einen Sitz der Neubildung im Kleinhirn oder Hirnstamm, wo sie am häufigsten beobachtet werden, sprechen. Hier möchte ich auch kurz auf die Meningoencephalitis tuberculosa (Oppenheim) hinweisen, die nicht so selten zu sein scheint und die vorzugsweise in der Regio Rolandica ihren Sitz hat. Sie ist bereits wiederholt durch Exzision des Krankheitsherdes zur Heilung gebracht worden. Relativ sicher ist die Diagnose der parasitären Hirngeschwülste, der Cysticerken und der Echinokokkenblasen, wenn sich solche Tumoren an den bekannten übrigen Prädilektionsstellen des Körpers nachweisen lassen. Freilich sind sie prognostisch nur dann günstig, wenn sie im Gehirn unilokulär sind und sich an einer zugänglichen Stelle befinden. —

Sieht man sich gezwungen, wegen allzu großen Umfangs oder infiltrativen Wachstum von einer totalen Exstirpation eines Tumors Abstand zu nehmen, so muß man sich aus Not auf eine Palliativtrepanation beschränken. Selbstverständlich muß man dann den Knochen entfernen, während man bei den Patienten, bei denen es möglich ist, die Geschwulst ganz herauszunehmen, osteoplastisch vorgehen kann. Man wird gut tun, in den meisten Fällen an den chirurgischen Eingriff eine Röntgentiefentherapie (vielleicht auch eine Behandlung mit radioaktiven Substanzen ?) anzuschließen, die nach Entfernung des Knochens, wie bei inoperablen Neubildungen an anderen Körperstellen vielleicht günstige Wirkungen entfaltet. Zuerst scheint Tooth[125]) diese Empfehlung ausgesprochen zu haben; neuerdings hat sich ihr auch Schüller[58]) angeschlossen. —

Daß man bei dem

Hirnabszeß,

sobald er erkannt und lokalisiert ist, chirurgisch einzugreifen, ihn zu entleeren und eine etwa vorhandene Kapsel zu exzidieren hat, ist selbstverständlich. Das Wichtigste über ihre Allgemeindiagnose und die Differentialdiagnose gegenüber Hirntumoren ist bereits oben (S. 55) gesagt. Hier möchte ich noch hinzufügen, daß bei weitem seine häufigste Ursache die chronische Otitis media purulenta ist, die im Anschluß an die akuten Infektionskrankheiten, an eine Mastoiditis, Caries des Felsenbeins und namentlich auch an vernachlässigte, eine Eiterung des Cavum tympani bedingende Cholesteatome auftreten. Seltener, aber auch noch oft genug, haben akute Mittelohreiterungen Abszedierungen der gleichseitigen Schläfenlappen und Kleinhirnhemisphären zur Folge, und zwar sind die ersten erheblich häufiger als die letzteren. Die von Erkrankungen der Nase und ihrer Nebenhöhlen ausgehenden Abszedierungen haben ihren Sitz fast immer in den Stirnlappen.

Hier ist auch, wie vor kurzem Elschnig (Der orbitogene Hirnabszeß und seine Operation. Klin. Monatsbl. f. Augenheilk. Bd. 52,

S. 359. 1914) betont hat, der durch Orbitaleiterung bedingte Abszeß lokalisiert, dem bis jetzt von den Ophthalmologen wenig Beachtung geschenkt wurde, da sich die Frontalhirnabszesse am häufigsten an Nasennebenhöhlenentzündungen sekundär anschließen. Und doch verdient der orbitogene Hirnabszeß wegen der unbedingten Notwendigkeit raschen Eingreifens besondere Beachtung. Er sitzt im Stirnhirn, direkt an das Orbitaldach angrenzend, und ist von hier aus durch Trepanation am bequemsten erreichbar. Es fehlen meist jegliche Herdsymptome. Die geringsten für das Frontalhirn sprechenden Erscheinungen müssen genau beachtet werden: kontralaterale Hemiparese, einseitige Steigerung der Reflexe, Olfactoriusbeteiligung und Papillitis. Gewöhnlich stellen sich diese Zeichen erst ein auf dem Wege der Encephalitis oder der Meningitis der caudal gelegenen Partieen des Stirnhirnes.

Der Sitz der Eiterungen im Gehirn ist aus den Herdsymptomen (siehe unter Lokaldiagnose der Tumoren!), wofern solche vorliegen, zu erschließen, aber oft nicht leicht zu erkennen. Bezüglich der Einzelheiten der Differentialdiagnostik möchte ich auf die Werke von Oppenheim-Cassirer[127]), O. Koerner und Gerber[129]) verweisen. Besondere Schwierigkeiten kann die Unterscheidung zwischen Kleinhirnabszeß und Labyrintheiterung machen, da die Allgemeinsymptome beiden Erkrankungen gemeinsam sind. Nur heftige Hinterkopf oder Stirnschmerzen sprechen mehr für Kleinhirnabszeß. Der Nystagmus bei Labyrintherkrankung ist in der Regel nach der gesunden Seite gerichtet, bei Kleinhirnabszeß nach der kranken; er kann aber nach Neumann[130]) auch bei letzterem nach der gesunden gerichtet sein, charakteristisch für ihn ist aber, daß er sich bei zunehmender Erkrankung an Intentisät steigert und schließlich einen solchen Grad erreicht, wie man es bei Labyrinthaffektionen niemals sieht; ferner kommt es gerade bei Kleinhirnabszessen vor, daß der anfänglich nach der gesunden Seite gerichtete Nystagmus nach der kranken Seite umschlägt. Beobachtet man dieses Symptom, so kann man mit Sicherheit einen Kleinhirnabszeß diagnostizieren. L. Bruns fand in seinen 4 Fällen von Kleinhirnabszeß spastische Erscheinungen an den Beinen (Druck auf den Hirnstamm!) sowie Hemiataxie des gleichseitigen Armes. In allen seinen Fällen bestand auch Neuritis optica; ferner sprechen nach diesem Autor niedrige, sogar subnormale Temperaturen und Abmagerung für Abszeß. (Vgl. auch Bárány[131]). In den letzten Jahren ist aber auch diese Differentialdiagnose durch die Untersuchung der kalorischen Erregbarkeit des Labyrinthes sowie durch die Vornahme der vestibularen Zeigereaktionen erleichtert worden. Auch dürfte ein kürzlich von Max Mann (Über ein neues Symptom bei Kleinhirnabszeß. Münch. med. W.-Schr. 1914, Nr. 16) angegebenes Symptom Beachtung verdienen. M. fand bei einem an rechtsseitigem Kleinhirnabszeß leidenden somnolenten Patienten, daß er, wenn ihm zum Zwecke der Erweckung die Nase zugehalten wurde, sich zur Abwehr immer nur des Armes der gesunden Seite (der linken) bediente. Nachprüfung der Beobachtung bei einem Rekonvaleszenten von Kleinhirnabszeß hatte denselben Effekt. In beiden Fällen fehlte also infolge der Kleinhirnerkrankung der Abwehrreflex auf der kranken Seite. (Bestätigung eines Tierversuchs von Luciani.)

Die anderen häufigen Komplikationen der Mittelohreiterung, die Pachymeningitis externa purulenta (der extradurale Abszeß) und die diffuse eitrige Meningitis, seltener die otitische Sinusthrombose, können in atypischen Fällen Krankheitsbilder hervorrufen, die denen des Hirnabszesses in hohem Grade gleichen; im allgemeinen kann man aber den letzteren doch von diesen Affektionen unterscheiden, wenn man berücksichtigt, daß bei ihm oft eine Pulsverlangsamung besteht, daß die Temperatur nicht oder nur wenig gesteigert ist, und daß meistens Herdsymptome von seiten des Schläfenlappens oder des Kleinhirns nachzuweisen sind. Diese Lokalerscheinungen können aber bei der auch in Frage kommenden Meningoencephalitis purulenta, wenn sie am Temporalhirn oder am Cerebellum entwickelt ist, gleichfalls vorliegen; dann ist eine Unterscheidung nicht mehr möglich. Bei der diffusen purulenten Leptomeningitis, ebenso wie bei der gar nicht selten zur Otitis purulenta hinzutretenden Meningitis serosa (Quincke) kann die Untersuchung des durch die Lumbalpunktion gewonnenen Liquor cerebrospinalis den Ausschlag geben. Man hüte sich aber bei der Punktion, den Druck zu schnell und zu stark herabzusetzen. Von otiatrischer Seite wurde auch die Möglichkeit des Vorkommens nur „lokaler Encephalitis serosa“ an den der Felsenbeinpyramide anliegenden Gehirnteilen als einer Komplikation der Mittelohreiterung erörtert; auf sie wurden wechselnde, nicht sehr ausgesprochene Herdsymptome bezogen. Auch mir ist wiederholt aufgefallen, daß sich das Babinskische Zeichen und das Gordonsche paradoxe Zehenphänomen bei Kranken mit eitriger Otitis media konstatieren ließen, die, wie die Operation zeigte, weder an der Außenseite der Dura Veränderungen darboten, noch auch später intrakranielle Komplikationen davontrugen. Diese Symptome gingen einige Zeit nach den chirurgischen Eingriffen (Aufmeißelung des Warzenfortsatzes, Radikaloperation) zurück. Man könnte auch daran denken, ob es sich hier nicht einfach um eine akute nicht eitrige Encephalitis leichtesten Grades bei einer Otitis media purulenta handelt, die bei Heilung der letzteren gleichfalls zurückgeht.

So beobachtete ich gerade vor kurzem einen 16jährigen Schüler, der infolge einer Scarlatina an einer hochfieberhaften doppelseitigen Otitis med. purul. und Nephritis erkrankte. Die Untersuchung ergab auf beiden Seiten bei Bestreichung der Planta pedis am äußeren Fußrande eine klonische Dorsalflexion der großen Zehe, welche sich unter ebenfalls klonischen Bewegungen wieder plantarwärts wandte und dann zur Ruhe kam. Außerdem war der Bauchreflex rechts (links war das Mittelohr stärker befallen) fast nicht auszulösen, während der linksseitige normal war. Sonst keine Anomalien von seiten des Gehirns. Bei der Operation erschien die Dura auf beiden Seiten normal. Allmählicher Rückgang der erwähnten Phänomene, günstiger Verlauf.

Den embolisch-metastatischen Hirnabszessen liegen am häufigsten Erkrankungen der Bronchien und Lungen (Bronchiektasien.

Lungenabszeß und -gangrän) zugrunde, aber auch maligne ulzeröse Endokarditis, allgemeine Pyämie. Auch nach geringfügigen Affektionen, wie Furunkeln, Panaritien usw. sind sie schon beobachtet worden. Diese Erfahrungen können diagnostisch verwertet werden.

Bei Verdacht auf einen Hirnabszeß sollte die Hirnpunktion bei nicht eröffnetem Duralsack wegen der Gefahr der Verschleppung des Eiters kontraindiziert sein, auch dann, wenn die Trepanation sofort angeschlossen werden könnte, weil man in der Regel hiermit zu spät kommen und die inzwischen erfolgte Infektion nicht mehr beseitigen würde. Macht man sie in lokaldiagnostisch schwierigen Fällen doch, so muß man sich der großen Gefahr bewußt sein, der man den Kranken aussetzt.

Was die operative Behandlung der traumatischen Hirnabszesse anbelangt, so kommen diese nach meiner Erfahrung zu selten und vor allem oft zu spät zum Neurologen bzw. zum Chirurgen, obwohl vorangegangene Verletzungen, alte Narben, die Diagnose nahelegen sollten. So habe ich wiederholt mehrkammerige, rein traumatische Abszesse gesehen, deren Prognose recht ungünstig ist, die aber mit großer Wahrscheinlichkeit hätten zur Heilung geführt werden können, wenn sie rechtzeitig zur Operation gebracht worden wären. Daß man sogar metastatische Hirnabszesse durch die Eröffnung dauernd heilen kann, beweist ein von Neumann und Lewandowsky[132]) mitgeteilter Fall, der sich an ein Empyem des Antrum Highmori angeschlossen hatte. Sie dürfen freilich nicht multipel sein. — Relativ frühzeitig, wenigstens in größeren Städten, kommen jetzt die otitischen Abszesse des Temporallappens und des Kleinhirns zur Kognition des Nervenarztes und damit auch zur chirurgischen Behandlung.

Indessen habe ich jüngst wieder einen Fall erst auf dem Obduktionstisch gesehen, in welchem ein großer linksseitiger Temporallappenabszeß, der in die Ventrikel durchgebrochen war, vorlag und von dem behandelnden Arzte nicht erkannt worden war, obwohl der Kranke ausdrücklich angegeben hatte, daß er kurz vorher in ohrenärztlicher Behandlung gewesen war.

Weder die Pachymeningitis ext. purulenta, noch eine Sinusthrombose bzw. Sinusphlebitis, noch die zirkumskripte, noch auch die diffuse eitrige Leptomeningitis bilden Kontraindikationen gegen die chirurgische Behandlung des Hirnabszesses. Daß die genannten otitischen Komplikationen an sich chirurgisch behandelt werden müssen, ist ja bekannt. Daß man bei Unterbindung der linken V. jugul. wegen Phlebitis des linken Sinus transversus bei schon bestehender Papillitis eine doppelseitige Amaurose erleben kann, haben Alexander und ich[121]), wie schon kurz erwähnt, berichtet. Es wäre, wenn diese Komplikation auch recht selten zu sein scheint, zu erwägen, ob man nicht in diesen Fällen die V. jugul. nur während der Operation komprimieren oder temporär ligieren sollte. Übrigens scheinen die Otologen selbst in neuerer Zeit mehr für eine Einschränkung der Jugularisunterbindung zu sein, wie z. B. Schneider[121a]), der sie auf die Fälle beschränken möchte, in denen die V. jugularis selbst mitergriffen ist.

Alle Autoren stimmen darin überein, daß die Hirnabszesse im großen und ganzen entschieden seltener geworden sind, sehr wahrscheinlich deshalb, weil sowohl die Otitis als auch die Erkrankungen der Nebenhöhlen heute frühzeitiger erkannt und gründlicher behandelt werden, wenigstens in den größeren Städten.

Die chirurgische Behandlung des Hydrocephalus.

Eine ganze Reihe von Autoren ist in den letzten Jahren für die systematische Behandlung des angeborenen Hydrocephalus des Kindesalters mittelst Lumbalpunktionen eingetreten. Voraussetzung ist natürlich die ungestörte Kommunikation zwischen Ventrikeln und Subarachnoidealraum. Ich nenne nur Kausch[134]) und v. Bokay[135]). Die systematischen Lumbalpunktionen können jahrelang fortgesetzt werden; sie geben um so bessere Resultate, je früher man beginnt und je weniger die Hirnsubstanz durch Drucksteigerung gelitten hat. Sie wird zweckmäßig in 4—6 wöchentlichen Intervallen angewendet; auf einmal sollen nicht mehr als 50 ccm Liquor entleert werden. Selbstverständlich muß man bei jedem Hydrocephalus auch an Lues denken, die Wassermannsche Reaktion ausführen und dann eventuell eine spezifische Behandlung vornehmen; nur dann, wenn diese ohne Erfolg bleibt, kommen die chirurgischen Maßnahmen in Betracht, nach deren Ausführung die antiluetische Behandlung zuweilen noch wirksam wird. Übrigens möchte ich erwähnen, daß Knöpfelmacher und Schwalbe[135a]) an 15 Fällen gezeigt haben, daß die hochgradigen Hydrocephalien (Ballonschädel) nicht auf Lues zu beziehen sind, diejenigen mäßigen Grades öfters. Fehlt jene Kommunikation, so kommt nach meiner Erfahrung in erster Linie die konsequente Punktion der Seitenventrikel vom Keenschen Punkte (siehe oben S. 43) aus in Frage (in denselben Intervallen und Liquormengen wie bei der Lumbalpunktion). Erzielt man auch so keine Besserung, dann ist der Anton-Bramannsche Balkenstich indiziert, dessen eigentliche Domäne der kongenitale Wasserkopf ist. Erst dann, wenn man mit diesen Methoden nicht zum Ziele gelangt, sollte man sich zur Trepanation, zur subkutanen Dauerdrainage nach F. Krause oder zu dem von Payr[83]) angegebenen Verfahren der permanenten Drainage durch Einlegen formalingehärteter und paraffingetränkter Kalbsarterien in den Seitenventrikel und ihre Verbindung mit der V. jugularis entschließen. B. Heile[83b]) berichtet über sehr gute Erfolge von der von ihm geübten Herstellung einer Verbindung zwischen spinalem Duralraum und Bauchinneren. Die direkte Drainage der Ventrikel nach außen ist im allgemeinen wegen der hohen Infektionsgefahr verlassen, wohl mit Recht, wenn man auch vielleicht heute bei der hohen Entwicklung der Asepsis (konsequente Jodtinkturdesinfektion der Schädelweichteile und sichere Okklusivverbände) bei diesem Leiden etwas mehr wagen könnte. Bei den hochgradigen, oft auf Keimesschädigungen oder fötalen Encephalitiden beruhenden Formen des angeborenen Hydrocephalus wird man im allgemeinen nicht viel erreichen, mehr in den mittelschweren Fällen.

Erheblich besser sind die Resultate der chirurgischen Eingriffe bei dem erworbenen Hydrocephalus, und zwar sowohl bei dem sog. idiopathischen, dessen Genese in mancher Beziehung noch recht umstritten ist, als auch bei dem sekundären. Die letztere Form tritt — das ist diagnostisch nicht unwichtig — bei verschiedenen akuten Infektionskrankheiten (Pneumonie, Typhus) auf; ferner häufiger bei der Tuberkulose analog der Pleuritis exsudativa; gar nicht selten auch, wie schon erwähnt, bei der akuten eitrigen Otitis media. Endlich tritt der Hydrocephalus als einfacher Stauungshydrops bei Verlegung der Foramina Monroi und Magendie oder infolge von Druck auf die V. magna Galenii oft zum Hirntumor, auch zum Hirnabszesse hinzu. Auf die Schwierigkeiten der Differentialdiagnose gegenüber dem Tumor, namentlich dem Cerebellartumor, wurde bereits oben (S. 56) aufmerksam gemacht. Hier sei noch hinzugefügt, daß bei dem Hydrocephalus oft jahrelange Remissionen vorkommen, die der Hirntumor nur äußerst selten zeigt, und daß bei ihm als Ausdruck einer Prädisposition öfters eine abnorme Größe und Form des Schädels, auch bei Familienmitgliedern, beobachtet wird. Tritt die Flüssigkeitsansammlung schnell ein (Meningitis acuta serosa — Quincke), so kann man noch am ehesten auf einen spontanen Rückgang der Erscheinungen hoffen. Erfolgt er aber bei diesen Formen oder bei den mehr chronischen in absehbarer Zeit nicht, so mache man die Lumbalpunktion oder, bei Verdacht auf gleichzeitig bestehenden Tumor, weil ungefährlicher, die Ventrikelpunktion vom Keenschen Punkte aus. Betreffs des Zeitpunktes dieser Eingriffe lasse man sich vor allem vom Verhalten der Prominenz der Opticuspapille resp. des Sehvermögens leiten.

Ob, wie v. Sarbó (Ein diagnostizierter und operativ [Trepanation und Balkenstich] geheilter Fall von Hydrocephal. int. acquisitus. Zeitschr. f. d. ges. Neurol. u. Psych. Bd. 24, S. 246. 1914) neuerdings meint, die Kombination von Craniectomie mit Balkenstich wirksamer ist als der Balkenstich allein, müssen weitere Beobachtungen ergeben. Ich halte es für möglich.

Anhangsweise sei hier bemerkt, daß die chirurgischen Eingriffe bei den durch prämature Nahtsynostose entstandenen

kraniostenotischen Schädeln,

dem Turm- und Kahnschädel, sich nach dem Röntgenbefund zu richten haben (vgl. Schüller[58]). Die Diagnose dieser Difformitäten ergibt sich ja meist schon aus der bloßen Besichtigung, indessen sind hier doch gewisse Rasseneigentümlichkeiten, wie die hyperbrachycephalen Schädel der Südslawen und Alpenbewohner, sowie die stark dolichocephalen der Anglikaner und Grönländer zu berücksichtigen. Das Röntgenbild zeigt außer den Dickeabnormitäten des Knochens bei dem Turmschädel die ungewöhnlich große Distanz des Scheitels von der Basis und die charakteristische Depression der mittleren Schädelgrube. Wichtig ist die Unterscheidung namentlich gegenüber dem hydrocephalen Schädel, weil die klinischen Symptome bei dem Turmschädel: Sehstörung, Hemikranie, Epilepsie, Geruchsstörungen, psychische Anomalien, Extremitätenschwäche usw. denen beim Wasserkopf sehr ähnlich sein können. Bei letzterem erscheinen aber im Röntgenbild die Nähte meistens erweitert, und die Schädelbasis ist eher abgeflacht. Flüssigkeitsansammlung in den Ventrikeln ist beim Turmschädel selten. Deshalb sind bei dieser Schädelform, falls sich — es gibt genug Fälle, die zeitlebens beschwerdefrei bleiben — die erwähnten Symptome einstellen, was namentlich nach Kopftraumen geschieht, weniger die Lumbal- und Ventrikelpunktionen und der Balkenstich, als die dekompressiven Trepanationen (siehe oben!) und vor allem die Schloffersche[136]) Befreiung des N. opticus durch die operative Entfernung des Daches des knöchernen Canalis opticus indiziert.

Immer zahlreicher werden die Stimmen, die bei der

Meningitis

ein chirurgisches Eingreifen fordern. Hier kommt vor allem die Lumbalpunktion in Betracht. Am aussichtsreichsten ist ihre Anwendung bei der aseptischen Meningitis und der Meningitis serosa. Bei der epidemischen Genickstarre legt H. Curschmann[137]) mehr Gewicht auf die druckentlastende und eiterentleerende Wirkung der Punktion allein, als auf die Nachinjektion von Meningokokkenserum. Auch F. Fischer[138]) rät sehr zur Lumbalpunktion bei der Meningitis cerebrospinalis; ferner zur Punktion der Seitenventrikel oder zur Kraniektomie und erwähnt die Empfehlung Westenhöfers, im akuten Stadium das Ligamentum atlantooccipitale einzuschneiden. Man sieht in der Tat im Anschluß an die Lumbalpunktion fast stets eine bedeutende Besserung sowohl der subjektiven als auch der objektiven Erscheinungen; das Sensorium wird freier, die Nahrungsaufnahme wird wieder ermöglicht. Man muß die Flüssigkeit langsam ablaufen lassen, so lange, bis sie zu tröpfeln beginnt. Unter einen Druck von 120 mm Wasser soll man nicht heruntergehen. Bei Erwachsenen kann man 50—80 ccm, bei Kindern 20—50 ccm ablassen. Man kann dann den Subduralraum entweder mit physiologischer Kochsalzlösung ausspülen, oder bei der epidemischen Cerebrospinalmeningitis Kolle-Wassermannsches Meningokokkenserum intralumbal injizieren, bei Erwachsenen 20—40 ccm, bei Kindern zirka 20 ccm. Dann wird durch Beckenhochlagerung das Serum cerebralwärts gebracht. Bei den in den letzten Jahren beschriebenen größeren Epidemien von Genickstarre hat man mit diesem Verfahren gute Erfolge gehabt. Bei den septisch-pyämischen Meningitiden hat man neuerdings auch nach der Punktion Elektrargol in den Subduralraum einlaufen lassen. Henke[139]) empfiehlt als ultimum refugium nach dem Vorgang von Keen (l. c.) und Barr nach vorangegangener Lumbalpunktion den Seitenventrikel zu punktieren und von hier aus die Hohlräume des Gehirns und Rückenmarks mit NaCl zu durchspülen. Barth (Danzig) hat auf dem diesjährigen Chirurgenkongreß über drei Fälle von Cerebrospinalmeningitis berichtet, die er durch Laminectomie an der Lendenwirbelsäule und Drainage des Duralsackes geheilt hat.

Bei den otitischen Meningitiden, dem extraduralen Abszeß und der Meningonecephalitis hat man in loco affectionis den Eiter zu entfernen und den erkrankten Herd in den Häuten bzw. im Gehirn auszuräumen. Hierbei wird es sich zuweilen empfehlen, den Weg durch das Labyrinth zu wählen. Die im Gefolge von Otitiden auftretenden serösen und diffusen eitrigen Hirnhautentzündungen sind mit Lumbalpunktionen zu behandeln, ebenso wie diese durch andere Ursachen bedingten Meningitiden.

Auch bei der tuberkulösen Meningitis soll man die Lumbalpunktion anwenden, teils symptomatisch zur Erleichterung der Kranken, teils aber auch deshalb, weil einige ganz sichere Fälle, in deren Lumbalpunktat Tuberkelbacillen nachgewiesen worden waren, zur Heilung gelangt sind. Vor kurzem haben auch V. Reichmann und F. Rauch[140]) zwei solche Heilungen mitgeteilt, die nach wiederholten Lumbalpunktionen und Staubinde eingetreten waren. V. Reichmann[141]) meint, die tuberkulösen Meningitiden würden jetzt deshalb öfters geheilt, weil die Fälle früher zur Behandlung kommen. Man soll nach diesem Autor in allen Fällen, in denen das Sensorium getrübt ist, punktieren, und zwar so oft, als man danach noch eine Aufhellung des Bewußtseins wahrnehmen kann, aber nicht öfter als einmal am Tage. Man soll nicht zuviel ablassen, bei Kindern nach ihm nicht mehr als 30 ccm, weil er bei größeren Entnahmen Steigerung der Kopfschmerzen beobachtet hat. Das Umlegen einer Staubinde um den Hals, sowie die Verabreichung von Urotropin hält er gleichfalls für günstig.

Betreffs der Pachymeningitis interna haemorrhagica siehe unter „Gehirnverletzungen".

Die intrakranielle Syphilis.

Die chirurgischen Indikationen bei der intrakraniellen Lues hat Horsley gleichzeitig mit denjenigen bei den intracraniellen Tumoren auf der Jahresversammlung der Gesellschaft deutscher Nervenärzte zu Berlin (Oktober 1910; vgl. die Verhandlungen derselben, S. 91 und die Diskussion S. 93) in einem Aufsehen erregenden Vortrage erörtert, der den Titel trug: „On surgical versus ‚Expectant' Treatment of intracranial Tumors." Gerade hier erfuhr er lebhaften Widerspruch, aus der Versammlung. Horsley wirft folgende zwei Fragen auf:

1. Soll gewohnheitsgemäß eine antisyphilitische Behandlung bei Fällen von intrakranieller Neubildung angewendet werden, und auf wie lange Zeit? Schon 1893 hatte Horsley und später Allen Starr die Aufmerksamkeit auf dieses Thema gezogen und verlangt, daß die spezifische Behandlung nicht länger als 6 Wochen fortgeführt werden sollte. Träte während dieser Zeit nicht eine wesentliche Besserung ein, dann habe die chirurgische Behandlung Platz zu greifen. Horsley meint auf Grund seiner Erfahrung, daß man seinen Rat auch

heute noch nicht beobachte, sondern die antiluetische Therapie monate- und jahrelang fortsetze. Man kann vielleicht darüber streiten, ob man Hg und J resp. die kombinierte Hg-Salvarsanbehandlung nur 6 Wochen anwenden solle oder vielleicht 8—10 Wochen. Ich selbst habe ebenso wie andere Neurologen Fälle gesehen, bei denen die Besserung erst jenseits von 150 g Ungt. cin. begonnen und dann einen sehr hohen Grad erreichte; ich habe auch mit Bestimmtheit innerhalb 6 Wochen Kranke mit Lues cerebri bzw. cerebrospinalis völlig geheilt; man muß aber Horsley zugeben, daß in vielen Fällen die Besserungen mangelhaft und vorübergehend sind. Ferner muß man bedenken, daß nichtluetische Tumoren aller Art auf antisyphilitische Behandlung mit erheblichen, aber immer nur vorübergehenden Besserungen reagieren, und daß man bei Nichtbeachtung dieser Möglichkeit Gefahr läuft, die Geschwulst so anwachsen zu lassen, daß eine Exstirpation nicht mehr möglich ist. Vor allem aber teile ich durchaus Horsleys Entrüstung darüber, daß die spezifische Behandlung oft, ohne daß sich die geringste Besserung zeigte, ja ohne daß die Anamnese greifbare Anhaltspunkte für eine überstandene Lues gewährte, monatelang fortgesetzt wird.

Vor 5 Jahren habe ich mit Herrn Brodnitz einen solchen bedauerlichen Fall beobachtet. Es bestanden die sicheren Zeichen eines rechtsseitigen Occipitaltumors. Obwohl gar keine Besserung zu konstatieren war, auch die Anamnese keineswegs für Lues sprach, wurde fast $^1/_2$ Jahr lang auf autoritativen Rat hin spezifisch behandelt. Die Patientin, die fast in extremis uns übergeben wurde, erlag bereits nach dem ersten Akt der Operation. Bei der Obduktion fanden wir ein von der Dura ausgehendes apfelsinengroßes Fibrosarkom, welches sich eine tiefe Mulde in den rechten Hinterhauptlappen gegraben hatte, und welches man auch damals noch mit Leichtigkeit hätte entfernen können, wenn die Kranke nicht durch das andauernde Erbrechen so reduziert gewesen wäre.

Die zweite von Horsley erhobene Frage lautet: Ist die gegenwärtige Art der Behandlung von intrakranieller syphilitischer Krankheit genügend? Gummata müssen total exstirpiert werden, entgegen einem früheren Rat von v. Bergmann, der dahin ging, sie nicht der chirurgischen Behandlung zu unterwerfen. A. Neumann und M. Lewandowsky[132]), die über die glücklich verlaufene Exstirpation eines auch symptomatologisch bemerkenswerten Gumma aus dem Parietallappen berichtet haben, betonen, daß die Notwendigkeit der Operation eines Gehirngumma zu den sehr großen Seltenheiten gehöre. Auch aus den gebräuchlichen Lehr- und Handbüchern gewinnt man diesen Eindruck. Es scheint mir aber, daß die Notwendigkeit doch vielleicht etwas häufiger vorliegt, daß man sich jedoch zurzeit noch scheut, die Hirnlues operativ anzugreifen. Namentlich möchte ich auf Grund meiner Erfahrungen annehmen, daß es sich nicht so selten um eine zirkumskripte gummöse Meningoencephalitis im Bereiche der Hirnkonvexität handelt, die der operativen Behandlung sehr wohl zugänglich wäre. Über einen derartigen Fall hat vor längerer Zeit Bayerthal[143]) eine Mitteilung veröffentlicht, die mir deshalb erwähnenswert erscheint, weil sich aus ihr (der Verf. führt auch ähnliche Beobachtungen anderer Autoren an) ergibt, daß trotz typischer Jacksonscher Anfälle der

Krankheitsherd vorn im Stirnlappen saß und durch die in der Zentralgegend angelegte Trepanationsöffnung nicht erreicht wurde. Man wird dieses Verhalten gegebenen Falles auch zu berücksichtigen haben.

Außer dem Gumma oder neben ihm kommen vor allem die Pachymeningitis specifica, die Endarteriitis und die oft auch, wenigstens temporär, isolierte Neuritis optica in Betracht. Für alle diese Affektionen empfiehlt nun Horsley dringend Eröffnung des Subduralraumes und gründliche Ausspülung mit einer Sublimatlösung von 1 : 1000. Mit diesem Verfahren will er die schnellste Besserung erlebt haben und zwar selbst in Fällen, in denen die übliche spezifische Behandlung erfolglos geblieben war. —. Es sind aber meines Wissens Krankengeschichten, die das bewiesen, von Horsley oder seiner Schule nicht mitgeteilt worden. Auch für die Notwendigkeit der so verblüffenden Häufigkeit chirurgischer Eingriffe bei der Gehirnsyphilis ist der publizistische Nachweis bis jetzt nicht geliefert worden, wie Schoenborn [144]) mit Recht hervorhebt. Dieser Autor hat sich sogar, wie er erwähnt, wegen Mitteilung dieses Materials an Horsley selbst gewandt, ist aber ohne Antwort geblieben. Schoenborn (l. c.) zeigt in seinem Sammelreferat, auf welches bezüglich der Literatur hier ausdrücklich hingewiesen sei, daß die Zahl der bis 1912 operierten Fälle von luetischer Erkrankung des Zentralnervensystems außerordentlich klein ist (einige 30 am Gehirn und 9 am Rückenmark). Bruns hat unter 63 obduzierten Hirntumoren nur 4 Gummata gefunden. Am häufigsten sind wohl die gummösen Meningitiden.

Ich möchte mich den von Schlesinger und v. Friedländer[145]) vor längerer Zeit aufgestellten Indikationen, die auch Nonne[146]) vertritt, mit einigen Modifikationen anschließen. Ein chirurgischer Eingriff ist angezeigt, wenn 1. das Ergebnis der klinischen, serologischen und Liquoruntersuchungen für die Annahme eines dem Operateur zugänglichen Gumma oder einer Meningoencephalitis bzw. einer Meningitis gummosa spricht und Gefahr im Verzuge ist, so daß man die Wirkung der antiluetischen Behandlung nicht abwarten kann. Und zwar möchte ich hierzu auch die schwartigen, gummösen Infiltrate an der Basis der hinteren Schädelgrube rechnen; 2. wenn die Symptome eines Tumors oder der erwähnten spezifischen Erkrankungen trotz gründlich durchgeführter antisyphilitischer Behandlung fortbestehen; 3. wenn nach Verschwinden der Tumorsymptome eine Jacksonsche Epilepsie andauert; 4. bei Stauungspapille infolge von Lues cerebri soll man, falls die antiluetische Behandlung resultatlos bleibt, die Lumbal- oder Ventrikelpunktion eventuell wiederholt vornehmen, ehe man den Schädel eröffnet. Bei bedrohlicher Abnahme des Visus darf hiermit nicht bis zum Abschluß der spezifischen Behandlung gewartet werden. (Vgl. auch v. Hippel[70]). Nach der Lumbalpunktion kann diese Therapie wirksamer werden. Die Art der operativen Eingriffe zu 1. bis 3. hat sich nach der Affektion zu richten. Ein Gumma wird man ganz zu exstirpieren versuchen; bei gummösen Meningitiden wird man die erkrankten Häute, soweit irgend möglich, entfernen; bei einer Meningoencephalitis muß man außerdem die erkrankte Hirnpartie exzidieren.

Anton[147]) hat sich die Frage vorgelegt, ob man nicht die progressive Paralyse operativ angehen soll, durch Ausspülungen der Ventrikel mittels doppelläufiger Kanüle nach Ausführung des Balkenstiches oder einer Ventrikelpunktion. Er hat auch schon Versuche mit Ringerscher Lösung gemacht; auch Medikamente kämen in Betracht. Er geht dabei von dem sicherlich richtigen Gedanken aus, daß auf diese Weise Teile direkt angegangen würden, welche für die Beschaffenheit des Liquor cerebrospinalis maßgebend seien, nämlich das Ependym und die Plexus. Dieser Vorschlag Antons scheint mir bei der auch jetzt noch trotz aller Heilversuche so traurigen Aussichtslosigkeit dieser furchtbaren Krankheit recht beachtenswert zu sein. Ich möchte aber auch die von Horsley für die Lues cerebri ausgesprochene Empfehlung, den Subduralraum mit Sublimatlösung, vielleicht auch mit anderen Hg-Salzlösungen, auszuspülen, auf die Therapie der Paralyse übertragen, da bei diesem bisher unheilbaren Leiden ein immerhin ziemlich eingreifendes Verfahren eher gerechtfertigt erscheint. Endlich könnte man an die subdurale Anwendung sehr verdünnter Salvarsanlösungen denken, die so vielleicht eine erheblich bessere Wirksamkeit auf die Spirochäten im Gehirn entfalten würden als bei intravenöser Applikation, weil dann ja die namentlich von Ehrlich betonte Barriere des Duraendothels übersprungen würde. Unbedingte Voraussetzung für ein solches Verfahren wäre aber meines Erachtens die experimentelle Infektion des Affengehirns mit Reinkulturen von Spirochäten, wobei jede Mischinfektion auf das peinlichste vermieden werden müßte; solche Tiere müßten dann genau beobachtet und nach zweifelsfreier Erkrankung des Gehirns mit den angedeuteten Salvarsanlösungen behandelt werden. So könnte es vielleicht allmählich gelingen, festzustellen, ob und in welcher Konzentration dieses Mittel beim Menschen subdural anwendbar ist. Neuerdings hat Berger[147a]) normalen Hunden sehr verdünnte Neosalvarsanlösungen in die Parietalgegend subdural injiziert und gefunden, daß sie für die Meningen und das Gehirn keinesfalls als indifferent angesehen werden können.

Die chirurgischen Indikationen bei Gehirnverletzungen.

Bei der Hirnerschütterung (Commotio cerebri) und der Hirnquetschung (Contusio cerebri) auch höheren Grades soll die Behandlung eine expektative sein und vor allem in absoluter Ruhe bestehen. Gesellen sich aber zu den Symptomen dieser Gehirnläsionen, die hauptsächlich in Kopfschmerzen, Erbrechen, psychischer Unruhe oder Bewußtlosigkeit, Pulsverlangsamung oder -beschleunigung, auch leichter Arhythmie, Blässe des Gesichts, öfters auch in Aufhebung der Cornealreflexe und der Lichtreaktion der Pupillen bestehen, Erscheinungen einer Herdaffektion, namentlich Jacksonsche Konvulsionen, so muß man an einen extra- oder intraduralen Bluterguß (epidurale und subdurale Hämatome, Pachymeningitis haemorrhagica interna) denken und operative Maßnahmen in Erwägung ziehen (siehe weiter unten!)

Die Differentialdiagnose zwischen supra- und subduralen Blutungen, auch zwischen diesen und dem einfachen traumatischen Hirndruck (Compressio cerebri) kann außerordentlich schwierig werden; darin stimmen alle Autoren seit Kocher[148]) überein. Im allgemeinen kann man wohl sagen, daß bei den intraduralen, meist aus den Arachnoidealvenen stammenden Blutungen das sog. freie Intervall — es ist übrigens noch nicht sicher, ob man in dieser Zwischenzeit nicht doch bei genauer neurologischer Untersuchung regelmäßig Erscheinungen subjektiver wie objektiver Natur feststellen könnte —, das von einer Stunde bis zu Tagen und Wochen dauern kann, im großen und ganzen länger währt als bei den epiduralen, die aus dem vorderen und hinteren Aste der A. meningea media erfolgen und oft einen großen, schnell zustande kommenden Bluterguß bedingen. Diese Meinung vertreten aber keineswegs alle Autoren; gerade einige neuere, wie L. Bathe Rawling[149]), auch Allen Starr, sind der gegenteiligen Ansicht. Die Experimente Sauerbruchs[150]) sprechen dafür, daß bei intakter Dura ein weit geringerer Druck notwendig ist als bei eröffneter, und daß es sich bei ihr mehr um eine umschriebene Druckwirkung handelt; bei eröffneter Dura hingegen kommt es früher zu allgemeinem Hirndrucke. Die supraduralen Blutungen führen deshalb eher zu ausgesprochenen Herdsymptomen, namentlich von seiten der Rolandoschen Region. An der Schädelbasis reißt die harte Hirnhaut eher ein, weil sie fester haftet als an der Konvexität; deshalb finden wir an der Basis fast stets nur intradurale Hämatome. Bei der Lumbalpunktion, die übrigens wegen der Gefahr der Nachblutungen hier nicht ganz unbedenklich ist, findet man bei intraduralem Sitz der Extravasate regelmäßig hämorrhagische oder, wenn die Blutung bereits einige Zeit alt ist, gelbliche Verfärbung des Liquor, jedoch wird letztere auch gar nicht selten bei extraduralen Blutungen beobachtet. Anfangs haben wir bei den beiden Formen von Blutergüssen sowohl allgemeine als lokale Reizerscheinungen: Kopfschmerzen, ausgesprochenen Druckpuls, Erbrechen, psychische Unruhe, sogar Delirien, lokal halbseitige klonisch-tonische Krämpfe, Steigerung der Reflexe vor uns. Bald werden diese von Lähmungssymptomen abgelöst: Apathie, schließlich Sopor und Koma, Cheyne-Stokessches Atmen, Mono- und Hemiparesen, motorische und sensorische Aphasie bei linksseitigem Sitze, Hemianopsie, Stauungspapille und Erlöschen der Reflexe. In den typischen Fällen, in denen außer diesen charakteristischen Zeichen zuweilen auch noch eine umschriebene Druck- und Klopfempfindlichkeit des Schädels sowie ein ausgesprochenes Bruit de pot fêlé oder eine Verkürzung des Perkussionsschalles bei tympanitischem Beiklang die Lokalisation erleichtert, wird man die Diagnose ohne Schwierigkeiten stellen können.

So einfach liegen die Verhältnisse aber keineswegs immer. Namentlich Apelt[151]) und neuerdings Henschen[152]) haben auf die großen Schwierigkeiten hingewiesen, denen man sowohl bei den supra- als auch bei den intraduralen Hämatomen begegnen kann. Daß epidurale Hämatome, selbst von beträchtlicher Größe, zum Tode führen können, ohne daß typische Hirndrucksymptome vorgelegen haben, hat vor kurzem Nunberg[153]) hervorgehoben. An Stelle der letzteren können bestimmte, weniger ausgeprägte Erscheinungen treten, die Nunberg als Äquivalente bezeichnet: auffallende motorische Unruhe, vorübergehende Pulsverlangsamung, auch Unregelmäßigkeit, relativ häufiges Zusammentreffen von Extravasaten bzw. Verletzungen einer Parietalgegend mit kontralateralen Oculomotoriusstörungen. Extradurale Blutergüsse können ferner übersehen werden (vgl. Apelt l. c.), wenn sie sog. stumme Hirnabschnitte komprimieren; wenn das Krankheitsbild durch Erscheinungen von Schädelfrakturen sowie von Commotio and Contusio cerebri verwirrt wird, und wenn die Kranken, wie es noch oft genug vorkommt, ohne jegliche Anamnese im Lähmungsstadium des Hirndrucks, tief benommen, zur Beobachtung gelangen. Verletzungsspuren am Schädel brauchen bekanntlich absolut nicht vorhanden zu sein, auch wenn es sich um umfangreiche intrakranielle Blutungen handelt. Es können aber auch andererseits die ausgesprochenen Symptome eines extraduralen Hämatoms vorhanden sein — sogar die Anamnese kann dafür sprechen— und bei der Trepanation resp. der Sektion wird es nicht gefunden. Zu solchen Verwechslungen können Fälle von Gehirnerweichung infolge von Gefäßthrombosen, auch akute intracerebrale Hämorrhagien Anlaß geben. Hier möchte ich ein nicht unwichtiges differentialdiagnostisches Kriterium aller sich oberhalb der Hirnrinde abspielenden Prozesse gegenüber den erwähnten Affektionen betonen: Das Babinskische Zehenphänomen fehlt bei jenen häufig trotz Lähmung der unteren Extremität. In Fällen mit ganz negativem Befunde kann es sich auch um eine akute traumatische Hirnschwellung im Sinne Reichardts handeln. Einige derartige Beobachtungen sind in den letzten Jahren mitgeteilt worden. Zu alledem kommt noch hinzu, daß sowohl bei den extra- als auch bei den intraduralen Hämatomen nicht die verletzte, sondern infolge der Contrecoupwirkung die andere Seite Sitz des Extravasats sein und dann die Extremitätenlähmung auf der der Läsion homolateralen Körperseite konstatiert werden kann; ja, es kann passieren, daß auf der einen Seite Reiz-, auf der anderen Lähmungssymptome zur Beobachtung gelangen, wie im folgenden Falle[154]).

Ein 8 Monate altes Kind wurde 10 Stunden nach einem aus ziemlicher Höhe erfolgten Fall auf die rechte Kopfseite von der Mutter ins Krankenhaus gebracht mit der Angabe, daß bis vor einer Stunde Zuckungen auf der linken Körperseite bestanden hätten. Als ich das Kind sah, hatte es heftige klonisch-tonische Konvulsionen im rechten Arm und Bein; die Bulbi standen in rechtsseitiger Endstellung und zeigten nystagmische Zuckungen nach rechts, während die linke Körperseite schlaff gelähmt war. Der Puls war außerordentlich beschleunigt; es bestand bereits Koma. Mit Rücksicht auf die bestimmte Aussage der Mutter über die Art des Sturzes sowie die sicher zuerst konstatierten Krämpfe links, ferner auch in der Erwägung, daß bei der großen Elastizität des kindlichen Schädels eine erhebliche Contrecoupwirkung unwahrscheinlich war, gab ich den Rat, rechts einzugehen, einen großen osteoplastischen Lappen zu bilden und sich nicht auf die für die Unterbindung der A. meningea med. in Betracht kommende Trepanation an der bekannten Vogtschen Stelle zu beschränken. Wegen der doppelseitigen Konvulsionen, der späteren linksseitigen Lähmung, des stark beschleunigten Pulses, der nach Allen Starr bei epiduralen Blutungen selten ist, auch wegen des tiefen Komas war eine subdurale Blutung wahrscheinlicher. Man mußte annehmen, daß die Blutung rechts anfangs, solange sie noch gering war, die motorischen Zentren rechts gereizt und so linksseitige Krämpfe verursacht hatte; daß es dann aber durch die Zunahme des Extravasates zur Lähmung links gekommen war. Die Blutmasse hatte im weiteren Verlaufe durch Druck der komprimierten und nach links gedrängten rechten Hemisphäre auf die linke, die linke motorische Region gegen die linke Schädelwand gepreßt; so war es dann durch Reizung der hier liegenden Zentren zu klonisch-tonischen Krämpfen rechts gekommen. Der Befund zeigte, daß diese Erwägungen zutrafen. Nach Ausräumung der sehr umfangreichen Blutmasse und Unterbindung mehrerer zerrissener Arachnoidealvenen gingen alle Erscheinungen zurück; das Kind konnte nach 10 Tagen geheilt entlassen werden.

Beim chronischen Verlaufe der subduralen Hämatome kommt noch eine weitere Schwierigkeit dadurch hinzu, daß häufig Remissionen mit Exazerbationen abwechseln, und der Decursus morbi sich dadurch zu einem sprunghaften, launischen gestaltet. Wahrscheinlich ist diese Eigentümlichkeit, die man wohl zu beachten hat, durch Resorptionsvorgänge einerseits, durch Nachblutungen infolge sich lösender Venenthromben andererseits bedingt. Zuweilen wird dann das Bild der Hysterie vorgetäuscht, wie in folgendem, auch noch durch eine temporäre kollaterale Lähmung erschwerten Falle, den ich auf dem Sektionstische sah, und der auch forensisch von Interesse war:

Mehrere Tage nach einer Rauferei — es soll sich nur eine kleine Stichwunde in der linken Regio parietalis gefunden haben — wurde bei einem 27jährigen Manne eine Parese der linken Körperseite konstatiert. Dieselbe ging wieder zurück. Dann sollen Tage, in denen der Patient ganz munter war, im Zimmer umherging, sich mit den Saalgenossen unterhielt, mit solchen abgewechselt haben, an denen er fortwährend schlief und nur schwer geweckt werden konnte. Diese Schlafzustände wurden für lethargische gehalten. Nach $2^1/_2$ Wochen soll der Tod ziemlich schnell unter den Zeichen der Atmungslähmung eingetreten sein. Die Obduktion deckte ein mächtiges, die ganze rechte Hemisphäre und einen Teil der Basis bedeckendes subdurales Hämatom, ein kleineres über der linken Konvexität auf.

Auch die Differentialdiagnose einer intraduralen Blutung gegenüber einem Tumor cerebri kann recht schwierig werden, namentlich dann, wenn die Geschwulst längere Zeit keine ausgeprägten Symptome setzt, und dann plötzlich solche auftreten. Man ist dann leicht geneigt, an eine in die Geschwulst erfolgte Blutung zu denken (vgl. Bychowski[155]). Auch hier kann das Fehlen des Babinskischen Zeichens trotz Hemiparese auf den richtigen Weg führen, freilich nur bei nicht zu oberflächlich gelegenen Geschwülsten, da bei ihnen dieses Phänomen oft auch vermißt wird. Neuerdings hat dies auch W. M. van der Scheer[155b]) besonders betont.

Früher hat man die Häufigkeit der selbständigen subduralen Hämatome sehr unterschätzt. Henschen (l. c.) — auf die zahlreichen Publikationen anderer Autoren kann ich nicht eingehen — hat 246 Fälle zusammengestellt, von denen 166 operiert wurden. Nach der Lokalisation unterscheidet er: 1. Primäre diffuse Massenblutungen mit rasch tödlichem Verlauf durch Compressio cerebri; 2. primär umschriebene Hämatome, welche bei peribulbärem Sitz schnell tödlich werden durch Druck auf die Oblongata, beim Sitz über der Konvexität (meist einseitig, selten doppelseitig) zum allergrößten Teil operativ geheilt werden. Der Symptomenkomplex bei den letzteren richtet sich genau nach der Lokalisation. Von 155 Operierten der letzten Kategorie wurden 133 gerettet. Einfache Trepanation und Ausräumung der Cruormassen sind fast stets genügend. Das traumatische subdurale Hämatom der Neugeborenen, das sub partu zustande kommt, ist nicht nur eine häufige Todesursache, sondern kann bekanntlich auch zu schweren Entwicklungsstörungen des Gehirns (spastische Diplegie, — Littlesche Krankheit, cerebrale Kinderlähmung, Epilepsie, Idiotie) führen. Der pathologische Anatom E. Fränkel[156]) hat vor einiger Zeit betont, wie häufig man bei Neugeborenen hämorrhagische, in das Gebiet der Pachymeningitis haemorrhagica int. gehörende Prozesse findet. Henschen (l. c.) u. a., namentlich Wilcox[157]), heben hervor, wie notwendig auch hier ein aktives Vorgehen ist, und daß man nicht zu spät operieren soll. In den ersten Lebenstagen oder -wochen ist die Operation am Platze. Hier kommt es auf ein möglichst schnelles zartes Arbeiten und auf peinliche Vermeidung jeglichen Blutverlustes an. Man kann durch die Nähte, am besten am äußersten Seitenwinkel der großen Fontanelle eingehen und das Blut aspirieren, was öfters bereits genügt, ev. aber auch vorsichtig trepanieren. Bei den infratentoriellen Blutungen (Hämatom der hinteren Schädelgrube) der Neugeborenen ist gleichfalls zunächst hier zu punktieren und zu aspirieren. Handelt es sich um einen größeren Erguß, so ist die Trepanation der hinteren Schädelgrube nebst Ausräumung angezeigt.

Lassen sich die erwähnten diagnostischen Schwierigkeiten bei Verdacht auf ein epi- oder subdurales Hämatom nicht beheben, so ist die Hirnpunktion strikte indiziert. Man darf wohl behaupten, daß hier ihre Hauptdomäne ist, und ich möchte Axhausen (l. c.) lebhaft zustimmen, wenn er behauptet, daß sie in diesen Fällen noch viel zu wenig ausgeführt wird. Indessen bin ich aus den oben angegebenen Gründen auch hier für die „chirurgische" Punktion und möchte annehmen, daß durch die kleine Trepanationsöffnung in manchen Fällen von nicht zu großen extraduralen Extravasaten sämtliches ergossene Blut abfließen kann, so daß sich dann eine größere Schädeleröffnung erübrigt. Allerdings wird man meistens noch zur Unterbindung der A. meningea media schreiten müssen. Auch bei allen schweren Fällen von Commotio und Contusio cerebri (siehe oben) soll man, sobald Zeichen von Hirndruck bestehen, zur diagnostischen Hirnpunktion greifen. Man sollte die letztere auch dann vornehmen und ihr bei positivem Ergebnis sofort die Trepanation und die Ausräumung des ausgetretenen Blutes folgen lassen, wenn keine unmittelbare Lebensgefahr vorliegt, da immer die Möglichkeit der Nachblutung besteht, und ein nicht entferntes Hämatom Epilepsie und geistiges Siechtum zur Folge haben kann. Wahrscheinlich können sich später auch noch zirkumskripte seröse Meningitiden aus ihnen entwickeln. Die Indikation zur Hirnpunktion in allen diesen Fällen kann schon deshalb weiter gezogen werden, weil man ja in das Gehirn selbst nicht eindringt, und deshalb die Hauptgefahr dieser diagnostischen Methode, die Blutung aus Gehirngefäßen, nicht in Frage kommt. Daß man bei dem von mir oben geschilderten Vorgehen, bei welchem die Dura mittels ganz kleiner Trepanationen bloßgelegt wird, einen Sinus stets vermeiden kann, wurde ja bereits hervorgehoben.

Den durch Schädelbasisfrakturen bedingten subduralen Hämatomen ist in den letzten Jahren namentlich von amerikanischen Chirurgen erhöhte Aufmerksamkeit geschenkt worden. Cushing[158]), Payne[159]) u. a. betonen, daß bei vielen dieser Verletzten der Tod nicht sowohl durch die Frakturen und die Hirnerschütterung als durch multiple intradurale Blutergüsse erfolge. Stellen sich bei diesen Kranken die Zeichen zunehmenden Hirndruckes ein, so ist die subtemporale Dekompressionstrepanation nach Cushing indiziert. Findet sich das Blut nicht auf der einen Seite, so ist auch die andere zu öffnen (Payne, l. c.). Auch hier dürfte man wohl zweckmäßig eine diagnostische Hirnpunktion vorausschicken, um nicht überflüssig trepanieren zu müssen.

Daß Schädelbasisfrakturen bei Mitbeteiligung von Ohr und Nase der operativen Behandlung zu unterziehen sind, auch schon aus prophylaktischen Gründen, um jeder Infektion des Schädelinhaltes vorzubeugen, haben Voss[160]) und Jaehne[161]) mit Recht gefordert. Der Eingriff hat in diesen Fällen seinen Weg durch Ohr oder Nase zu nehmen; etwaige intrakranielle Komplikationen sind nach Freilegung der vorderen, mittleren oder hinteren Schädelgrube nach chirurgischen Grundsätzen in Angriff zu nehmen. Es ist ja bekannt, daß das Endocranium bei diesen schweren Traumen oft erst längere Zeit nach der Verletzung infiziert wird, und daß es dann zu traumatischer Meningitis, zu Hirnabszeß und Sinusphlebitis kommen kann. Denker (Zur Heilbarkeit der otogenen und traumatischen Meningitis. Zeitschr. f. Ohrenheilk. W. 70, S. 188. 1914) läßt es noch neuerdings unentschieden, ob bei jeder nachgewiesenen Verletzung des Ohres, und zwar auch des gesunden, sofort operiert werden soll (Voß); bei Hirndrucksymptomen sowie bei bestehender oder hinzutretender Ohreiterung soll aber aktiv vorgegangen werden.

Auch bei der Pachymeningitis haemorrhagica int. nicht traumatischer Genese (Alcoholismus chron., Dementia senilis, hämorrhagischer Diathese, chronischer Nephritis, akuten Infektionskrankheiten usw.) ist schon mit Glück die Hirnpunktion und Aspiration, auch die Trepanation mit nachfolgender Ausräumung des Subduralraumes ausgeführt worden (Neisser und Pollak, H. Curschmann[162]). Ein Versuch mit diesem Verfahren scheint mir bei allen das Leben bedrohenden Fällen dieser Krankheitsform indiziert zu sein.

Die sog. traumatische Spätapoplexie (Bollinger), i. e. Blutungen in die den Aquaeductus Sylvii und den 4. Ventrikel umgebenden

Hirnpartien, die nach einem freien Zwischenraum von Tagen und Wochen im Anschluß an eine Schädelkontusion erfolgen, gibt naturgemäß keine Veranlassung zu einem operativen Eingriff.

Hingegen sind in einigen ganz seltenen Fällen von intracerebraler apoplektischer Blutung unbekannter Ätiologie (Nephritis?) bei jungen Leuten mit Erfolg durch Hirnpunktion 20—30—60 ccm Blut entleert worden; die Kranken wurden hierdurch geheilt (Fälle von Lewandowsky und Stadelmann, Axhausen, Borchardt; zitiert nach Axhausen, l. c.).

Vor kurzem wurden bei einem Kinde unserer Beobachtung von Herrn Sasse bei der Punktion des linken Seitenventrikels vom Keenschen Punkte aus 50 ccm etwas eingedickten Blutes entleert. Der kleine Patient, der schon seit $^1/_2$ Jahre an einer rechtsseitigen Hemiparese gelitten haben soll, erkrankte einige Wochen vor seiner Einlieferung an rechtsseitigen klonisch-tonischen Krämpfen; seit einem Tage sollte das bei der Aufnahme konstatierte Koma bestehen. Nach der Entleerung des Blutes kam das Kind wieder zu sich, die Krämpfe hörten auf, auch die spastische Hemiparese besserte sich so weit, daß die Eltern nach 3 Wochen das Kind trotz unserer Warnung wieder nach Hause nahmen. Da auch doppelseitige Papillitis bestand, so lag die Diagnose eines im Centrum semiovale gelegenen, bis nahe an den Ventrikel reichenden und dann nach der Rinde hin gewachsenen gefäßreichen Tumors sehr nahe. Vierzehn Tage später wurde das Kind wieder in benommenem Zustande und mit Konvulsionen eingeliefert und ging zugrunde, ehe ein Eingriff vorgenommen werden konnte. Die Obduktion zeigte entsprechend unserer Annahme ein großes Angiosarkom, welches auch das Unter- und Hinterhorn des linken Seitenventrikels einnahm, während das ganze Vorderhorn nach rechts hin völlig komprimiert war. Die Punktion hatte also den einige Tage vorher in den Tumor erfolgten Bluterguß entleert und das Kind, wenn auch nur vorübergehend, gerettet.

Schädelhautwunden sind nach allgemeinen chirurgischen Grundsätzen zu reinigen, zu desinfizieren und zu verbinden. Besteht aber der geringste Verdacht, daß der Knochen, die Hirnhäute oder das Gehirn mitverletzt sein könnten (Absprengung der Tabula vitrea, Einspießung von Knochensplittern in die Meningen und das Gehirn!), so ist die Wunde zu erweitern, zerquetschtes Gewebe, Schmutz, Fremdkörper zu entfernen und ev. zu trepanieren. Das weitere Vorgehen richtet sich nach dem jeweiligen Befund. Besonders wichtig ist das Heben deprimierter Knochenstücke und das Herausziehen von Splittern aus der Gehirnsubstanz. Ist die letztere selbst verletzt, so ist auch sie vorsichtig bis ins Gesunde hinein zu exzidieren. Nachdem man die Blutung sorgfältig gestillt hat, ist die Wundhöhle zu tamponieren und eine lockere Naht anzulegen. Später wird man oft noch eine Lappen-, auch Duraplastik zu machen haben.

Schußverletzungen des Gehirns sind in der Friedenspraxis (Revolverkugeln) im allgemeinen konservativ zu behandeln, da sie wegen der Sterilität der Kugeln eine Infektion nicht nach sich ziehen werden. Wenn die Hautwunde nicht verunreinigt oder zerfetzt aussieht, und keine Fremdkörper mit in die Tiefe gerissen sind, so begnüge man sich mit einem Okklusivverband. Die Kugeln heilen oft ohne jede Störung ein, wenn sie keine wichtigen Hirnpartien verletzt haben, können aber noch nach längerer Zeit schwere Erscheinungen hervorrufen, wenn sie wandern und auf ihrem Wege Hirnregionen komprimieren oder zerstören, die funktionell von größerer Bedeutung sind. Dann sind sie, wenn erreichbar, nach genauer, mittelst wiederholter Röntgenaufnahmen gemachter Ortsbestimmung herauszunehmen. (Das Nähere siehe bei F. Krause, Chirurgie des Gehirns, Bd. I, S. 74, und Bd. II, S. 640ff.) Im Kriege ist oft ein anderes Verfahren am Platze. Nach Lotsch[163]) haben die Erfahrungen im Balkankriege gezeigt, daß von einer eingreifenden Behandlung der Schädelverletzten auf dem Verbandplatze nicht die Rede sein kann, da der Transport nach einer Trepanation gefährlicher ist als vorher. Im Feldlazarett sind dagegen größere Eingriffe fast immer nötig. Trotz kleiner, harmlos aussehender Ein- und Ausschußöffnung ist es durch die Sprengwirkung des kleinkalibrigen Geschosses meist zu einer ausgedehnten Zertrümmerung gekommen. Die Zertrümmerungshöhle muß zur Vermeidung von Infektion sofort ausgeräumt werden. In den bulgarischen Etappenspitälern erwiesen sich spätere Eingriffe fast immer als nutzlos. (Vgl. namentlich auch die neuesten Erfahrungen von Friedrich[163a]), [163b]).)

IV. Die chirurgischen Indikationen bei Erkrankungen des Rückenmarks.

Von den Rückenmarkserkrankungen kommt für die chirurgische Behandlung der größte Teil derjenigen in Frage, bei denen die Leitungsunterbrechnng durch eine Kompression des Markes irgendwelcher Art verursacht wird. Vor allem sind es

die Geschwülste

im Bereiche der Med. spinalis, die das lebhafte Interesse sowohl der Chirurgen als auch der Neurologen erweckt haben, nachdem im Jahre 1888 Gowers und Horsley[164]) zum ersten Male einem Kranken eine Geschwulst aus dem Dorsalmarke entfernt und ihn völlig geheilt hatten. Seitdem, namentlich durch zahlreiche Arbeiten der letzten 15 Jahre, ist sowohl die Erkennung dieser Tumoren, besonders auch ihre Segmentdiagnose, einerseits, die Operationstechnik andererseits so gefördert worden, daß man die Lehre von den Rückenmarksgeschwülsten und ihrer operativen Therapie als eine im allgemeinen gut fundierte betrachten kann.

Man weiß jetzt, daß keine Stelle der Spinalachse verschont bleibt, und daß man sich auch nicht zu scheuen braucht, die hoch oben am Halsmark sitzenden anzugreifen. Die Entfernung von 4 Wirbelbogen selbst an der Halswirbelsäule wird, wie das der von Brodnitz und mir[105]) mitgeteilte und jetzt seit 9 Jahren geheilte, ebenso wie 2 Fälle von Krause und der von Söderbergh und Ackerblom[166]) publizierte Fall beweisen, ohne jede Funktionsstörung vertragen. Es ist ferner bekannt, daß die Prognose der Exstirpation bei den Geschwülsten des Rückenmarks wegen ihrer leichteren Zugänglichkeit und ihrer günstigeren Wachstumsverhältnisse viel besser ist, als bei denen des Gehirns, und daß sie sich von Jahr zu Jahr weiter bessert. Die Kasuistik ist so angewachsen, daß Stursberg[167]) in seinem kritischen Sammelreferat, welches das Jahr 1907 noch umfaßt, bereits 87 Nummern zu bearbeiten hatte. Schon damals war zu konstatieren, daß etwa die Hälfte aller Fälle durch die Operation günstig beeinflußt und in mehr als einem Drittel dauernde Heilung oder mindestens wesentliche Besserung erzielt wurde. Mit Recht sagt deshalb dieser Autor am Schlusse seiner ausgezeichneten Arbeit: „Die Unterlassung einer Operation bei sicher oder mit großer Wahrscheinlichkeit festgestellter extramedullärer Neubildung nicht nachweisbarer maligner Art muß nach den bisher gesammelten Erfahrungen geradezu als schwerer Kunstfehler bezeichnet werden. Bei zweifelhafter Diagnose ist dem Kranken die Probelaminektomie dringend anzuraten, selbst dann, wenn nur die Möglichkeit einer operablen Geschwulst vorliegt." Seitdem haben sich die Resultate noch weiter gebessert. Der größte Fortschritt auf diesem Gebiet ist aber darin zu erblicken, daß, während bis dahin nur extramedulläre, sowohl intra- als extradurale, auch einige vertebrale Tumoren als Objekt chirurgischer Therapie, die intramedullären aber als ein Noli me tangere galten, vor kurzem Rothmann[168]) bereits 12 Operationen bei im Marke sitzenden Geschwülsten zusammenstellen konnte.

Indem ich bezüglich der Einzelheiten der Symptomatologie, Diagnostik und chirurgischen Technik auf die bekannten Lehrbücher und Monographien und unter den letzteren vor allem auf Bruns „Geschwülste des Nervensystems", Oppenheims[169]) „Beiträge" und H. Schlesingers „Rückenmarks- und Wirbeltumoren" sowie auf F. Krauses „Chirurgie des Gehirns und Rückenmarks", Kochers und anderer Autoren Operationslehren verweise, möchte ich mich hier auf die wichtigsten klinisch-praktischen Punkte beschränken.

Beginnen wir mit den für operative Eingriffe am günstigsten gelegenen Tumoren der Rückenmarkshäute, den intra- und extraduralen, deren Symptomatologie bis auf einige wenige, später zu erörternde Differenzen im ganzen dieselbe ist. Da diese Neubildungen in der großen Mehrzahl von den lateralen Teilen der die Wurzeln umgebenden Häute ausgehen — die mit intraduralem Sitze und von den weichen Häuten ausgehenden sind weit häufiger als die epiduralen —, so beginnt das klinische Bild mit einer langsamen Kompression der Wurzeln, die dann bei der medianwärts erfolgenden Ausbreitung von einer Druckwirkung auf das Mark gefolgt wird. Die ersten Erscheinungen sind deshalb am häufigsten halbseitige heftige neuralgische Schmerzen reißenden, stechenden, bohrenden oder brennenden Charakters, die in Anfällen auftreten, aber auch mit kurzen Pausen anhaltend bestehen und die Kranken auf das furchtbarste quälen können. Diese Reizerscheinungen sind lange Zeit auf eine Seite beschränkt und oft von einer radikulär begrenzten Hyperästhesie, die bei Zunahme des Druckes in Anästhesie übergehen kann, begleitet. Sie können lange Zeit das einzige Symptom der Krankheit bilden, können aber auch während des ganzen Verlaufs fehlen oder sich nur vorübergehend und in geringem Grade bemerkbar machen. Die Dauer dieses neuralgischen Stadiums kann mehrere Monate, auch mehrere Jahre betragen; in einem von mir[170]) mitgeteilten Fall währte es unter Remissionen 6 Jahre. Am häufigsten handelt es sich um Intercostalneuralgien, entsprechend der langen Ausdehnung des Brustmarks, bei dem Sitz der Geschwulst im Hals-, Lendenmark oder der Cauda equina um Schmerzen der entsprechenden Wurzeln. Sitzt das Gewächs an einer vorderen Wurzel dieser Rückenmarksabschnitte, so werden sich zunächst — es ist das aber ziemlich selten — motorische Reizerscheinungen in Gestalt von Muskelkrämpfen einstellen, die dann aber bald von Lähmungen degenerativen Charakters abgelöst werden. Wächst der Tumor im weiteren Verlaufe von den Wurzeln nach den lateralen Abschnitten des

Markes hin (Pyramidenseitenstrang und Tractus spino-cerebellaris ventralis [vgl. Abb. 10]), so haben wir eine Brown-Séquardsche Halbseitenlähmung vor uns, d. h. spastische Parese des homolateralen Beines ohne wesentliche Gefühlsstörung und Thermohyp- bzw. -anästhesie sowie Hyp- bzw. Analgesie in allen unterhalb der Kompressionsstelle gelegenen Hautgebieten. Dieser Symptomenkomplex entwickelt sich naturgemäß ganz allmählich, kann aber auch, obwohl das Wachstum in der beschriebenen Weise vor sich geht, fehlen; vielleicht wird er aber auch zuweilen übersehen.

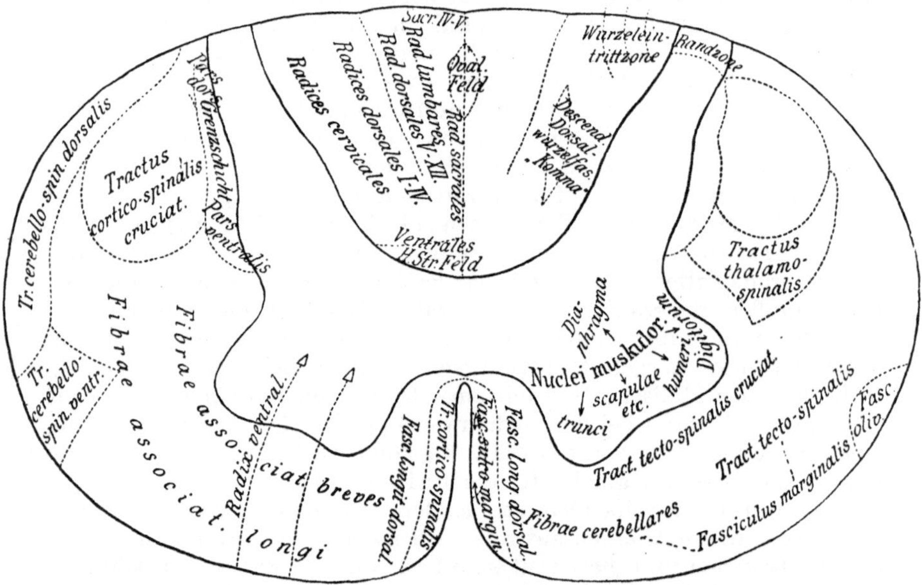

Abb. 10. Übersicht der einzelnen Bahnen, welche auf einem Querschnitt durch das Halsmark abgeschieden werden können.
(Nach Edinger, aus Curschmann, Lehrbuch der Nervenkrankheiten.)

In der oben[170]) angeführten eigenen Beobachtung konnte ich sogar vorübergehend einen doppelseitigen Brown-Séquardschen Symptomenkomplex nachweisen: Zuerst spastische Parese des rechten Beines, Thermohypästhesie und Hypalgesie (später Thermoanästhesie und Analgesie) links; dann spastische Parese des linken Beines und Analgesie, sowie Thermohypästhesie fast der ganzen rechten Seite. Dieses Phänomen war nur mit der Annahme zu erklären, daß der hauptsächlich rechts seitlich im obersten Dorsalmark sitzende Tumor die Medulla in ihrer ganzen Breite von rechts her so stark an die Innenwand der linksseitigen Wirbelbogenhälfte gedrängt hatte, daß auch hier, also links, die Seitenstränge komprimiert wurden, in deren medialem Abschnitt bekanntlich die motorischen Pyramidenbahnen, in deren vorderem und seitlichem Areal die gekreuzten Schmerz- und Temperaturbahnen verlaufen.

Breitet sich die Geschwulst mehr medianwärts und nach der anderen Seite hin aus, so kommt es infolge der totalen Markkompression allmählich zu motorischer und sensibler Paraplegie mit Lähmung der Blasen- und Mastdarmfunktion und den übrigen für eine transversale Leitungsunterbrechung charakteristischen Zeichen. Man kann also gewöhnlich 3 Stadien unterscheiden: das der einseitigen Wurzelsymptome, das der Brown-Séquardschen Halbseitenlähmung und endlich das der transversalen Leitungsunterbrechung im Marke.

Die Spasmen in den Beinen, auch in den Rückenmuskeln, die natürlich nur beim Sitz einer Geschwulst oberhalb des Lendenmarkes auftreten können, sind oft außerordentlich hochgradig und nehmen bei den geringsten Reizen (Druck der Bettdecke, Erschütterung des Zimmerbodens, Kältewirkung) noch mehr zu. Sie sind stets von den bekannten spastischen Reflexen begleitet.

Bei cervicalem Sitz beobachtet man neben den Reiz- und Ausfallserscheinungen im Bereiche der Muskeln und Hautbezirke des Nackens, der Schulter und der Arme oft den Hornerschen Symptomenkomplex, auch eine Beteiligung des N. phrenicus, die aber nur dann Gefahr bringt, wenn sie doppelseitig besteht.

Beim Sitz einer Geschwulst im Bereich des Lendenmarkes namentlich seiner Anschwellung, ist zu bedenken, daß diese ziemlich kurz ist und ihre Wurzeln dicht gedrängt liegen; es sind deshalb meistens Segmentsymptome von seiten der ganzen Lendenanschwellung zu konstatieren, wozu auch der Verlust der Patellarreflexe gehört, während die Schmerzen im Areal der zunächst komprimierten Wurzeln auftreten.

Komprimiert die Geschwulst das Sakralmark allein, und läßt das Lendenmark frei, dann bestehen im Beginne einseitige Schmerzen im Gebiete des Sakralplexus, die charakteristische Reithosenanästhesie (Damm, Genitalien, Hinterseite der Oberschenkel), ferner Anästhesie am Fuße und an der Rückseite der Unterschenkel, atrophische Lähmung der Muskeln des Unterschenkels und des Fußes, der Hinterseite des Oberschenkels, der Glutäal- und Dammuskulatur, für kurze Zeit einseitig, dann doppelseitig. Der Achillesreflex ist aufgehoben, der Patellarreflex erhalten. Früh Blasen- und Mastdarmstörung sowie Decubitus.

Der Conus medullaris, der unterste Abschnitt des Sakralmarkes, ist selten ganz allein der Sitz einer Geschwulst, die dann sehr klein ist.

Die Differentialdiagnose zwischen Tumoren des Conus und der Cauda equina, welch letztere beim Erwachsenen in der Regel im Niveau der Mitte des 2. Lendenwirbelkörpers beginnt, kann große Schwierigkeiten bereiten, die noch dadurch vermehrt werden, daß zuweilen das Rückenmark weiter herabreicht. Im allgemeinen machen die Caudaltumoren von Anfang an Schmerzen von ganz besonderer Heftigkeit, die namentlich im Kreuz- und Steißbeine andauern und in die Damm- und Aftergegend ausstrahlen; sie können sich auch auf alle die Cauda zusammensetzenden Wurzeln erstrecken. Entartungsreaktion in den gelähmten Muskeln spricht mehr für einen Tumor der Cauda, ausgedehnte fibrilläre Zuckungen mehr für eine im Marke sitzende Geschwulst. Eine dissoziierte Empfindungslähmung im Sakralgebiete, die bilateral und segmentär begrenzt ist, beweist mit Sicherheit den zentralen Sitz. Eine deutliche Klopf- und Druckempfindlichkeit der Wirbelsäule vom 3. Lendenwirbel abwärts kann nur dann bestehen, wenn die Geschwulst in der Cauda sitzt oder diese wenigstens mitbetroffen hat. Alle sonst noch angeführten Kriterien können täuschen. Sind die Zweifel nicht zu beheben, so wird man gut tun, sowohl den Conus als auch die Cauda, zunächst wenigstens in ihren oberen Partien, freizulegen.

Diese Erörterungen über die wichtigsten von Neubildungen in den einzelnen Rückenmarksabschnitten hervorgerufenen Symptome mögen hier genügen; sie sollten nur einige Anhaltspunkte geben; im konkreten Falle muß man natürlich die Ergebnisse der feineren Lokalisation in der Med. spinalis zu Rate ziehen (vgl. die oben angegebenen Spezialwerke und die Abb. 11 und 11a [S. 104, 105], sowie die Rückenmarkssegmenttafel nach Flatau [S. 106—115]).

Es leuchtet ohne weiteres ein, daß für die Aufstellung einer begründeten Indikation zu einem operativen Eingriff eine möglichst exakte Niveaudiagnose unbedingt erforderlich ist. Welche Hilfsmittel außer den angegebenen stehen uns hierfür zu Gebote?

Das untere Ende der Geschwulst ist schwer zu bestimmen, weil die durch die Markkompression verursachten Anästhesien und Lähmungen zu ausgedehnt sind, und die direkte segmentäre Wirkung des Tumors durch sie meistens verdeckt wird. Nach oben hin jedoch kann der Tumor, abgesehen von einigen besonderen Komplikationen, nur so weit Erscheinungen machen, als seine direkte Wirkung auf Wurzeln und Mark selbst reicht. Deshalb muß die Segmentdiagnose der Rückenmarksgeschwülste im allgemeinen eine Diagnose ihres oberen, oralen Endes sein; die größte Sicherheit wird diese Diagnose dann bieten, wenn der Kranke von Anfang an ärztlich beobachtet wurde, oder wenn man wenigstens zuverlässige Angaben über die ersten Erscheinungen erhalten kann. Späterhin kann es zuweilen infolge Kompression des Markes zu einer Meningitis serosa bzw. serofibrosa circumscripta, zu einer Absperrung des Liquor nach oben, ab und zu auch zu einem entzündlichen Ödem der Rückenmarkssubstanz kommen, die oberhalb des obersten Tumorpols Erscheinungen hervorrufen können; auch schmale Auswüchse einer Neubildung nach oben, wie ich[170]) einen solchen beschrieben habe, können dann Symptome bedingen, die allerdings weniger intensiv und weniger beständig sind. Man würde also in diesen Fällen zu hoch operieren. Doch sind das Ausnahmefälle. Halten wir uns zunächst bei der Abgrenzung des oberen Polendes an die Ausfallssymptome, die Anästhesien und Lähmungen, die ja objektiver sind, als die Reizerscheinungen, so kennen wir jetzt ziemlich genau die Funktionen der einzelnen Wurzeln bzw. Segmente; speziell wissen wir, welche Hautgebiete und Muskeln von ihnen innerviert werden, welche Reflexbogen durch sie hindurchgehen. (Vgl. Abb. 11 u. 11a [S. 104, 105] und die Rückenmarkssegmenttafel [S. 106—115].) Bei der lokalisatorischen Bestimmung ist aber wohl zu berücksichtigen, daß nach Sherringtons Affenexperimenten jedes Hautgebiet von 3 Segmenten bzw. Wurzeln versorgt wird, von denen die mittlere als Hauptwurzel in den Schematen allein angeführt wird, und daß eine Muskellähmung, namentlich dann, wenn sie mit Atrophie und Entartungsreaktion einhergeht, nur durch die Zerstörung dreier Wurzeln bedingt sein kann; sind nur zwei lädiert, so wird nur eine geringfügige Parese bestehen, und auch diese kann fehlen, wenn die Schädigung eine leichte ist. Die Kompression nur einer spinalen Wurzel macht in der Regel gar keine Ausfallserscheinungen. Bruns (Geschwülste des Nervensystems, 2. Aufl.), der die Segmentdiagnose besonders gründlich behandelt, und auf dessen Ausführungen ich hier ausdrücklich hinweisen möchte, hält es sogar für möglich, daß beim Menschen die Anastomosierung der einzelnen Wurzeln noch weiter geht, daß vielleicht an der Innervation eines Muskels oder eines Hautareales neben der mittleren noch je zwei obere und untere beteiligt sind. Hieraus folgt also, daß, wenn wir eine vollständige Anästhesie oder Lähmung vor uns haben, nicht nur die entsprechende Hauptwurzel von der Geschwulst zerstört sein, sondern daß die letztere sicher noch an die nächstobere und wahrscheinlich auch noch an die zweitobere heranreichen muß. Man muß also das oberste Polende in die höchsten für die einzelnen Haut- und Muskelgebiete in Betracht kommenden Segmente verlegen. Infolge Ignorierung dieser Wurzelüberlagerungen ist man früher oft zu tief eingedrungen und hat den oberhalb sitzenden Tumor liegen lassen. Zu beachten ist allerdings, daß es in der Segmentinnervation auch individuelle Varietäten gibt.

Der Umstand, daß die meisten Wurzeln aus dem Marke, namentlich dem Dorsal- und dem Lendenmark, etwa $1^1/_2$ bis 2 Wirbelkörper höher entspringen, als sie aus der Wirbelsäule austreten, ein Umstand, der leicht zu falscher Niveaudiagnose führen könnte, wenn der Tumor diese intravertebral verlaufenden Wurzeln ebenso schädigen würde wie die in der Höhe seines Sitzes selbst entspringenden, braucht glücklicherweise keine Bedenken zu erwecken, da die Erfahrung lehrt, daß die Geschwülste — dasselbe trifft übrigens auch für die Verletzungen im großen und ganzen zu — die Wurzeln in ihrem intravertebralen Verlaufe, insbesondere die aus über dem Tumor gelegenen Segmenen stammenden und an diesen zu ihrem Wirbelaustritt hin vorbeistreichenden auffällig verschonen (Bruns l. c.). Man kann also die höchst zu lokalisierenden Ausfallssymptome auf die Austrittsstellen der Wurzeln aus dem Marke beziehen und kann den Verlauf im Wirbelkanal vernachlässigen. In dieser Segmenthöhe muß der obere Pol der Geschwulst liegen.

Die eben erwähnte Tatsache, daß die Wurzelursprünge am Marke nicht im Niveau der ihnen in der Zahl entsprechenden Wirbelkörper liegen, sondern weit höher, z. B. an der Dorsalwirbelsäule in der Höhe der Mitte des nächst oberen Wirbelkörpers, verdient jedoch erhöhte Beachtung bei der Bestimmung des Processus spinosus, an welchem der Operateur einzugehen hat, um den Tumor zu entfernen. Diese Lehre von den Beziehungen der einzelnen Wirbelkörper und insbesondere ihrer Dornen zur Lage der einzelnen Rückenmarkssegmente, die vertebro-medullare Topographie, ist begreiflicherweise von der größten Bedeutung.

(Forts. S. 116.)

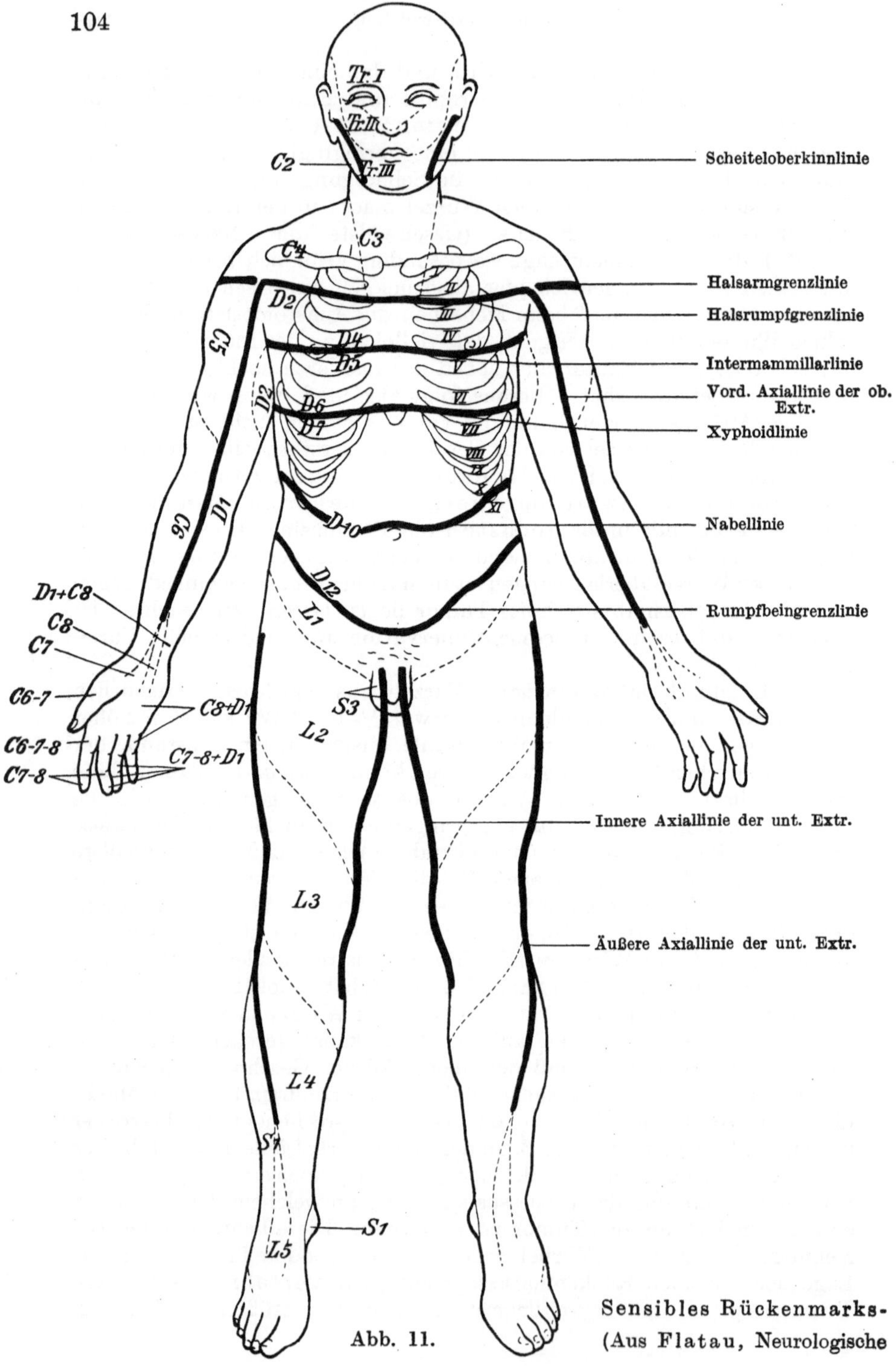

Abb. 11.

Sensibles Rückenmarks-
(Aus Flatau, Neurologische

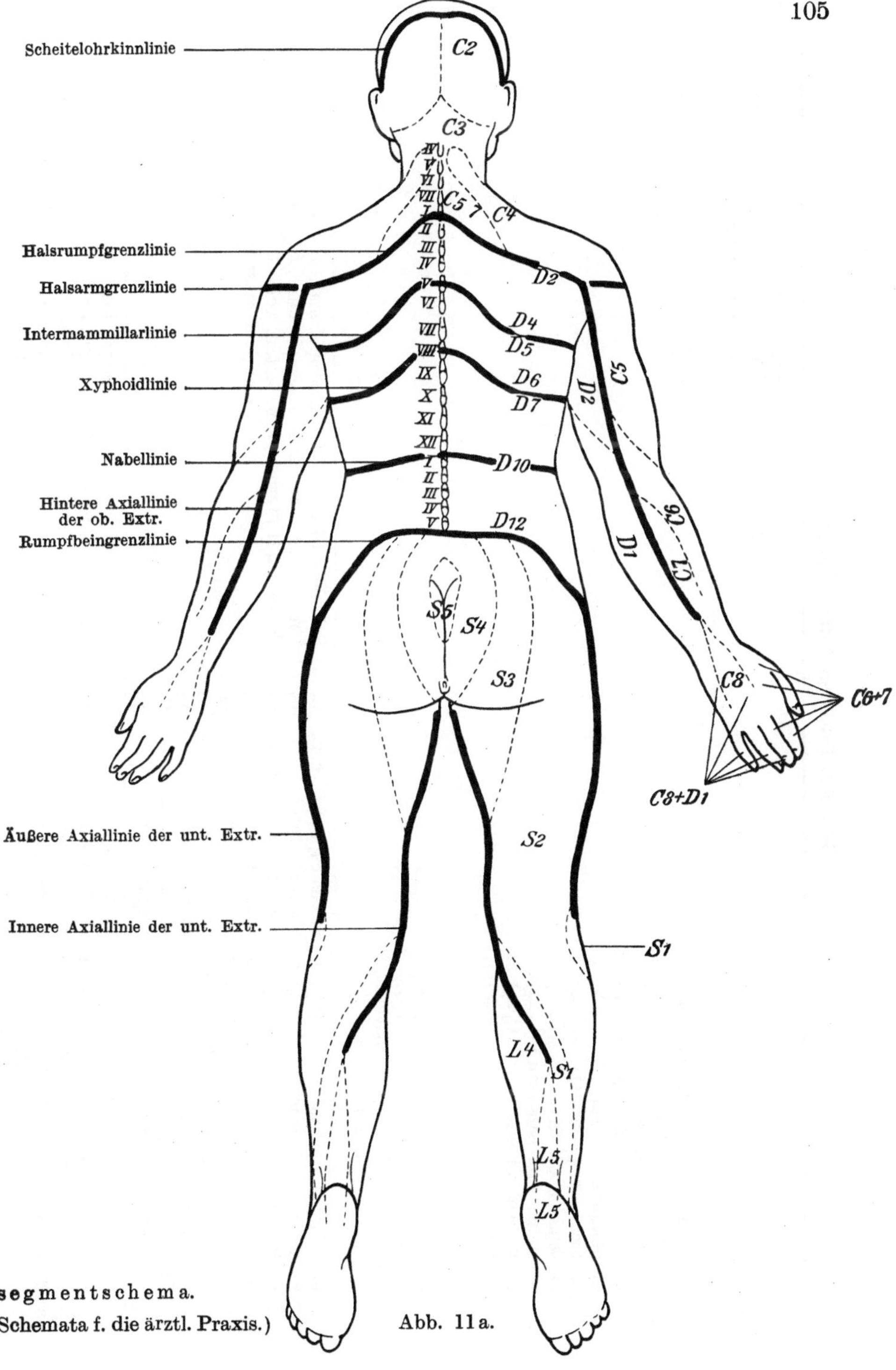

segmentschema.
Schemata f. die ärztl. Praxis.)

Abb. 11a.

Rückenmarkssegmenttafel.

Segment	Muskeln		Gefühlsinnervation der Haut	Segmentversorgung der wichtigeren peripher. Spinalnerven	Reflexe
C_1	Zungenmuskulatur (nach Bolk) m. rectus capitis ant. (C_1) m. rect. cap. later. (C_1) m. rect. cap. post. min. (C_1) m. obliquus cap. sup. (C_1) m. rect. cap. post. maj. (C_{1-2}) m. semispinalis cap. (C_{1-2}) m. spinal. cap. (pars cran.) (C_{1-2}) m. thyreohyoideus (C_{1-2}) m. geniohyoideus ($C_{1-2\,(3)}$) m. omohyoideus (C_{1-3}) m. sternohyoideus (C_{1-3}) m. sternothyreoideus (C_{1-4}) m. longus capitis (C_{1-4}) Ein Ast zum m. intertransvers. post. cerv.			n. occipitalis major (C_{1-3})	
C_2	m. obliquus cap. inf. (C_2) m. sterno-cleido-mast. (C_{2-3}) m. longus atlantis (C_{2-4}) m. trapezius (C_{2-4}) m. longus colli (C_{2-8}) m. splenius cap. et cerv. (C_{2-8} ?) m. scalenus medius (C_{2-8}) Ferner zu mm. intertransvers. et longissimus cerv.	m. rectus cap. post. maj. (C_{1-2}) m. semispin. cap. (C_{1-2}) m. spin. cap. (pars cran.) (C_{1-2}) m. thyreohyoideus (C_{1-3}) m. geniohyoideus ($C_{1-2\,(3)}$) m. omohyoideus (C_{1-3}) m. sternohyoideus (C_{1-3}) m. sternothyreoideus (C_{1-4}) m. longus capitis (C_{1-4})	Schmaler Streifen am Unterkiefer, ein Teil des Ohres, Hinterhaupt	n. occipit. maj. (C_{1-3}) n. occipit. min. (C_{2-3}) n. cutan. colli (C_{2-4}) (n. auricul. magnus C_{2-4})	
C_3	m. platysma (nach Kocher) (C_2) m. levator scapulae (C_{3-5}) m. diaphragmaticus (C_{3-4-5}) Ferner zu mm. multifidus, semispin. cerv., spin. cerv., intertransversarii post. et ant. cerv., longissimus cerv.	m. geniohoideus ($C_{1-2\,(3)}$) m. omohyoideus (C_{1-3}) m. sternohyoideus (C_{1-3}) m. sternothyreoideus (C_{1-4}) m. longus cap. (C_{1-4}) m. sterno-cleido-mast. (C_{2-3}) m. longus atlantis (C_{2-4})	Oberer Teil der regio nuchae, vorderes und laterales Gebiet des Halses (bis zum lateralen Rande des m. sterno-cleido-mastoideus und unten quer	n. occipit. maj. (C_{1-3}) n. occipit. min. (C_{2-3}) (n. auricul. magn. C_{2-4}) n. cutan colli (C_{2-4}) nn. supraclavicul. (C_{3-4})	

C_3		m. trapezius (C_{3-4}) m. longus colli (C_{2-8}) m. splen. cap. et cerv. $(C_{2-8}?)$ m. scalenus med. (C_{2-8})	über das manubrium sterni)		
C_4	m. rhomboideus maj. (C_{4-5}) m. rhomb. min. (C_{4-5}) m. supraspinatus (C_{4-5}) m. scalen. ant. (C_{4-7}) Ferner zu mm. semispin. cerv., spin. cerv., intertransvers. post. et ant. cerv., longissimus cerv.	m. sterno-thyreoideus (C_{1-4}) m. longus cap. (C_{1-4}) m. longus atlantis (C_{2-4}) m. trapezius (C_{2-4}) m. longus colli (C_{2-8}) m. splen. cap. et cerv. $(C_{2-8}?)$ m. scalenus medius (C_{2-8}) m. levater scap. (C_{3-5}) m. diaphragmat. $(C_{3, 4, 5})$	Mittlerer Bezirk der regio nuchae, laterale Halsfläche (bis zum lateralen Rande des m.sterno-cleido-mastoideus) regio infraclavicularis, oberer Teil der regio deltoidea und ein Teil der regio suprascapularis	(n. auricul. magn. C_{2-4}) n. cutan. colli (C_{2-4}) nn. supraclavic. (C_{3-4}) (n. dors. scap. C_{4-5})	Erweiterung der Pupille bei Reizung des Nackens (C_{4-7})
C_5	m. teres minor (C_5) m. pector. major (C_{5-6}) m. subsclavius (C_{5-6}) m. supcapularis (C_{5-6}) m. infraspinatus (C_{5-6}) m. brachialis (C_{5-6}) m. biceps brachii (C_{5-6}) m. deltoideus $(C_{5, 6})$ m. supin. long $(C_{5, 6})$ m. teres major $(C_{(5), 6, (7)})$ m. serratus ant. (C_{5-7}) m. supinatur brevis $(C_{5, 6, 7})$ m. ext. carpi rad. brev. $(C_{(5), 6, 7})$ m. ext. carpi rad. long. $(C_{(5), 6, 7})$ m. scalen. post. (C_{5-8}) Ferner mm. multifidus spinal., m. semispin. cerv., m. spin. cerv., mm. intertransv. post. et ant. cerv., m. longisismus cerv., m. iliocost. cerv.	m. longus colli (C_{2-8}) m. splen. cap. et cerv. $(C_{2-8}?)$ m. scalenus medius (C_{3-8}) m. levator scap. (C_{3-5}) m. diaphragmat. $(C_{3, 4, 5})$ m. rhomb. maj. (C_{4-5}) m. rhomb. min. (C_{4-5}) m. supraspinatus (C_{4-5}) m. scalenus ant. (C_{4-7})	Ein kleines Dreieck an den unteren Halswirbeln, Radialseite des Oberarms.	(n. dors. scap. C_{4-5}) n. subclavius (C_{5-6}) (nn. thorac. ant. C_{5-8}) nn. subscapul. (C_{5-8}) n. axillaris (C_{5-6}) n. suprascapul. (C_{5-6}) n. thorac. long. (C_{5-7}) n. musc.-cutan. (C_{5-7}) n. medianus $(C_5 - D_1)$ n. radialis $(C_5 - D_1)$	Erweiterung der Pupille bei Reizung des Nackens (C_{4-7}) Scapularreflex $(C_5 - D_1)$
C_6	m. adductor poll. (C_{6-7}) m. flex. poll. brev. (C_{6-7}) m. abductor. poll. brev. (C_{6-7}) m. opponens poll. (C_{6-7})	m. longus colli (C_{2-8}) m. splen. cap. et cerv. $(C_{2-8}?)$ m. scalen. med. (C_{2-8}) m. scalen. ant. (C_{4-7})	Ein kleines Dreieck an den unteren Halswirbeln, Radialseite des Unterarms und der	n. subclavius (C_{5-6}) (nn. thorac. ant. C_{5-8}) nn. subscapul. (C_{5-9}) n. axillaris (C_{5-6})	Erweiterung der Pupille bei Reizung des Nackens (C_{4-7})

Segment	Muskeln		Gefühlsinnervation der Haut	Segmentversorgung der wichtigeren peripher. Spinalnerven	Reflexe
C_6	m. pronator teres. (C_{6-7}) m. flexor carpi rad. (C_{6-7}) m. flexor poll. long. (C_{6-7}) m. coraco-brachialis (C_{6-7}) m. extensor poll. brev. $(C_{6,\,7})$ m. abductor poll. long. $(C_{6,\,7})$ m. extensor poll. long. $(C_{6,\,7,\,(8)})$ m. triceps $(C_{6-7,\,(8)})$ m. extens. ind. propr. $(C_{6,\,7,\,8})$ m. extens. dig. comm. $(C_{6,\,7,\,8})$ m. latissimus dorsi (C_{6-8}) m. ext. dig. quinti propr. $(C_{(6),\,7-8})$ m. extensor carpi uln. $(C_{(6),\,7-8})$ m. pronator quadr. $(C_{6-8},\, D_1)$ Ferner zu mm. multifidus spinae, semispin. cerv., intertransvers. post. et ant. longissimus cerv., ilio-cost. cerv.	m. pector maj. (C_{5-6}) m. subclavius (C_{5-6}) m. subscapul. (C_{5-6}) m. infraspinatus (C_{5-6}) m. brachialis (C_{5-6}) m. biceps brachii (C_{5-6}) m. doltoideus $(C_{5,\,6})$ m. supin. long. $(C_{5,\,6})$ m. teres maj. $(C_{(5),\,6,\,(7)})$ m. serratus ant. (C_{5-7}) m. supin. brev. $(C_{5,\,6,\,7})$ m. ext. carpi rad. brev. $(C_{(5),\,6,\,7})$ m. ext. carpi rad. long. $(C_{(5),\,6,\,7})$ m. scalenus post. (C_{5-8})	Hand inkl. drei erste Finger	n. suprascapul. (C_{5-6}) n. thorac. l. (C_{5-7}) n. musculocutan. (C_{5-7}) n. med. $(C_5\text{—}D_1)$ n. rad. $(C_5\text{—}D_1)$	Bicepsreflex (C_{5-6}) Scapularreflex $(C_5\text{—}D_1)$ Extensorenreflex (C_6) Tricepsreflex (C_{6-7})
C_7	m. anconaeus $(C_{6,\,(8)})$ m. pector. min. $(C_{7-8},\,(D_1))$ m. pector. maj. cost. $(C_{7-8},\,(D_1))$ mm. interossei, abduct. poll. und lumbricales $(C_{7-8},\,(D_1))$ m. flex. digit. prof. $(C_{7-8},\, D_1)$ m. flex. digit. subl. $(C_{7-8},\, D_1)$ m. oppon. dig. quinti $(C_{(7),\,8},\,(D_1))$ m. flex. brev. dig. quin. $(C_{(7),\,8},\,(D_1))$ m. palmaris longus $(C_{(7),\,8},\,(D_1))$ m. flexor carpi uln. $(C_{(7),\,8},\,(D_1))$ Ferner zu mm. multifidus, semispin. cerv., intertransvers. post. et ant. cerv., longissimus cerv., ilio-cost. cerv.	m. longus colli (C_{2-8}) m. splen. cap. et cerv. $(C_{2-8}\,?)$ m. scalenus med. (C_{2-8}) m. scalenus ant. (C_{4-7}) m. teres major $(C_{(5),\,6,\,(7)})$ m. serratus ant. (C_{5-7}) m. supin. brev. $(C_{5,\,6,\,7})$ m. extens. carpi rad. br. $(C_{(5),\,6,\,7})$ m. ext. carpi rad. long. $(C_{(5),\,6,\,7})$ m. scalenus post. (C_{5-8}) m. abductor poll. (C_{6-7}) m. flexor poll. br. (C_{6-7}) m. abductor poll br. (C_{6-7}) m. opponens poll. (C_{6-7}) m. pronator teres (C_{6-7}) m. flexor carpi rad. (C_{6-7}) m. flexor poll. long. (C_{6-7})	Ein kleines Dreieck an den unteren Halswirbeln, der größte Teil der Hand und der Finger jedoch mehr von der Radialseite her. Am Unterarm ein kleiner Streifen an der Ventralfläche und ein längerer Streifen an der Dorsalfläche nach außen von der Axiallinie	nn. thorac. ant. (C_{5-8}) nn. subscapul. (C_{5-8}) n. thorac. l. (C_{5-7}) n. musc.-cutan. (C_{5-7}) n. medianus $(C_5\text{—}D_1)$ n. radialis $(C_5\text{—}D_1)$ n. ulnaris $(C_7\text{—}D_1)$	Erweiterung der Pupille bei Reizung des Nackens (C_{4-7}) Scapularreflex $(C_5\text{—}D_1)$ Tricepsreflex (C_{6-7}) Flexorenreflex (C_7) Radiusreflex (C_{7-8}) Palmarreflex $(C_7\text{—}D_1)$

C_7		m. coraco-brach. (C_{6-7}) m. extensor poll. br. ($C_{6, 7}$) m. abductor poll. long. (C_{6-7}) m. extensor poll. long. ($C_{6, 7, (8)}$) m. triceps ($C_{6-7, (8)}$) m. extens. ind. propr. ($C_{6, 7, 8}$) m. extens. digit. comm. ($C_{6, 7, 8}$) m. latissimus dorsi (C_{6-8}) m. ext.dig.quinti propr. ($C_{(6), 7-8}$) m. ext. carpi uln. ($C_{(6), 7-8}$) m. pronator quadr. (C_{6-8}, D_1)			
C_8	m. palmaris brev. (C_8, D_1) m. abductor dig. quinti (C_8, D_1) Ferner zu mm. multifidus, semispin. cerv., spin., intratransvers. post. et ant., longissimus, iliocostalis, levator costae br.	m. longus colli (C_{2-8}) m. splen. cap. et. cerv. (C_{2-8}?) m. scalenus med. (C_{2-8}) m. scalenus post. (C_{5-8}) m. extensor poll. long. ($C_{(6), 7, (8)}$) m. triceps ($C_{6-7, (8)}$) m. extens. ind. propr. ($C_{6, 7, 8}$) m. extens. dig. comm. ($C_{6, 7, 8}$) m. latissimus dorsi (C_{6-8}) m. ext. dig. quinti prop. ($C_{(6), 7-8}$) m. ext. carpi uln. ($C_{(6), 7-8}$) m. pronator quadr. (C_{6-8}, D_1) m. anconaeus ($C_{7, (8)}$) m. pector. min. (C_{7-8}, (D_1)) m. pector. maj. cost. (C_{7-8}, (D_1)) mm. inteross. adduct. poll., lumbric. (C_{7-8}, (D_1)) m. flexor digit. prof. (C_{7-8}, D_1) m. flexor digit. subl. (C_{7-8}, D_1) m. oppon. dig. quinti ($C_{(7), 8}$, (D_1)) m. flex.br.dig.quinti ($C_{(7), 8}$, (D_1)) m. palm. long. ($C_{(7), 8}$, (D_1)) m. flexor carpi uln. ($C_{(7), 8}$, D_1)	Hauptsächlich die Hand und die Finger (jedenfalls mit Ausnahme des Daumens an der Volarfläche und der Ulnarseite des kleinen Fingers an der Dorsalfläche). Ein kleiner Streifen reicht eine kurze Strecke über den Unterarm	nn. thorac. ant. (C_{5-8}) nn. subscapul. (C_{5-8}) n. medianus (C_5—D_1) n. radialis (C_5—D_1) n. ulnaris O_7—D_1) n. cutan. brachii ant. (C_8—D_1)	Scapularreflex (C_5—D_1) Palmarreflex (C_7—D_1) Radiusreflex (C_{7-8}) Pupilleninnervation (C_8—D_1)
D_1	m. serratus post. (D_{1-4}) Ferner zu mm. rotatores dorsi, semispin. dorsi (?), spinalis, longissimus, multifidus, ilio-cost., intercost. I ext. et int.	m. pronator quadr. (C_{6-8}, D_1) m. pector. min. (C_{7-8}, (D_1)) m. pector. maj. cost. (C_{7-8}, (D_1)) mm. inteross., abduct. poll., lumbric. (C_{7-8}, (D_1)) m. flexor digit. prof. (C_{8-8}, D_1)	Die Ulnarseite des Ober- und Unterarms und der Hand, z. T. kleiner Finger, Ring- und Ulnarrand des Mittelfingers	n. medianus (C_5—D_1) n. radialis (C_5—D_1) n. ulnaris (C_7—D_1) n. cutan. brach. int. (C_8—D_1)	Scapularreflex (C_5—D_1) Palmarreflex (C_7—D_1) Pupilleninnervation (C_8—D_1)

Segment	Muskeln		Gefühlsinnervation der Haut	Segmentversorgung der wichtigeren peripher. Spinalnerven	Reflexe
D_1		m. flexor digit. subl. (C_{7-8}, D_1) m. oppon. dig. quinti ($C_{(7)}$, $_8$, (D_1)) m. flex. br. dig. quinti ($C_{(7)}$, $_8$, (D_1)) m. palm. long. ($C_{(7)}$, $_8$, (D_1)) m. flex. carpi uln. ($C_{(7)}$, $_8$, D_1) m. palm. brev. (C_8, D_1) m. abductor dig. quinti (C_8, D_1)			
D_{2-12}	mm. infracost. (D_{2-4} und D_{7-9}) m. ilio-cost. dorsi (D_{2-7}) mm. rotatores dorsi (D_{2-11}) mm. intercost. ext. et int. (D_{2-11}) mm. levat. cost. brev. (D_{2-11}) m. multifidus spin. (D_{2-12}) m. spin. lumbo-thorac. (D_{2-12}) m. longissimus (D_{2-12}) m. transversus thoracis (D_{3-4}) m. semispinalis dorsi (D_{4-9}) m. obliquus abdom. ext. (D_{5-12}) m. rect. abdom. (D_{5-12}) m. transvers abdom. (D_7—L_1) m. ilio-cost. lumborum (D_7—L_1) m. obliquus abdom. int. (D_8—L_1) mm. levatores cost. (D_{8-10}) mm. intertransvers. post. (D_{10-12}) m. pyramidalis (D_{12}—L_1) m. quadr. lumb. (D_{11}—L_2 oder L_{1-4}) m. psoas major et minor ((D_{12}), L_{1-3}, $_{(4)}$)	m. serratus post. (D_{1-4})	D_2 Am Thorax unterhalb der Halsrumpfgrenzlinie (zwischen der II. bis III. Rippe) bis auf den oberen inneren Rand des Oberarms. Hinten, bis zum Dornfortsatz des VII. Hals- resp. I. Brustwirbels D_3 Vorn zwischen der III. und IV. Rippe, hinten unterhalb der spina scapulae D_4 Vorn über die Brustwarze, hint. zum Dornfortsatz d. V. Brustwirbels D_5 Dicht unterhalb der Brustwarze D_6 Vorn durchquert den proc. xyphoideus, hinten etwa oberh. des Dornfortsatzes des VIII. Brustwirbels	nn. intercostales ——— n. ilio-hypogastricus (D_{12}—L_1)	Bauchreflexe (D_{8-12}) Supraumbilicalreflex (D_{8-9}) Infraumbilicalreflex (D_{10-12})

$D_{2\text{-}12}$			D_7 Entspricht der Spitze des proc. xyphoideus D_8 Vorn, etwa in der Mitte zwischen der Brustwarze und Nabel D_9 Vorn, oberhalb des Nabels; hinten etwa oberhalb des I. Lumbaldorns D_{10} Vorn entspricht d. Nabel; hinten dem I. bis II. Lumbaldorn D_{11} Vorn unterh. des Nabels D_{12} Vorn unterster Bauchteil, dicht oberhalb der Leistengegend, hinten entspricht die untere Grenze dieser Zone dem V. Lumbaldorn oder etwas tiefer		
L_1	m. cremaster (L_1) Ferner mm. multifidus, spinalis lumbo-thorac., intertransvers., lumb. post., ilio-costalis lumborum	m. transvers. abdom. (D_7—L_1) m. ilio-cost. lumb. (D_7—L_1) m. obl. abdom. int. (D_8—L_1) m. pyramidalis (D_{12}—L_1) m. quadr. lumb. (D_{11}—L_2 oder L_{1-4}) m. psoas maj. et min. ((D_{12}), L_{1-3}, (4))	Oberer Teil des Oberschenkels und wohl auch das unterste Bauchgebiet	n. ilio-hypogastr. (D_{12}—L_1) n. ilio-inguin. (L_{1-2}) n. spermat. ext. (L_{1-2}) n. lumbo-inguin. (L_{1-3}) n. cutan. fem. ext. (L_{1-3}) n. cruralis (L_{1-5})	Cremasterreflex (L_{1-2})
L_2	m. adductor longus (L_{2-3}) m. pectineus (L_{2-3}) m. sartorius (L_{2-3}) m. vast. med. (L_{2-3}) m. adductor brev. (L_{2-4}) m. gracilis (L_{2-4})	m. quadr. lumb. (D_{11}—L_2 oder L_{1-4}) m. psoas maj. et min. ((D_{12}), L_{1-3}, (4))	Fast die ganze vordere Fläche des Oberschenkels	n. ilio-inguinalis (L_{1-2}) n. spermat. ext. (L_{1-2}) n. lumbo-inguin. (L_{1-3}) (n. cutan. ferm. ext. L_{1-3})	Cremasterreflex (L_{1-2}) Patellarreflex (L_{2-4})

Segment	Muskeln		Gefühlsinnervation der Haut	Segmentversorgung der wichtigeren peripher. Spinalnerven	Reflexe
L_2	m. vastus intermed. (L_2—$_4$) m. rect. fem. (L_2—$_4$) m. iliacus (L_2—$_4$) Ferner zu mm. multifidus, intertransvers. post. lumb., longissimus			n. cruralis (L_1—$_5$) n. obturatorius (L_2—$_4$)	
L_3	m. obturat. ext. (L_3—$_4$) m. adductor magn. (L_3—$_4$) m vast. later. (L_3—$_4$) m. subfemor. (L_3—$_4$) Ferner zu mm. multifidus spin., intertransvers. lumb. post.	m. quadr. lumb. (D_{11}—L_2 oder L_1—$_4$) m. psoas maj. et min. ((D_{12}), L_1—$_3$, $_{(4)}$) m. adduct. long. (L_2—$_3$) m. pectineus (L_2—$_3$) m sartorius (L_2—$_3$) m. vast. med. (L_2—$_3$) m. adductor br. (L_2—$_4$) m. gracilis (L_2—$_4$) m. vast. intermed. (L_2—$_4$) m. rect. fem. (L_2—$_4$) m. iliacus (L_2—$_4$)	Kniegegend	n. lumbo-inguin. (L_1—$_3$) n. cutan. ferm. ext. (L_1—$_3$) n. cruralis (L_1—$_5$) n. obturatorius (L_2—$_4$) n. glut. sup. (L_3—S_2) n. glut. inf. (L_3—S_2) n. peroneus (L_3—S_2) n. tibialis (L_3—S_2)	Patellarreflex (L_2—$_4$)
L_4	m. tibialis ant. (L_4, $_{(5)}$) m. tensor fasc. lat. (L_4—$_5$) m. ext. hall. long. (L_4—$_5$, (S_1)) m. ext. hall. br. (L_4—$_5$, (S_1)) m. popliteus (L_4—$_5$, S_1) m. plantaris (L_4—$_5$, S_1) m. semimembran. (L_4, $_5$, S_1) m. semitendin. (L_4, $_5$, S_1) m. gemellus inf. (L_4—$_5$, S_1) m. quadr. fem. (L_4—$_5$, S_1) m. ext. digit. br. (L_4, $_5$, S_1) m. ext. digit. long. (L_4, $_5$, S_1) m. glut. med. ([illegible])	m. quadr. lumb. (D_{11}—L_2 oder L_1—$_4$) m. psoas maj. et min. ((D_{12}), L_1—$_3$, (L_4)) m. adductor br. (L_2—$_4$) m gracilis (L_2—$_4$) m. vast. intermed. (L_2—$_4$) m. rectus fem. (L_2—$_4$) m. iliacus (L_2—$_4$) m. obturat ext. (L_3—$_4$) m. adduct. magn. (L_3—$_4$) m. vast. later. (L_3—$_4$) m. subfemor. (L_3—$_4$)	Das innere Gebiet des Unterschenkels vorn und hinten	n. cruralis (L_1—$_5$) n. obturatorius (L_2—$_4$) n. glut. sup. (L_3—S_2) n. glut. inf. (L_3—S_2) n. peron. (L_3—S_2) n. tibialis (L_3—S_3)	Patellarreflex (L_2—$_4$) Glutäalreflex (L_4—$_5$)

L_4	m. glut. mimim. (L_{4-5}, S_1) m. gemellus sup. $(L_{(4), 5}, S_{1, (2)})$ m. biceps (cap. br.) $(L_{(4), 5}, S_{1, (2)})$ m. soleus $(L_{(4), 5}, S_{1, (2)})$ m. glut. maxim. $(L_{(4), 5}, S_{1, (2)})$ m. gastrocnem. $(L_{(4), 5}, S_{1-2})$ Ferner zu m. multifidus.				
L_5	m. peron. long. (L_5, S_1) m. peron. brev. (L_5, S_1) m. peron. tert. $(L_5, (S_1))$ m. flex. digit. br. (L_5, S_1) m. abduct. hall. (L_5, S_1) m. flex. hall. br. (L_5, S_1) mm. lumbric. (prim. et sec.) (L_5, S_1) m. tib. post. $(L_5\text{—}S_{1, (2)})$ m. obturat. int. (L_5, S_{1-2}) m. biceps (cap. long.) (L_5, S_{1-2}) m. flexor halt. long. (L_5, S_{1-2}) m. flex. dig. comm. long. (L_5, S_{1-2})	m. tibialis ant. $(L_4, {}_{(5)})$ m. tensor fasc. lat. (L_{4-5}) m. extens. hall. long. $(L_{4-5}, (S_1))$ m. extens. hall. br. $(L_{4-5}, (S_1))$ m. popliteus $(L_{4, 5}, S_1)$ m. plantaris $(L_{4, 5}, S_1)$ m. semimembran. $(L_{4, 5}, S_1)$ m. semitendin. $(L_{4, 5}, S_1)$ m. gemellus inf. $(L_{4, 5}, S_1)$ m. quadr. fem. $(L_{4, 5}, S_1)$ m. ext. dig. br. $(L_{4, 5}, S_1)$ m. ext. dig. long. $(L_{4, 5}, S_1)$ m. glut. med. (L_{4-5}, S_1) m. glut. minim. (L_{4-5}, S_1) m. gemellus sup. $(L_{(4), 5}, S_{1, (2)})$ m. biceps (cap. br.) $(L_{(4), 5}, S_{1, (2)})$ m. soleus $(L_{(4), 5}, S_{1, (2)})$ m. glut. max. $(L_{(4), 5}, S_{1, (2)})$ m. gastrocnem $(L_{(4), 5}, S_{1-2})$	Vorn von Dorsum pedis in engem Streifen nach oben, hinten von der Planta pedis ebenfalls in engem Streifen bis zur Mitte der Wade	n. cruralis (L_{1-5}) n. glut. sup. $(L_3\text{—}S_2)$ n. glut. inf. $(L_3\text{—}S_2)$ n. peron. $(L_3\text{—}S_2)$ n. tibialis $(L_3\text{—}S_3)$	Glutäalreflex (L_{4-5}) Achillesreflex (L_5, S_1, S_2)
S_1	m. piriformis (S_{1-2}) m. opponens dig. min. (S_{1-2}) m. abductor dig. min. (S_{1-2}) m. inteross. plant. tert. (S_{1-2}) m. inteross. dors. quart. (S_{1-2}) m. lumbric. tert. et quart. (S_{1-2}) m. caro-quadrata Sylvii (S_{1-2}) m. transv. plantae (S_{1-2}) m. adductor hall. (S_{1-2}) m. flexor. hall. br. (S_{1-2}) m. inteross. int. (S_{1-2}) m. plant. prim. et sec. (S_{1-2}) m. interosseus ext. dors. prim., sec. et tert. (S_{1-2})	m. ext. hall. long. $(L_{4-5}, (S_1))$ m. ext. hall. br. $(L_{4-5}, (S_1))$ m. popliteus (L_{4-5}, S_1) m. plantaris (L_{4-5}, S_1) m. semimembran. $(L_{4, 5}, S_1)$ m. semitendin $(L_{4, 5}, S_1)$ m. gemellus inf. (L_{4-5}, S_1) m. quadr. fem. (L_{4-5}, S_1) m. ext. dig. br. $(L_{4, 5}, S_1)$ m. ext. dig. long. $(L_{4, 5}, S_1)$ m. glut. med. (L_{4-5}, S_1) m. glut. minim. (L_{4-5}, S_1) m. gemellus sup. $(L_{(4), 5}, S_{1, (2)})$ m. biceps (cap. br.) $(L_{(4), 5}, S_{1, (2)})$ m. soleus $(L_{(4), 5}, S_{1, (2)})$	Zieht (nach Bolk) in 2 Streifen am Unterschenkel empor, deren einer vom Dorsum pedis hinter der Fibula aufsteigt, während der andere von der Außenfläche der Ferse spiralig über die Wade an den inneren Femurkondyl gelangt	n. glut. sup. $(L_3\text{—}S_2)$ n. glut. inf. $(L_3\text{—}S_2)$ n. peron. $(L_3\text{—}S_2)$ n. tibialis $(L_3\text{—}S_3)$ n. cutan. fem. post. (S_{1-3})	Achillesreflex (L_5, S_1, S_2) Plantarreflex (S_{1-2})

Segment	Muskeln		Gefühlsinnervation der Haut	Segmentversorgung der wichtigeren peripher. Spinalnerven	Reflexe
S_1	Ferner zu m. multifidus	m. glut. max. $(L_{(4),5}, S_{1,(2)})$ m. gastrocnem. $(L_{(4),5}, S_{1-2})$ m. peron. long. (L_5, S_1) m. peron. br. (L_5, S_1) m. peron. tert. $(L_5, (S_1))$ m. flex. digit. br. (L_5, S_1) m. abduct. hall. (L_5, S_1) m. flex. hallfbr. (L_5, S_1) mm. lumbr. (prim. et sec.) (L_5, S_1) m. tib. post. $(L_5, S_{1,(2)})$ m. obturat. int. (L_5, S_{1-2}) m. biceps (cap. long.) (L_5, S_{1-2}) m. flex. hall. long. (L_5, S_{1-2}) m. flex.dig. comm. long. (L_5, S_{1-2})			
S_2	Zu m. multifidus	m. gemellus sup. $(L_{(4),5}, S_{1,(2)})$ m. biceps (cap. br.) $(L_{(4),5}, S_{1,(2)})$ m. soleus $(L_{(4),5}, S_{1,(2)})$ m. glut. max. $(L_{(4),5}, S_{1,(2)})$ m. gastrocnem. $(L_{(4),5}, S_{1-2})$ m. tib. post. $(L_5, S_{1,(2)})$ m. obturat. int. (L_5, S_{1-2}) m. biceps (cap. long.) (L_5, S_{1-2}) m. flex. hall. long. (L_5, S_{1-2}) m. flex.dig.comm.long. (L_5, S_{1-2}) m. piriformis (S_{1-2}) m. opponens dig. min. (S_{1-2}) m. abd. dig. min. (S_{1-2}) m. inteross. plant. tert. (S_{1-2}) m. inteross. dors. quart. (S_{1-2}) m. lumbric. tert. et quart. (S_{1-2}) m. caro-quadrata Sylvii (S_{1-2}) m. transvers. plantae (S_{1-2}) m. abductor. hall. (S_{1-2}) m. flex. hall. br. (S_{1-2}) m. inteross. int. (S_{2-2})	Der größte Teil der Hinterfläche des Oberschenkels und das laterale Gebiet der Hinterfläche des Unterschenkels	n. glut. sup. $(L_3—S_2)$ n. glut. inf. $(L_3—S_2)$ n. peroneus $(L_3—S_2)$ n. tibialis $(L_3—S_3)$ (n. cut. fem. post. S_{1-3})	Achillesreflex (L_5, S_1, S_2) Plantarreflex (S_{1-2}) Ejakulationszentrum (S_{2-3})

S_2		m. plant. prim. et sec. (S_{1-2}) m. inteross. ext. dors. prim., sec. et tert. (S_{1-2})			
S_3	m. transvers. perin. prof. (S_3) m. sphincter urethae (S_3) m. bulbo-cavernosus (S_3) m. transv. perin. superfic. (S_3) m. ischio-cavernosus (S_3) m. levator ani (S_{3-4}) m. sphincter ani ext. (S_{3-4}) m. coccygeus (S_{3-5} + Cocc.)		Großer Abschnitt der Glutäalgegend, auch oberer Teil der Innenfläche des Oberschenkels (oben bis zur Rumpfbeingrenzlinie)	n. tibialis (L_3—S_3) n. cut. fem. post. (S_{1-3}) n. pudendo-haemorrhoid. (S_{3-4})	Ejakulationszentrum (S_{2-3}) Erektionszentrum (S_3) Blasenzentrum (S_{3-4}) Mastdarmzentrum (S_{3-4})
S_4		m. levator ani (S_{3-4}) m. sphincter ani ext. (S_{3-4}) m. coccygeus (S_{3-5} + Cocc.)	Innerer und medialer Abschnitt der Glutäalgegend, innere Partie des Sacrum	n. pudendo-haemorrh. (S_{3-4}) nn. ano-coccygei (S_{4-5})	Blasenzentrum (S_{3-4}) Mastdarmzentrum (S_{3-4})
S_5	m. sacro-coccygeus ant. (S_5) m. sacro-coccygeus post. (S_5)	m. coccygeus (S_{3-5} + Cocc.)	Steißbeingegend	nn. ano-coccygei (S_{4-5})	Analreflex (S_5 + Cocc.)

Außer der Höhendifferenz zwischen Wurzelursprung und zugehörigem Wirbelkörper ist hier zu betonen, daß die Processus spinosi der Dorsalwirbelsäule meistens über den unteren Rand ihres eigenen Wirbelkörpers bis etwa zur Mitte des nächst unteren sich erstrecken, während sie an der Hals- und Lendenwirbelsäule mehr horizontal stehen und so im Niveau ihrer Wirbelkörper liegen. Diese beiden Momente bedingen es, daß das Niveau eines jeden Segmentes und der aus ihm entspringenden Wurzel nicht dem Processus spinosus entspricht, der der Zahl nach zu ihnen gehört, sondern einem höheren, an der Dorsalwirbelsäule sicher einem weit höheren; so z. B. entspricht dem 5. Dorsalwurzelpaare bzw. dem 5. Dorsalsegmente der 3. Processus spinosus dorsalis. Ich verweise in dieser Beziehung auf Abb. 12 und Abb. 13. Erwähnen möchte ich nur noch, daß es auch hier individuelle Varietäten gibt, deren Genese noch nicht klar ist. In meiner Publikation aus dem Jahre 1905[78]) habe ich die Frage aufgeworfen, ob sie nicht mit der Körpergröße zusammenhängen können.

Neben den Ausfallssymptomen, den Lähmungen und Anästhesien, die, abgesehen von ihrem objektiven Charakter, schon deshalb mit ziemlicher Sicherheit für die Segmentdiagnose zu verwerten sind, weil sie auch von der Kompression des Markes selbst abhängen, ist der Sitz und das Verbreitungsgebiet der Reizerscheinungen, insbesondere der Schmerzen und der radikulären Hyperästhesie, namentlich bei den so häufigen Neubildungen der harten und weichen Häute von der größten diagnostischen Bedeutung. Sind sie doch fast immer Segmentsymptome, die der Tumor direkt an seinem Sitze hervorruft und beim Weiterwachsen nach oben immer von neuem erzeugt. Diese sensiblen Reizerscheinungen zeigen in vielen Fällen die höchsten ergriffenen Segmente an und werden noch bedeutsamer, wenn direkt unter ihnen die Anästhesie beginnt, oder wenn zu ihnen eine Druck- und Klopfempfindlichkeit, zuweilen auch eine Dämpfung des Perkussionsschalles (Oppenheim) der ihnen entsprechenden Dornfortsätze oder auch der Querfortsätze hinzukommt. In einzelnen Fällen ist auf diese Symptome allein hin, zu denen sich bei cervicalem Sitze noch eine Lidspalten- und Pupillendifferenz und eine leichte Hypästhesie im Ulnarisgebiete (Nonne[171]), bei dorsalem der Ausfall eines Bauchdeckenreflexes (Oppenheim[169]) hinzugesellte, die richtige Diagnose gestellt und die Exstirpation erfolgreich ausgeführt worden. Es darf aber nicht unerwähnt bleiben, daß außer über radikuläre Schmerzen, oder sogar vor diesen, die Kranken oft über Neuralgien in entfernten Gegenden, so eine meiner Kranken mit Cervicaltumor in den unteren Intercostalnerven, ein Patient Nonnes[171]) sogar im Kreuz und in einem Beine klagten.

Aus der Reihenfolge, in der sich die verschiedenen Wurzel- und Marksymptome entwickeln, kann man zuweilen schließen, in welchem Teile der Zirkumferenz des Rückenmarks die Geschwulst sitzt oder ihren größten Umfang erreicht hat, ob seitlich in der Gegend der hinteren oder vorderen Wurzeln oder der Seitenstränge oder hinten oder endlich

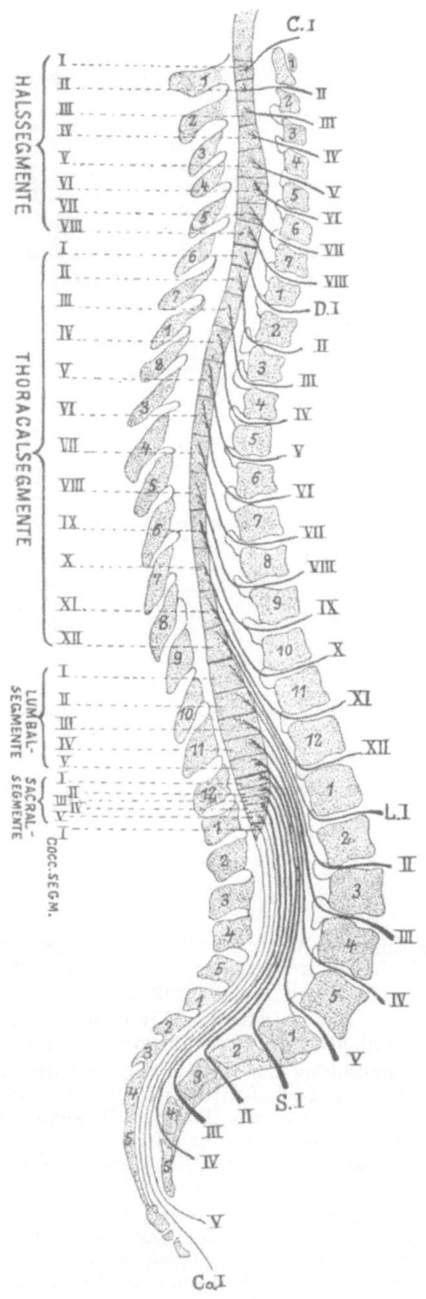

Abb. 12. Skeletotopie des Rückenmarks. (Nach Déjérine-Flatau, aus Handbuch der Neurologie, Band I.)

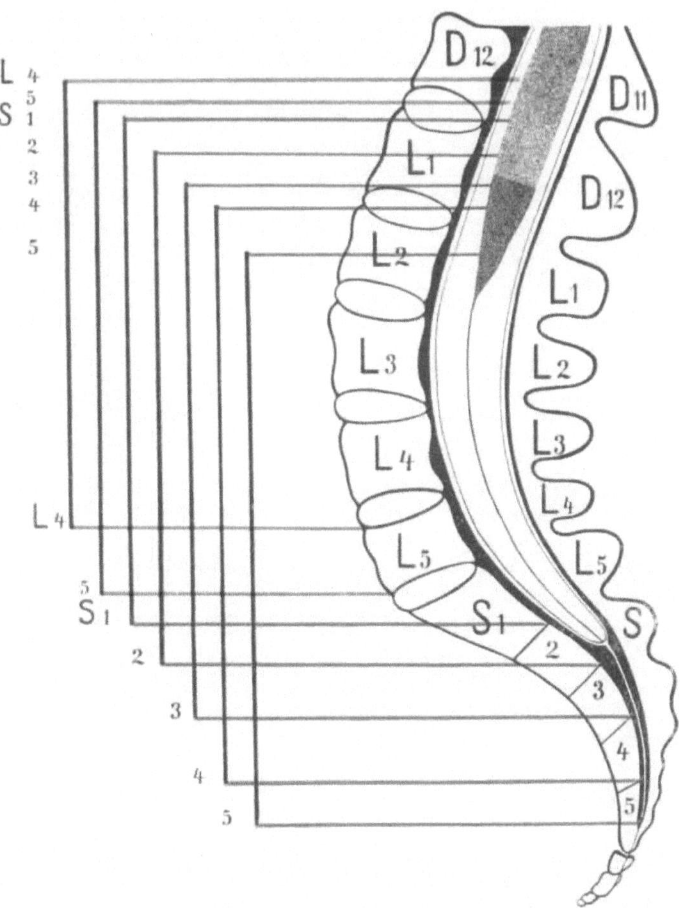

Abb. 13. Das untere Ende der Wirbelsäule in seiner topographischen Beziehung zum Lenden- und Sakralmark und zu den Ursprüngen und Austrittsstellen der Lenden- und Sakralnerven.

(Nach Raymond, aus Knoblauch, Klinik und Atlas der chronischen Krankheiten des Zentralnervensystems.)

In der schematischen Darstellung der Wirbelsäule sind die XI. und XII. Brustwirbel mit D_{11} und D_{12}, die Lendenwirbel mit L_1—L_5, das Kreuzbein mit S, S_{1-5} bezeichnet. Der dunkler gekörnte Teil des Rückenmarks stellt den Conus medullaris (nach Raymond) vor; an ihn schließt sich nach unten das Filum terminale an. Der weiß gelassene Teil des Duralsacks wird von der Canda equina durchzogen.

Die oberen horizontalen Linien zeigen die Höhe an, in der die Nervenwurzeln (L4 und 5 die Wurzeln des IV. und V. Lendennerven, S1—5 des I.—V. Sakralnerven) aus dem Rückenmark entpringen, während die damit durch Vertikallinien verbundenen unteren Horizontalen die Austrittsstellen der entsprechenden Wurzeln aus dem Wirbelkanal bezeichnen. Die vertikalen Verbindungslinien geben also die Länge der einzelnen Wurzeln der Canda equina an.

vorn median. Diese Folgerungen müssen aber stets mit großer Vorsicht gezogen werden, da die Hauptsymptome zuweilen nicht von der der Neubildung direkt anliegenden, sondern von der stärker komprimierten, gegenüber liegenden Seite geliefert werden. So bestanden in dem ersten von Brodnitz und mir mitgeteilten Falle fast nur motorische Ausfallssymptome, obgleich die Geschwulst nur die hintere Zirkumferenz der Medulla einnahm. In einem Falle Nonnes[171]) bildeten mehrere Jahre hindurch das einzige schwere Symptom hartnäckige und heftige Schmerzen, obwohl die Kompression des Rückenmarks ausschließlich von der Vorderseite angriff. Ein ähnliches Verhalten scheint gar nicht so selten zu sein, wenn man sich die Kasuistik daraufhin näher ansieht.

Es wurde oben schon kurz erwähnt, daß es zwischen den intra- und den extraduralen Neubildungen einige Unterscheidungsmerkmale gibt. Zunächst ist der Verlauf der letzteren kürzer, was zum Teil daher rührt, daß diese Tumoren sehr häufig bösartig und metastatisch sind (Sarkome, Teratome usw.). Auch Schlesinger (l. c.) kommt auf Grund seines großen Materiales zu dem Schluß, daß die extraduralen Geschwülste die kürzeste Dauer haben; etwas länger währen die intramedullären, am längsten die intraduralen, die fast immer gutartiger Natur sind (Fibrome, Fibrosarkome, Psammome usw.). Ich selbst habe unter den letzteren einen Fall von 18jähriger Dauer gesehen, der die Mutter eines Kollegen betraf und von anderer Seite für eine kombinierte Systemerkrankung gehalten worden war; eine fast identische Beobachtung haben vor kurzem Merzbacher und Castese[172]) mitgeteilt. Bei den extraduralen Gewächsen erstrecken sich wegen ihrer oft großen Längsausdehnung die Wurzelsymptome über größere Gebiete und führen vor dem Zustandekommen einer Markkompression nicht selten zu erheblichen Ausfallserscheinungen. Ferner ist bei ihnen die Klopf- und Druckempfindlichkeit sowie die Dämpfung des Perkussionsschalles über den Proc. spinosi und den Querfortsätzen etwas häufiger als bei den intraduralen Tumoren. Aber alle diese Kriterien können im Einzelfalle zu Täuschungen Veranlassung geben; sie sind nur mit der größten Vorsicht zu verwerten.

Die meisten der für die epiduralen Geschwülste charakteristischen Merkmale treffen auch für die vertebralen (Wirbelsäulen-) Tumoren zu, so die relativ kurze Dauer, die oft bösartige und noch häufigere metastatische Natur — gutartig sind in der Regel nur die Osteome (Exostosen) und die Enchondrome —, die große Ausbreitung der Wurzelsymptome sowie die Empfindlichkeit der palpablen Knochenteile bei Druck und beim Beklopfen. Hierzu kommt aber gegenüber allen endo-vertebralen Gewächsen eine bedeutende Erschwerung und Schmerzhaftigkeit der Rumpfbewegungen, die meistens schon ziemlich früh bei den Wirbeltumoren wahrzunehmen sind. Ausgesprochene Deformitäten der Wirbelsäule kommen außer bei der Karies und der Syringomyelie nur bei Wirbelgeschwülsten vor; leichte Skoliosen sind zuweilen auch bei extramedullären Tumoren beobachtet worden. Auch vor Eintritt der Gestaltveränderungen kann eine Röntgenuntersuchung die Wirbelgeschwulst diagnostizieren lassen, aber ein negatives Ergebnis dieser Methode darf wie mannigfache Erfahrungen gezeigt haben [vgl. auch Nonne[171]), der berichtet, daß ein Riesenzellensarkom den ganzen 8. Halswirbelkörper zerstört hatte, ohne daß dies auf dem Röntgenbild zu erkennen war], nicht gegen die Annahme einer vertebralen Neubildung verwertet werden; umgekehrt kann ein positiver Röntgenbefund (sog. akzidenteller Schatten) irreführen, wie in einem Fall von Brodnitz und mir[170]). Ferner unterscheidet sich der Verlauf der Wirbeltumoren von dem typischen der Tumoren der Häute, indem bei jenen die Knochensymptome zuerst, dann die Wurzel- und hierauf die von vornherein oft bilateralen Marksymptome, und zwar recht häufig schlaffe Lähmungen (Serko[173]) in die Erscheinung treten, während bei diesen zunächst die Wurzel-, dann die Mark- (Brown-Séquardsche Halbseitenlähmung) und, wenn überhaupt, zuletzt die hier überdies nur objektiven Knochensymptome zu konstatieren sind. Auch läuft der ganze Krankheitsprozeß bei der Wirbelgeschwulst schneller und für den Kranken aufregender ab. Endlich handelt es sich bei der letzteren, wie bereits erwähnt, in der weitaus größeren Mehrzahl um Metastasen maligner Geschwülste (Uterus-, Mamma-, Magen-, Prostata-Karzinome usw.), die sich im Rückenmark selbst oder in seinen Meningen fast nie etablieren, so daß der Nachweis eines primären Tumors, eine etwaige Kachexie, öfters auch das höhere Alter differentialdiagnostisch erheblich ins Gewicht fallen. Die Kasuistik lehrt jedoch, daß alle diese Eigentümlichkeiten, wenn auch nur in Ausnahmefällen, zu Verwechslungen Anlaß geben können. Im allgemeinen läßt sich der vertebrale Tumor von dem intravertebralen wohl unterscheiden.

Bedeutend größer sind die Schwierigkeiten, die sich der Unterscheidung der intramedullären von den extramedullären Geschwülsten entgegenstellen. Auch Nonne[171]) hat das vor kurzem an der Hand eines größeren Materials betont, nachdem Stertz[174]), Oppenheim[169]) und ich [175]) bereits zu dem Schluß gekommen waren, daß diese Differentialdiagnose trotz gründlichster Erwägung aller bis jetzt bekannten Momente nicht mit Sicherheit zu stellen sei. Glücklicherweise sind die hierdurch entstehenden Irrtümer jetzt nicht mehr von so großer Bedeutung wie früher, als die Marktumoren noch als ein Noli me tangere galten, da es, wie oben bereits erwähnt, gelungen ist, eine größere Zahl von intramedullären Neubildungen mit gutem Erfolge zu entfernen (siehe auch weiter unten). Trotzdem müssen wir selbstverständlich versuchen, die Differentialdiagnose so sicher wie möglich zu stellen. Im allgemeinen muß man daran festhalten, daß Wurzelsymptome bei den im Mark sitzenden Geschwülsten gar keine oder nur eine ganz untergeordnete Rolle spielen, und daß sich bei diesen Tumoren bald das Symptomenbild der transversalen Myelitis ausbildet. Die Erscheinungen von seiten der Wurzeln können aber auch bei den extramedullären Gewächsen ganz fehlen, wie oben schon hervorgehoben wurde; nach Serko[173]) läßt sogar die Hälfte derselben das neuralgische Stadium vermissen. Bei Marktumoren kommen zentral entstehende (Hinterhorn) und exzentrisch projizierte Schmerzen, namentlich auch in Form von quälenden Kälte- und Wärmeparästhesien, gar nicht selten vor; sie sind aber nicht radikulär begrenzt, sondern nehmen meistens das ganze unterhalb der Geschwulst liegende Gebiet ein. Gehen Lähmungen in den Armen oder Beinen radikulär begrenzten sensiblen Reizerscheinungen zeitlich voraus, so muß man an ein vom Marke ausgehendes Neoplasma denken. Dissoziierte Empfindungslähmungen sind bei den intramedullären Tumoren (graue Substanz) wohl am häufigsten, können aber auch, wie wir gesehen haben, bei den extramedullären zur Beobachtung gelangen. Wichtig ist auch noch, daß ein zuweilen rasches Fortschreiten der Erscheinungen nach oben, wie es besonders den zentralen Sarkomen entspricht, auf den Sitz im Marke deutet, da diese Ausdehnung der Symptome bei den extramedullären, speziell den intraduralen Neubildungen, wegen ihres in der Regel nur transversalen, nicht longitudinalen Wachstums gewöhnlich nicht vorkommt. Aber auch dieses differentielle Kriterium kann trügen, ebenso wie die für die größere Wahrscheinlichkeit der intramedullären Lokalisation gewöhnlich ins Feld geführte Neigung zu Remissionen und Verlaufsschwankungen. Daß die letztere Eigentümlichkeit auch einem intraduralen Tumor in ganz besonders prägnantem Grade zukommen kann, dafür kann ein von mir[170]) mitgeteilter Fall als gutes Beispiel dienen.

Von der größten praktischen Bedeutung ist nun die Unterscheidung der im Bereiche der Medulla spinalis liegenden Geschwülste von andersartigen, hier vorkommenden Affektionen. Zunächst kommt die Karies der Wirbelsäule in Betracht, die häufigste Ursache einer Rückenmarkskompression, deren Differentialdiagnose gegenüber den Rückenmarkstumoren nach meiner Erfahrung schwieriger ist und öfter in Frage kommt, als es nach den Erörterungen in der Literatur scheinen könnte. Auch H. Oppenheim ist in seinem Referate auf dem Budapester internationalen medizinischen Kongreß[176]) auf diese Differentialdiagnose nicht näher eingegangen. Er erwähnt das selbst in einer Fußnote und bemerkt gleichzeitig, daß er vor kurzem in einem Falle, in dem er sich mehr für die Annahme eines meningealen Tumors oder einer Meningitis serosa ausgesprochen hatte, bei der Operation durch den Befund einer Wirbelkaries überrascht wurde. Ich habe bereits in einer früheren Arbeit [165]) auf diese Frage hingewiesen und muß auch jetzt noch auf Grund mehrerer, in den letzten Jahren gemachter Beobachtungen erklären, daß dieselbe zweifellos unterschätzt wird.

Schlesinger und Bruns sowie Nonne widmen ihr allerdings eingehendere Erörterungen. Es wird sich empfehlen, zunächst die Unterscheidungsmerkmale zwischen der Spondylitis und den vertebralen, und dann diejenige zwischen ihr und den endovertebralen Tumoren zu besprechen. Tuberkulose anderer Organe, namentlich der Lungen, Drüsen, Knochen und Gelenke, hereditäre Belastung, beständige Fieberbewegungen werden in beiden Fällen mehr für das Malum Pottii sprechen; ebenso der positive Ausfall der Pirquetschen Reaktion, wenn sich sonst im Körper kein tuberkulöser Herd findet. Von der diagnostischen Tuberkulinreaktion würde ich raten, abzustehen, da ich bereits zweimal nach deren Ausführung von anderer Seite rasche Progredienz der Wirbeltuberkulose gesehen habe. Gegenüber den Geschwülsten der Wirbelsäule kann man geltend machen, daß jene Krankheit vorzugsweise in der Kindheit und Jugend auftritt, während die Neoplasmen der Wirbel im höheren Alter entschieden überwiegen. Aber die Spondylitis ist im höheren Alter keineswegs selten, und erst vor kurzem habe ich einen 64jährigen Verwandten eines Kollegen gesehen, bei dem sonst absolut nichts von Tuberkulose nachzuweisen war, und der doch, wie ich annahm, und wie auch später die Obduktion bestätigte, an einer schweren Spondylitis der unteren Dorsal- und des obersten Lendenwirbels litt. Die früher von Gowers angegebenen Unterschiede im Verhalten der Wurzel- und Marksymptome bei den beiden Krankheiten können zu Trugschlüssen führen. Im allgemeinen sind ja die Wurzelschmerzen beim Wirbelkarzinom intensiver und andauernder; ich habe aber 2 Kranke mit Karies der Wirbelbogen beobachtet, die ganz furchtbar unter diesen Neuralgien litten. Auch Muskelatrophien kommen bei beiden Affektionen vor. Bruns hebt aber mit Recht hervor, daß sich beim Wirbeltumor die Schmerzen und Atrophien wegen des Ergriffenseins einer größeren Anzahl von Wirbeln oft über weite Gebiete erstrecken und sich auch oft oberhalb einer Difformität der Wirbelsäule finden, was bei der Karies wohl kaum vorkommt. Desgleichen scheint Herpes zoster, der beim Krebs des Wirbelknochens zuweilen beobachtet wird, bei der Tuberkulose noch nicht konstatiert zu sein. Brown-Séquardsche Symptome kommen nach Oppenheim bei der Karies kaum in 5% der Fälle vor, sind aber auch beim Wirbeltumor recht selten. Plötzliche Para- oder Diplegie durch Zusammenknicken der Wirbelsäule habe ich relativ oft bei der Spondylitis gesehen; sie mag wohl etwas häufiger bei der Zerstörung des Knochens durch Geschwülste sein. Von den Wirbelsäulendeformitäten ist der Gibbus charakteristisch für die Karies, beim Karzinom handelt es sich meistens um eine Kyphose, auch sieht man bei ihm öfters eine seitliche Verschiebung der Processus spinosi. Tumorartige, knochenharte, langdauernde Anschwellungen der Wirbelsäule, namentlich in der Hals- und oberen Dorsalwirbelsäule habe ich relativ oft gesehen; man kann sie zur Unterscheidung der beiden Krankheitsformen nicht benutzen; nur wenn sie während der Beobachtung zurückgehen oder weicher werden, wird eine Karies wahrscheinlicher. Sicher für Karies sprechen Senkungsabszesse oder der Ausgang in Heilung, auch längere Stillstände; fast sicher für Wirbeltumoren der Nachweis einer primären Geschwulst oder auch die Feststellung, daß vor längerer Zeit ein Uterus- oder Mammakarzinom exstirpiert worden ist. Es gibt eine nicht kleine Zahl von Fällen, in denen es auch dem Erfahrenen nicht gelingt, eine einigermaßen zweifelfreie Entscheidung zu treffen.

Nicht viel besser ist es zuweilen mit der Differentialdiagnose zwischen Spondylitis und intravertebralem Tumor bestellt. Es handelt sich hier besonders um die Fälle, in denen Wirbelsäulensymptome gar nicht oder nur in geringfügigem Grade vorliegen und auch sonst nichts von Tuberkulose im Körper nachzuweisen ist; ein ausgesprochener Gibbus spricht natürlich gegen Tumor. An der Halswirbelsäule ist auch die Untersuchung der Wirbelkörper im Pharynx nicht zu versäumen. Besonders schwierig kann die Unterscheidung bei der von den Wirbelbögen ausgehenden Karies sein, wo halbseitige Wurzelneuralgien bzw. -neuritiden längere Zeit das einzige Symptom der Krankheit darstellen können, ebenso wie bei den Tumoren der Häute; freilich jahrelang, wie bei den letzteren, dauert dieses Stadium bei der Tuberkulose nicht. Sobald einmal deutliche Zeichen der Markkompression festzustellen sind, dann verläuft das Malum Pottii meistens viel schneller ad exitum, obwohl es bei ihm auch dann noch oft genug zu Heilung oder Stillstand kommt. Selbstverständlich ist in diesen Fällen auch immer eine Röntgenuntersuchung vorzunehmen. Ausgesprochener „Stauchungsschmerz" spricht für Karies. Permanente steife Kopfhaltung bei cervicalem Sitz kann man bei beiden Affektionen beobachten, ist aber wohl bei der Tuberkulose etwas häufiger. Ferner wird bei der letzteren die Extensionsbehandlung in der Regel Nutzen bringen, gar nicht selten sogar sehr erheblichen, während sie beim Tumor den Zustand geradezu verschlimmert. Wenn man auch in der großen Mehrzahl der Fälle die Unterscheidung zwischen beiden Krankheitsprozessen treffen kann, so kann sie doch im Einzelfalle unmöglich sein. Ich kam deshalb bereits im Jahre 1905[165]) auf Grund eines genau beobachteten Falles zu dem Schluß: Die Differentialdiagnose zwischen Wirbelkaries und Tumor des Cervicalmarks ist in manchen Fällen trotz eingehendster Berücksichtigung aller bekannten diagnostischen Momente nicht mit absoluter Sicherheit zu stellen. Insbesondere lasse man sich durch das Überwiegen der motorischen und muskeltrophischen Störungen über die sensiblen nicht von der Annahme einer Geschwulst abhalten. Sind die Zweifel nicht zu zerstreuen, so soll man dem Kranken unter offener Erklärung der Sachlage, der Aussichtslosigkeit seines Leidens einerseits, der nicht allzu großen Gefahren der Operation als einziger Rettungschance andererseits, eher zu dem chirurgischen Eingriffe zuraten. Ferner bemerkte ich, daß ich mich auf Grund der Beobachtung unseres Falles und des Literaturstudiums nicht ganz des Eindrucks erwehren konnte, daß so manche Fälle von Halswirbelkaries, die nicht zur Autopsie gelangten (und das sind nicht wenige) Geschwülste waren. Sollte man sich aber doch irren und bei einer Operation eine Spondylitis finden, so kann man dem Kranken oft auch dann sehr viel nützen, zuweilen ihn sogar völlig heilen. Was hier von der Spondylitis cervicalis gesagt ist, gilt auch von der dorsalen, lumbalen und sakralen Karies.

Bei der oft langen Dauer der initialen Schmerzperiode der Tumoren des Rückenmarks liegt die Annahme von Neuralgien oder Neuritiden nahe, besonders solange gar keine Symptome von seiten des Markes oder der Wirbelsäule bestehen, was vorzugsweise bei den von den Häuten ausgehenden Geschwülsten vorkommt. Sowohl Occipital-Brachial-,

Intercostal-Neuralgien als auch die Ischias können zuweilen eine mehr oder weniger lange Zeit zu Verwechslungen führen. Soweit die Schmerzen rein psychisch bedingt sind (Hysterie, Psychalgien), wird man wohl meistens imstande sein, ihren Charakter aufzudecken; außer anderen bekannten Unterscheidungsmerkmalen ist hier auch auf das vor kurzem von v. Frankl-Hochwart[177]) mitgeteilte hinzuweisen, daß die Personen mit psychischen Schmerzen kaum je von diesen träumen, während die organisch bedingten im Traume öfters eine Rolle spielen. Größere Schwierigkeiten können die echten Neuralgien und die auf dyskrasischen und infektiösen Prozessen beruhenden Wurzelneuritiden (Radiculitiden) bereiten. Die letzteren, die am häufigsten auf Lues, aber auch auf Tuberkulose, Gicht, Diabetes, Rheumatismus und andere Infektionen zurückzuführen sind (vgl. Camus[178]), und die mir häufiger zu sein scheinen, als aus der deutschen Literatur hervorgeht, können um so eher zu Verwechslungen Anlaß geben, als auch bei ihnen keine Druckempfindlichkeit der peripheren Nerven, sondern eine solche der Proc. spinosi oder der Querfortsätze der Wirbel nachzuweisen ist, und bei ihnen gleichfalls die Schmerzen und Parästhesien bei Erschütterungen (Husten, Niesen) sowie bei Körperbewegungen, namentlich Kopfbewegungen bei Radiculitiden im Bereiche des Plexus brachialis, zunehmen. Auch sind natürlich etwaige hyper- und hypästhetische Zonen bei diesen und den durch Kompression bedingten Wurzelneuritiden dieselben. Gegen eine echte Neuralgie im Gebiete des unteren Plexus brachialis und für Tumor, nicht aber unbedingt gegen eine Radiculitis, spricht eine Verengerung der Pupille und Lidspalte auf der erkrankten Seite (Druck auf die das Rückenmark wahrscheinlich mit der vorderen Wurzel des I. Dorsalnerven verlassende und mittelst des Ramus communicans zum Grenzstrang des Halssympathicus ziehende Leitungsbahn des Centrum ciliospinale). Arteriosklerotische Schmerzen in den Beinen bei gleichzeitiger Alterskyphose können zur Vermutung eines Wirbeltumors führen. Demselben Irrtum kann man im Beginne der ankylosierenden Wirbelentzündung (Strümpell, Bechterew) wegen der oft heftigen Wurzelneuralgien verfallen.

Bei der Lues spinalis ist zunächst zu bemerken, daß das ausschließliche Befallensein des Rückenmarks von der Lues bei völlig intaktem Gehirn sehr selten ist, man wird also sorgfältig nach Cerebralerscheinungen zu suchen haben. Die Syphilis des Rückenmarks, ebenso wie die des Gehirns, die Gummen eingeschlossen, verläuft gewöhnlich nicht so ununterbrochen progressiv wie der Tumor spinalis, sondern meistens sprunghaft; daß aber auch der letztere häufige und lange Remissionen zeigen kann, wurde oben schon erwähnt. Meistens äußert sich die Lues in multiplen Herden und diffusen Veränderungen, so daß ihr gegenüber in der Regel nur die andersartigen multiplen Neubildungen in Frage kommen, hauptsächlich die Neurofibromatosis, auf welche aber gewöhnlich die gleichartigen Geschwülste der Haut hinweisen. Das wichtigste Unterscheidungsmerkmal zwischen Tumor im Bereiche des Rückenmarks und Lues spinalis besitzen wir aber jetzt in der Seroreaktion, im positiven Ausfall der Wassermannschen Reaktion und in dem Ergebnis der Liquoruntersuchung. Das „Kompressionssyndrom“ (Nonne[171]), Raven[179]): starke Vermehrung der Globuline (nachzuweisen durch Fällung mit Magnesiumsulfat) bei fehlender oder sehr geringer Lymphocytose mit oder ohne Gelbfärbung des Lumbalpunktates (Xanthochromie), welches die Differentialdiagnose zwischen komprimierendem Tumor und jeder primären Spinalaffektion erheblich erleichtert, gibt auch Aufschluß gegenüber der Syphilis des Rückenmarks in ihren verschiedenen Formen. (Vgl. auch Röpke[183]) und Reichmann[184]). Die Phase I ist bei beiden Erkrankungen positiv; die Wassermannsche Reaktion, auch mit der Auswertungsmodifikation, ebenso wie die Untersuchung auf Lymphocytose haben aber beim Tumor ein negatives Ergebnis, wie in dem von Nonne[171]) mitgeteilten Falle (Nr. 3). Sollten trotz alledem Zweifel bestehen bleiben, so müßte die Wirkung der antiluetischen Behandlung herangezogen werden. — Bezüglich des Kompressionssyndroms ist noch zu bemerken, daß sein Fehlen keineswegs eine Geschwulst ausschließt. Die Eiweißvermehrung wird durch Liquorstauung, unterhalb der Kompressionsstelle, nicht durch Entzündungsvorgänge verursacht; die Xanthochromie beruht auf Beimengung von Blutfarbstoff, wahrscheinlich infolge von Blutungen. Über die Art und die Lokalisation des komprimierenden Prozesses gibt das Syndrom keinen Aufschluß. Auch die Bemühungen Pierre Maries und seiner Mitarbeiter[180]), durch Bestimmung der Grenze zwischen Hyperalbuminose und normalem Eiweißgehalt die Segmentdiagnose zu stellen, scheinen bis jetzt zu keinem eindeutigen Resultat geführt zu haben. — Daß auch bei Rückenmarkstumoren die Lumbalpunktion nicht ungefährlich ist, hat Nonne[171]) an einem sonst günstig gelegenen Falle von gefäßreichem Myxom am Halsmark erfahren, dessen unglücklicher Ausgang durch die Punktion verursacht worden ist. Die Entfernung nur weniger Kubikzentimeter Blut hatte eine frische Blutung in die Geschwulst hervorgerufen. Dieser Fall lehrt nach Nonne aufs eindringlichste, „daß bei der Diagnose ‚Tumor am Halsmark‘ die Lumbalpunktion nur dann vorgenommen werden darf, wenn von ihrem Ausfall die Frage, ob operiert werden soll oder nicht, abhängt“.

Das erwähnte Syndrom wird wohl auch gegenüber der Pachymeningitis cervicalis hypertrophica, die hauptsächlich auf Lues beruht, den Ausschlag geben. Dieser Krankheitsprozeß hat seinen Sitz vorzugsweise im unteren Cervicalmark, kann aber auch im Lumbosakralmark und an der Basis des Gehirns auftreten. Die charakteristische Predigerhandstellung, die meist schon im Beginne doppelseitigen Wurzelsymptome, die größere Ausdehnung in der Längsachse werden diese Krankheit wohl meistens von den Tumoren der Meningen und des Markes selbst trennen lassen. Es sind aber mehrfach Verwechslungen, auch erfahrenen Diagnostikern, untergelaufen.

Was die Unterscheidung des extramedullären Tumors von der Syringomyelie anbelangt, eine Unterscheidung, die deshalb von großer Bedeutung ist, weil eine Operation bei der letzteren Krankheit zwecklos ist, so ist außer dem, was schon bei der Differentialdiagnose zwischen intra- und extramedullärem Neoplasma gesagt wurde, folgendes zu beachten: Die sensiblen Reizerscheinungen treten bei der Gliosis sehr in den Hintergrund, wenn sie auch die Kranken zeitweise quälen können, in der großen Mehrzahl der Fälle fehlen sie gänzlich. Vasomotorische oder trophische Störungen an der Haut, den Knochen und Gelenken sind bei den Neubildungen nur ganz vereinzelt beobachtet. Skoliose und Kyphose namentlich höheren Grades, sprechen für Syringomyelie. Der Gesamtverlauf ist bei dieser Erkrankung noch langsamer als bei dem Tumor der Häute, auch dann noch, nachdem schon sichere Marksymptome aufgetreten sind. In den typischen Fällen der Gliose finden wir eine homolaterale, segmentär begrenzte Aufhebung oder Herabsetzung der Schmerz- und Temperaturempfindung, bei den Geschwülsten der Meningen außer einer radikulären Hyper- und Hypästhesie im Stadium der Brown-Séquardschen Halbseitenlähmung eine kontralaterale Thermohyp- resp. -anästhesie, sowie eine Hyp- resp. Analgesie, die hier aber die ganze unterhalb des Tumorsitzes liegende Körperhälfte betrifft. Die spastischen Erscheinungen sind bei der Syringomyelie nie so stark ausgeprägt wie bei vielen Neoplasmen der Häute. Ebenso wie bei den intramedullären Neubildungen breitet sich der Prozeß bei der Gliose vorwiegend in longitudinaler Richtung aus, während das Wachstum der meisten extramedullären ein ausgesprochen transversales ist. Es steht zu erwarten, daß auch das Kompressionssyndrom (siehe oben!) zur Unterscheidung der beiden Affektionen wesentlich beitragen wird. Geht die Gliose mit echter Gliombildung einher, wie in einem von mir[175]) mitgeteilten Falle, so kann man sich auch auf diese differentiellen Kriterien nur zum Teil verlassen.

Mitunter kann eine transversale Myelitis mit einem intramedullären Tumor, der ganz zentral sitzt, verwechselt werden. Auch ist zu beachten, daß akute und subakute Leitungsunterbrechungen, wie sie der Myelitis eigentümlich sind, auch bei intra- und extramedullären Neubildungen vorkommen können. Gingen ihnen keine oder wenig ausgeprägte sensible Reizerscheinungen voraus, so liegt die Annahme einer Myelitis sehr nahe; man muß dann sorgfältig zu erforschen suchen, ob eine der für die Rückenmarksentzündung in Betracht kommenden Infektionskrankheiten vorausgegangen ist. Die Liquoruntersuchung wird auch eine stärkere Lymphocytose bei der Myelitis ergeben.

Die Differentialdiagnose gegenüber der multiplen Sklerose kann in einzelnen Fällen längere Zeit hindurch Schwierigkeiten bereiten, wie das bereits vor längerer Zeit Nonne betont hat, namentlich deshalb, weil gar nicht selten die initialen Schmerzen beim Tumor fehlen, bei der multiplen Sklerose aber solche Reizerscheinungen temporär sehr in den Vordergrund treten können, und weil ferner bei diesem Leiden im Beginne zuweilen alle cerebralen Symptome vermißt werden.

Vor einigen Jahren konstatierten wir bei einem uns von Herrn Laquer in die Poliklinik geschickten 35jährigen Schmied, der über heftige Schmerzen in beiden Schulterblättern sowie Parästhesien im rechten Beine klagte, eine ausgesprochene: Druckempfindlichkeit des 5. Processus spinosus dorsal. und einen klassischen Brown-Séquardschen Symptomenkomplex. Außer einem ganz geringfügigen, überdies noch inkonstanten Nystagmus horizontalis, der aber bekanntlich bei spinalen Tumoren gar nicht selten ist, sprach nichts für multiple Sklerose. Erst nach zweimonatiger Beobachtung klärte sich die Diagnose dadurch, daß die Sprache ausgesprochen skandierend wurde.

Ziemlich häufig hat man in den letzten 6—8 Jahren nach der Laminektomie statt der diagnostizierten Geschwulst eine Meningitis serosa spinalis circumscripta gefunden. (Daß diese Affektion oberhalb eines Tumors nicht selten ist und dann den oberen Pol zu hoch diagnostizieren lassen kann, wurde bereits erwähnt.) Dieser Krankheitsprozeß hängt wahrscheinlich am häufigsten mit Traumen und chronischen Infektionen (Syphilis, Tuberkulose) zusammen und ist dann diagnostisch ins Auge zu fassen, wenn die Tumorsymptome einem stärkeren Wechsel unterworfen sind und sich über eine größere Anzahl von Segmenten erstrecken. Man wird in der Regel die Unterscheidung zwischen dieser Affektion und einer Neubildung nicht treffen können; es ist das aber von keiner praktischen Bedeutung, da man auch sie operativ entfernen muß; wenigstens ist es recht zweifelhaft, ob sie ohne Laminektomie spontan zurückgeht. — Vor kurzem haben Oppenheim und Krause[181]) über erfolgreiche Operationen von 2 Fällen von Meningitis spinalis chronica serofibrosa circumscripta berichtet, von denen der eine die Cauda, der andere die oberen Lendenwurzeln betraf. Es fand sich eine starke Liquoransammlung und eine Arachnitis fibrosa. Die Genese war traumatisch; es hatten indirekte Gewalten (Heben schwerer Last, Fall) eingewirkt. Diese Prozesse sind nämlich auch nach Geschwulstexstirpationen und anderen penetrierenden Verletzungen beobachtet. Die Traumata hatten wahrscheinlich eine Meningealhämorrhagie hervorgerufen; durch diese war es dann zu Wurzelverwachsungen (auch Schwielen) und Liquorstauung gekommen. Für diese Form der Erkrankung der Häute ist gleichfalls die chirurgische Therapie indiziert. Bei diesen Beobachtungen sowie bei 2 anderen Fällen (Oppenheim[182]), in denen es sich wahrscheinlich um chronisch-entzündliche Prozesse im Conus und den Caudawurzeln nebst meningealen Entzündungen serofibrösen Charakters handelte, und in deren Ätiologie vielleicht auch die Lues eine Rolle spielte, wurde, was ja leicht begreiflich ist, die Diagnose Tumor gestellt.

Es gibt auch im Bereiche der Med. spinalis Pseudotumoren, deren Wesen zum Teil noch nicht aufgeklärt ist; bald ist Heilung, bald Besserung nach der Laminektomie eingetreten, bald blieb der Prozeß unbeeinflußt. Nonne hat erst vor kurzem wieder 3 solcher Fälle mitgeteilt, in deren erstem an eine zur Heilung resp. Besserung gekommene funikuläre Myelitis gedacht wurde, in deren zweitem die sakrale Form der multiplen Sklerose erwogen wurde, aber sehr unwahrscheinlich war, und in deren drittem es sich um eine der eben erwähnten chronisch-entzündlichen Conusaffektionen handelte.

Endlich ist auch noch der diagnostischen Schwierigkeiten zu gedenken, die sich bei multipler oder diffuser Geschwulstbildung darbieten können. Am häufigsten sind wohl multiple Neurome und Fibrome an den Meningen bei allgemeiner Neurofibromatose; dann werden diese Geschwülste auch an der äußeren Haut nachweisbar sein. Auch Endotheliome und Cysticerken können mehrfach intra- und extradural auftreten; stets zahlreich sind die Geschwulstknoten bei der diffusen Sarkomatose der Meningen. Intramedullär kommen Tuberkel, am häufigsten multipel, vor, zuweilen auch Gummata. Bei den in großer Zahl auftretenden Neuromen, die oft auch im Gehirn vorkommen, wird das Krankheitsbild dann meistens von den cerebralen Erscheinungen beherrscht; man kann in solchen Fällen auch zur Annahme einer multiplen Sklerose oder einer multiplen cerebrospinalen Wurzelneuritis kommen. Besteht eine diffuse massenhafte Geschwulstbildung, so wird man einen ausgedehnten Krankheitsherd vermuten. Am ehesten wird man dann auf die richtige Diagnose mehrfacher Tumoren kommen, wenn zwei oder mehrere Geschwülste weit auseinander sitzen, die jeweiligen Herdsymptome gut zu lokalisieren und auseinander zu halten sind, und wenn man Grund zur Annahme von Metastasen oder multipler Neurofibromatose hat.

Wie aus den bisherigen Erörterungen hervorgeht, ist es die Hauptaufgabe der Diagnostik, eine Syringomyelie auszuschließen, bei der ein operativer Eingriff kontraindiziert ist, ferner die Bösartigkeit und die metastatische Natur einer Geschwulst, sowie ihre Multiplizität oder ihre diffuse Ausbreitung im Bereiche des Rückenmarks. Und selbst diese Kontraindikationen haben nicht als absolute zu gelten. Bei den oft furchtbaren Leiden, denen die Kranken ausgesetzt sind, ist meines Erachtens die Erwägung sehr am Platze, ob man nicht eventuell auch eine vertebrale Metastase in Angriff nehmen soll, wenn der primäre Tumor entfernt ist und an anderen Stellen keine Metastasen bestehen. Man wird in solchen Fällen scharf zu individualisieren haben, namentlich in der Richtung, ob man ein Individuum vor sich hat, das körperliches Leid leicht oder schwer trägt; auch ist eine etwaige Idiosynkrasie gegen Narkotica in Rechnung zu ziehen. Ich wenigstens habe es schon mehrere Male bereut, in solchen Fällen von einer Operation abgeraten zu haben. Daß auch die Multiplizität keine strikte Gegenanzeige gegen chirurgisches Eingreifen ist, beweist die Beobachtung von Reichmann[184]) und Röpke[183]). In diesem Fall handelte es sich um zwei $2^1/_2$ cm voneinander entfernte extradurale Neurofibrome, zwischen ihnen ein intramedulläres, 2 mm unter der Oberfläche sitzendes kirschkerngroßes, in der Rückenmarkssubstanz völlig abgekapseltes Neurofibrom. Der Patient wurde nahezu völlig geheilt. Daß selbst bei einer Gliose mit oder ohne Gliom die Laminektomie wenigstens temporär Nutzen bringen kann, zeigen Beobachtungen von Elsberg[185]) und von mir[175]). — Als Gegenanzeigen haben ferner zu gelten hochgradiger Kräfteverfall und Komplikationen, die ein baldiges Ableben erwarten lassen, auch wenn der operative Eingriff gelingen sollte, wie z. B. vorgeschrittener Decubitus oder stärkere Cystopyelonephritis.

Abgesehen von diesen Möglichkeiten ist die Indikation zur Laminektomie immer dann gegeben, wenn die Diagnose (siehe oben!) auf einen raumbeschränkenden Prozeß innerhalb des Wirbelkanals gestellt werden kann; aber auch dann, wenn nur eine gewisse Wahrscheinlichkeit besteht — darin herrscht jetzt allgemeine Übereinstimmung —, ist die explorative Eröffnung der Wirbelsäule geboten, da eine kunstgerecht ausgeführte Probelaminektomie nicht mehr als gefährlich angesehen werden kann, ihre Unterlassung aber in manchen Fällen den sicheren Tod herbeiführen wird. Es wurde oben schon hervorgehoben, daß es oft nicht möglich ist, die Art der komprimierenden Affektion mit Sicherheit zu erkennen, speziell ob es sich um eine solide Geschwulst, eine zirkumskripte Flüssigkeitsansammlung oder um Schwartenbildung handelt; erst die Biopsie wird hierüber zweifelfreien Aufschluß geben. Eine luetische Affektion des Rückenmarks und seiner Häute können wir jetzt durch die Untersuchung des Lumbalpunktates (siehe oben!) mit großer Wahrscheinlichkeit diagnostizieren. In den seltenen Fällen, in denen trotz nichtsyphilitischer Erkrankung die Wassermannsche Reaktion im Liquor positiv befunden wurde (z. B. von Elsberg[185]), wird man die Diagnose ex adjuvantibus zu stellen haben und sein weiteres Verhalten von der Wirkung der spezifischen Behandlung abhängig machen. Man dehne aber diese Therapie nicht allzulange, aus (vgl. unter Gehirnerkrankungen), damit die Medulla unter der Kompression nicht allzu großen Schaden erleide. Auch bei sicher luetischen Prozessen ist es meines Erachtens ratsam, sich ebenso zu verhalten, da man nach Eröffnung der Wirbelsäule auch bei ihnen durch Wegräumung mancher Krankheitsprodukte (Gummen, Schwarten) großen Nutzen stiften kann, ebenso wie bei den entsprechenden Cerebralaffektionen.

Man mache es sich zur Regel, immer dann an einen Rückenmarkstumor oder eine ihm ähnlich wirkende raumbeschränkende Affektion zu denken, wenn man eine motorische und sensible Lähmung von spinalem Charakter vor sich hat, deren obere Grenze trotz Progredienz des Leidens annähernd konstant bleibt. Bestanden vor Eintritt dieser Parese radikulär begrenzte sensible Reizerscheinungen, so wird die Vermutung zur Wahrscheinlichkeit.

Recht wünschenswert ist eine exakte Segmentdiagnose, die nach den oben erörterten Grundsätzen zu stellen ist. Aber auch dann, wenn sie sich nicht mit vollkommener Genauigkeit ermöglichen läßt, hat man die Wirbelsäule an der Stelle zu öffnen, für welche die größte Wahrscheinlichkeit spricht; die Sondierung nach oben und unten läßt dann in der Regel das Niveau, in dem der Tumor seinen Sitz hat, bestimmen. Nur muß man sich in diesen Fällen hüten, sich auf die extradurale Sondierung zu beschränken, die, wie F. Krause (Chirurgie des Gehirns und Rückenmarks, Bd. II, S. 661) gezeigt hat, durchaus nicht immer zum Ziele führt, da die Sonde über die Stelle, wo eine intradurale Geschwulst liegt, im epiduralen Raum ohne jeden Widerstand vordringen kann. Man hat vielmehr den Duralsack zu öffnen und die intradurale Sondierung nach allen Richtungen hin vorzunehmen.

Selbst wenn man auch hier nichts Krankhaftes vorfindet, darf man, sofern das Symptomenbild für einen Rückenmarkstumor spricht, die Operation nicht beenden. Man muß dann immer an die Möglichkeit eines intramedullären Neoplasma denken, da, wie oben gezeigt wurde, die Differentialdiagnose zwischen einem solchen und einem von den Meningen ausgehenden oft nicht zu stellen ist. Außer genauester Inspektion des Markes, welches beim Vorhandensein einer solchen Neubildung im Vergleich zur normalen Umgebung gewöhnlich verbreitert erscheint, hat man, falls man bei dieser Untersuchungsmethode zu einem negativen Ergebnisse kommt, eine sorgfältige Palpation der freiliegenden Medulla in ihrer ganzen Ausdehnung daraufhin vorzunehmen, ob sich ein deutlicher Resistenzunterschied an irgendeiner Stelle erkennen läßt. Nur diesem zielbewußten Vorgehen von Veraguth und Brun[186]) ist die Heilung ihres ersten Kranken mit intramedullärem Tumor und hiermit die Anbahnung eines großen Fortschrittes in der Rückenmarkschirurgie zu danken. Wenn auch schon im Jahre 1907 v. Eiselsberg ein von einer dünnen Schicht von Rückenmarkssubstanz bedecktes Neurofibrosarkom (zitiert nach Rothmann[168]), und Krause[187]) einmal eine erbsengroße Zyste, das andere Mal einen bohnengroßen Erweichungsherd mit Ausgang in Heilung eröffnet hat, so müssen wir doch wohl die beiden Schweizer Autoren als die ersten ansehen, die vor der Medulla selbst in bewußter Absicht nicht haltgemacht haben. Auf sie folgen dann mit einer Publikation Elsberg und Beer[188]). Zu bedenken ist, daß es auch intradurale Geschwülste gibt, die bei weiterem Wachstum in die Marksubstanz eindringen. Solche Beobachtungen hat Oppenheim[189]) bereits 1908 mitgeteilt, ferner in den letzten Jahren Friedrich Schultze[190]) und Nonne[191]). Des letzteren Autors beide Fälle konnten geheilt werden, obwohl die Gewächse in die Seitenstränge hineingewachsen waren. Es leuchtet ein, daß man dann den Eindruck von primär intramedullären Tumoren gewinnen kann, und Oppenheim[192]) macht in einer neueren Publikation darauf aufmerksam, daß man bei diesem topographischen Verhalten den Beweis gar nicht erbringen kann, daß die Tumoren in einem früheren Stadium außerhalb der Marksubstanz gesessen haben, obwohl sie nach ihrer ganzen Art und Beschaffenheit den meningealen außerordentlich gleichen. Es ist um so schwerer, eine bestimmte Entscheidung zu treffen, als manche dieser Geschwülste sicher rein intramedullär vorkommen wie der Tuberkel, das Angiom, das Sarkom u. a. Diese Fälle lehren aber auch, wie nötig es ist, sie möglichst früh zu diagnostizieren und zur Operation zu bringen, ehe sie das Rückenmarksgewebe selbst ergriffen haben.

Es erhebt sich nun die Frage, in welcher Ausdehnung und in welchem Umfang darf der Rückenmarksquerschnitt bei operativen Eingriffen geschädigt oder zerstört werden, ohne daß die Funktion allzusehr beeinträchtigt wird? Diese

Frage erörtert Rothmann[168]) sowohl auf Grund seiner physiologischen Durchschneidungsversuche am Hund und Affen, als auch an der Hand der bisherigen Operationen und namentlich auch der zahlreichen Stichverletzungen am menschlichen Rückenmark auf das ausführlichste. Tumoren, die fast den ganzen Querschnitt des Rückenmarks einnehmen oder sich longitudinal über zahlreiche Segmente erstrecken, müssen für chirurgische Eingriffe ausscheiden. Im übrigen jedoch braucht man keineswegs allzu zaghaft zu sein, da die einzelnen Rückenmarksstränge sich in ihren motorischen und sensiblen Funktionen weitgehend ersetzen können, und da ferner das Gewebe durch die Geschwulst öfters zerstört erscheint, während es tatsächlich durch Druck und Ödem relativ leicht geschädigt und einer überraschend großen Restitution fähig ist. Zunächst erscheint es unbedenklich, beide Hinterstränge in jedem Niveau, im Notfalle auch total, bei einer lebenrettenden Exstirpation eines intramedullären Tumors zu zerstören. Die resultierenden erheblichen Lagegefühlsstörungen müssen bei der vitalen Indikation mit in Kauf genommen werden, sind übrigens in einem gewissen Maße der Besserung fähig. Jedenfalls kann man ohne Furcht vor schweren Ausfallssymptomen einen Längsschnitt durch die Fissura posterior machen und, wenn nötig, ihn bis an ihr ventrales Ende verlängern. Daneben können auch die graue Substanz (mit Ausnahme des IV. Cervicalsegmentes, aus welchem der N. phrenicus stammt, und bei dessen doppelseitiger Verletzung Atmungslähmung erfolgen kann) und die Vorderstränge beider Seiten, über welche sich die hier in Betracht kommenden Neoplasmen öfters erstrecken, in 1 oder 2 Segmenten großenteils oder ganz zerstört werden, ohne daß die spinalen Funktionen in sehr erheblichem Grade Not litten, falls hierbei die Seitenstränge intakt bleiben, auf deren Bahn die Lokomotion, der Drucksinn, die Schmerz- und Temperaturempfindung, wenn auch deutlich beeinträchtigt, weiter geleitet werden können. — So weitgehende Zerstörung wird aber kaum je erforderlich werden. Was die in einem Seitenstrang oder einer ganzen Rückenmarkshälfte sich ausdehnenden Neubildungen anbelangt, so können wir aus den bei Stichverletzungen gemachten Erfahrungen schließen, daß die Ausschaltung eines Seitenstranges über 1—2 Segmente eine gleichseitige Extremitätenlähmung, die aber für das Bein einer weitgehenden Besserung fähig ist, sowie den Verlust der Schmerz- und Temperaturempfindung zur Folge hat, die sich nur sehr wenig wiederherstellen. Es kann keinem Zweifel unterliegen, daß bei Bedrohung des Lebens dieser Eingriff gerechtfertigt ist. Man wird aber jedenfalls guttun, den Kranken vor der Operation auf das eventuelle Bestehenbleiben jener Defekte aufmerksam zu machen und ihm die Entscheidung anheimzustellen, ob er sich trotzdem der Operation unterziehen will. Derselbe Rat dürfte zu befolgen sein, falls man Grund zu der Annahme hätte, daß außer dem Seitenstrang eine Mitschädigung von Partien der Hinter- und Vorderstränge nicht zu vermeiden sein werde. In diesem Falle würden die Ausfallssymptome natürlich erheblich fühlbarer sein; immerhin würden sich auch dann die taktile Empfindung und die Gehfähigkeit zum größten Teile wiederherstellen.

Elsberg[193]) hat eine Methode angegeben, mittels deren es ohne Schädigung des Markes gelingt, isolierte intramedulläre Rückenmarkstumoren zu entfernen. Er macht in der diagnostizierten Höhe oder an einer Stelle, an der das Mark vorgewölbt erscheint, mit einem Gräfeschen Messerchen im Sulcus posterior (im Dorsal- und Lumbalmark einige Millimeter neben der Medianlinie) einen Einschnitt in der Länge von 0,5 cm. Nur wenn der Tumor auf diese Weise sofort zutage kommt, oberflächlich liegt und klein ist, soll man ihn entfernen. Sonst soll man es der Natur überlassen, die Geschwulst zu „extrudieren" (method of extrusion), was in der Regel im Verlauf von 8—10 Tagen geschieht. So entgeht man jeglicher Verletzung des Markes. Hat man einen ausgedehnten, infiltrierenden Tumor vor sich, dann soll man, um eine möglichst große dekompressive Wirkung zu erzielen, die Inzision verlängern. Auf diese Weise ist es Elsberg in einigen Fällen gelungen, für längere Zeit wenigstens eine bedeutende Besserung herbeizuführen. Nach der Entfernung des Tumors mittels der Extrusionsmethode kann man den Versuch machen, mittels ganz feiner Suturen durch die Pia-Arachnoidea die Lücke zu schließen; man hüte sich aber sehr, das Mark selbst anzustechen.

Ich möchte an dieser Stelle noch einige weitere technisch-operative Bemerkungen anschließen, die mir für das Gelingen der hier in Betracht kommenden Eingriffe wichtig erscheinen. Es wäre sehr wünschenswert, daß auch bei den Eingriffen am Rückenmark die Allgemeinnarkose vermieden und die Lokalanästhesie (vgl. Söderbergh und Ackerblom[166]) zur Regel würde; ich möchte annehmen, daß dieser Wunsch bald Erfüllung finden wird. Es kann keinem Zweifel unterliegen, daß die Gefahr des Choks hierdurch erheblich vermindert wird, ebenso wie durch das zweizeitige Operationsverfahren. Ich habe mich deshalb früher der Ansicht von Brodnitz angeschlossen, behufs Vermeidung von sonst nicht erklärlichen Todesfällen im direkten Anschluß an die Laminektomie zweizeitig zu operieren und habe diesem Standpunkt auf der 2. Jahresversammlung deutscher Nervenärzte zu Heidelberg (1908) im Anschluß an einen Vortrag von F. Krause Ausdruck gegeben, in dem dieser mitteilte, daß er von 25 Operierten 4 im Kollaps verloren habe. Auch die übrige Kasuistik weist genug solche Erfahrungen auf. Es unterliegt für mich gar keinem Zweifel, daß die zweizeitige Operation geeignet ist, derartige Katastrophen zu verhüten. Bequemlichkeitsgründe können bei einer solchen Frage natürlich nicht in Betracht kommen. Das einzige berücksichtigenswerte Bedenken, daß die Infektionsgefahr bedeutend vergrößert werde, ist auch hinfällig geworden, da wir bei einem unserer Fälle[170]) zeigen konnten, daß sogar bei einem Patienten, der zwischen dem 1. und 2. Eingriff ein Kopferysipel überstand, keine Störung im Wundheilungsverlauf eintrat. Streiten kann man vielleicht darüber, ob man den 1. Akt mit der Skelettierung der Wirbelsäule abbrechen soll oder nach Entfernung der Wirbelbögen. Brodnitz meint, bei den Rückenmarksoperationen werde die Gefahr des Choks durch die Zerrungen der Medulla, wie sie die Skelettierung der Wirbelbögen mit sich bringt, und durch den erheblichen Blutverlust aus den venösen Geflechten zu beiden Seiten der Proc. spinosi bedingt. Ferner gefährde man, wenn man schon in der 1. Sitzung den Wirbelkanal eröffne, durch die Tamponade die Medulla und habe außerdem bei Beginn der 2. Sitzung einen blutig imbibierten Strang vor sich. Die Bedeutung der beiden ersten Argumente kann nicht wohl bestritten werden, während ich die beiden letzteren nicht ohne weiteres gelten lassen möchte; denn man kann die Tamponade so vorsichtig ausführen, daß das Mark nicht komprimiert oder sonst geschädigt wird, und die blutige Imbibition der Dura kann man durch sorgfältige Blutstillung wohl auch verhüten. Ich meine, man könnte bei kräftigen Personen, und geringem Blutverlust die Bögen bei der 1. Operation entfernen und tamponieren. Die Eröffnung des Duralsackes und die Exstirpation der Geschwulst sollte man aber regelmäßig in einer besonderen Sitzung vornehmen, etwa 6—10 Tage nach der ersten. Für die Eingriffe am Halsmarke haben Elsberg, der früher am Rückenmarke überhaupt zweizeitig operierte, und W. Braun[194]) das zweizeitige Verfahren akzeptiert, während Krause und Borchardt den Eingriff in einem Akte ausführen, auch bei Exstirpation von intramedullären Neoplasmen.

Elsberg betont, daß man beim einzeitigen Verfahren zur Vermeidung des Choks schnell operieren müsse.

Er exstirpierte in meiner Gegenwart einen haselnußgroßen intraduralen Tumor im Niveau des VI. Dorsalsegmentes, der ziemlich weit nach vorne saß und einen atypischen Brown-Séquardschen Symptomenkomplex gemacht hatte — in 25 Minuten vom Hautschnitt bis zum Verband. Durch welche Maßnahmen gelang diese Operation in so auffallend kurzer Zeit? a) Durch Anwendung eines selbsttätigen Muskelretraktors, mittels dessen eine geradezu ideale Blutstillung erfolgte (auch erspart man durch dieses Instrument einen Assistenten); b) mittels Durchschneidung des Ligament. denticulat. So kam der Operateur schnell an die anterolaterale Zirkumferenz der Medulla und schädigte die letztere in keiner Weise durch Zerrung; c) die Naht der Muskeln erfolgte unter Irrigation mit NaCl-Lösung (in Röhrchen), durch welche die Blutstillung am schnellsten erfolgte. Die Process. spinosi und die Wirbelbögen entfernt Elsberg mit verschieden großen Kugelzangen. Mir scheint an dieser Technik manches nachahmenswert zu sein.

Ebenfalls nachahmenswert scheint mir die von Röpke (l. c.) dringend empfohlene Seitenlagerung bei allen Rückenmarksoperationen und die Vermeidung der für Atmung und Zirkulation nicht ungefährlichen Lagerung auf Brust und Bauch; ferner die von demselben Autor angeratene langsame Ansaugung des Liquor mit einer Spritze vor der Inzision der Dura, um die durch seinen raschen Abfluß bedingten Gefahren zu vermeiden. Letzterem Zwecke dient auch die Tieflegung des Kopfes, die Tamponade des Subduralraumes während der Operation und die leichte Abschnürung des Duralsackes oberhalb und vor der Inzision.

Ebenso wie bei chirurgischen Eingriffen am Schädel (siehe oben!) sollte man sich auch bei solchen an der Wirbelsäule niemals, auch nicht in sog. Notfällen, des Hammers und Meißels bedienen.

Bei Tumoren, die sich nach der Laminektomie als nicht operabel oder als nicht gänzlich entfernbar erweisen, wäre ein Versuch mit der Röntgenbestrahlung anzuraten. —

Die Spondylitis tuberculosa

kann durch das Zusammenknicken der Wirbel, durch epidurale Granulationsmassen, durch Abszeßbildung, durch von dem Wirbelkörper losgelöste und endovertebral verlagerte Sequester und durch eine sekundäre Meningitis serosa circumscripta zu Kompressionslähmungen des Rückenmarks führen. Die wichtigsten differentialdiagnostischen Momente, namentlich gegenüber den vertebralen und intravertebralen Geschwülsten, sind bereits früher (siehe oben!) erörtert. Die Erfahrung hat gelehrt, daß die große Mehrzahl der Fälle von Karies sowohl im akuten Stadium als auch im weiteren Verlauf zunächst durch die orthopädischen Methoden der Lagerung, Ruhigstellung (Schienen, Gipsbett, Korsette) und Extension, zu denen sich in den letzten Jahren noch die Sonnenbestrahlung im Hochgebirge gesellt hat, günstig beeinflußt werden, ein nicht geringer Teil sogar zu dauernder Heilung gelangt.

Die chirurgische Behandlung soll immer erst dann Platz greifen, nachdem diese konservativen Maßnahmen längere Zeit hindurch konsequent durchgeführt worden sind, einen Erfolg aber nicht erzielt haben. Man darf aber andererseits, wie Hildebrand auf dem Chirurgenkongreß 1910 (Verhandlungen S. 21) mit Recht betont, die spondylitischen Kompressionslähmungen nicht allzulange ausschließlich orthopädisch behandeln, sondern, wenn keine Besserung eintritt, nicht zu spät operieren. Allgemeingültige nähere Zeitangaben lassen sich hier nicht machen. Die Einzelumstände in den konkreten Fällen, zu denen auch der Kräftezustand der Kranken und die ökonomischen Verhältnisse gehören, sind bei der Indikationsstellung sehr zu berücksichtigen. Vor allem sind es die tuberkulösen Granulationsmassen im Wirbelkanal, die wie Tumoren die Medulla komprimieren. Sind sie in der Längsachse nicht allzu ausgedehnt (epidurale Tuberkulose), so kann man den Kranken ganz erheblich nützen, während die Extension wohl den Gibbus strecken, aber die Geschwulst und die durch sie bedingte Parese nicht beseitigen kann. Hildebrand meint nun, daß man allgemeiner für die Operation solcher Fälle plädieren könnte, wenn man zu jeder Zeit leicht zwischen solchen Fällen unterscheiden könnte, wo eine granulierende Tuberkulose und solchen, wo nur eine Stauung vorliegt. Auf Grund meiner Erfahrungen möchte ich darauf aufmerksam machen, daß die spastischen Phänomene im allgemeinen um so ausgeprägter sind, je mehr und je stärkere Granulationsmassen einen Druck auf das Mark ausüben. Bei einfacher Stauung und seröser Durchtränkung, die von der Medulla hauptsächlich die grauen Vorderhörner, entsprechend dem häufigsten Ausgangspunkt der tuberkulösen Karies an den Wirbelkörpern betrifft, überwiegen die Lähmungssymptome. Dieses öfters zutreffende Unterscheidungsmerkmal ist wohl geeignet, unser Handeln auf diesem Gebiete zu beeinflussen. Eine ganze Reihe von Autoren hat in diesen Fällen durch Laminektomie beträchtliche Besserung herbeigeführt. Auch Herr Großmann und ich haben vor einigen Jahren einen solchen Fall beobachtet. Auch wenn sich die fungösen Massen wieder bilden sollten, wird es dann doch nicht so leicht zur Kompression der Medulla kommen, weil sie nach hinten ausweichen kann. Die Dura wird man mit Rücksicht auf die Möglichkeit der tuberkulösen Infektion des Subduralraumes nur dann eröffnen, wenn eine starke Liquorspannung den Verdacht auf eine Meningitis serosa circumscripta nahelegt.

Ferner sollten noch diejenigen Fälle von Spondylitis mit konsekutiver Kompressionsmyelitis zu chirurgischen Eingriffen auffordern, bei denen die Lähmung plötzlich oder innerhalb kurzer Zeit eintritt, und bei denen deshalb der Verdacht eines Abszesses gegeben ist. Allerdings ist daran zu denken, daß bei Tumoren ein solcher Verlauf, wenn auch selten, gleichfalls vorkommen kann. Es ist klar, daß die Eiterentleerung rasche Besserung bringen kann. Ich meine, man sollte sich hier öfter als es bisher geschieht, der Costotransversektomie nach Ménard bedienen, die in den letzten Jahren von verschiedenen Seiten mit Recht empfohlen wurde, weil man mit ihr besser an den Krankheitsherd herankommt und ihn auch besser übersieht, als bei der Laminektomie (vgl. Wassiliew[195]). In einer kürzlich erschienenen Arbeit rät jedoch Tietze (Die Bedeutung der Laminektomie bei spondylitischen Lähmungen. Berl. klin. Wochenschrift 1914, Nr. 26) den operativen Eingriff auf die Fortnahme der Bögen zu beschränken, perimeningitische Granulationen nur hinten und eventuell an den Seiten zu entfernen, aber sich vor einem Vordringen zu weit nach vorn im ganzen zu hüten.

Auch die selteneren, in den Wirbelbögen beginnenden Fälle von Karies, die ebenso wie die meningealen Tumoren mit halbseitigen von den Wurzeln ausgehenden sensiblen Reizerscheinungen einsetzen und, wie ich einige Male erfahren habe, lange Zeit irrtümlich für Neuritiden gehalten wurden, geben nicht ungünstige operative Chancen, namentlich dann, wenn man nicht zu spät eingreift und die Wirbelbögen noch nicht erkrankt sind.

Man muß auch schon deshalb bei Nutzlosigkeit der konservativen Behandlung operieren, weil Veränderungen vorliegen können, die ganz unmöglich zu diagnostizieren und nur auf chirurgischem Wege zu beseitigen sind, wie in einem Falle von A. Mendler[196]), in dem ein extradural gelagerter Sequester nur mit Mühe entfernt werden konnte.

In den letzten Jahren hat man auch versucht, die Wirbelsäule mittels Knochenspänen zu versteifen, die man aus der Tibia entnommen und neben den freigelegten Dornfortsätzen von einer Seite zur anderen befestigte. Darauf wird der Patient in ein Gipsbett gelegt. Dieses Verfahren soll günstige Resultate versprechen, wenn der Gibbus noch nicht zu groß ist (Henle[197]). Hibbs[198]) verwendet zu demselben Zwecke die Processi spinosi selbst, die er durchmeißelt, nach unten umbricht und dann zur Versteifung benützt. Diesen zuerst von Albee gemachten Vorschlag empfiehlt neuerdings auch Vulpius, der das Verfahren genauer beschreibt. (Berl. klin. Wochenschr. 1914, Nr. 15.)

Die akute Osteomyelitis der Wirbel,

die, wie auch sonst die Osteomyelitis, durch Staphylokokkeninfektion zustande kommt, kann, wenn der Eiter in den Wirbelkanal durchbricht, gleichfalls zu einer Kompression der Medulla spinalis führen. Hier muß man, sobald die Diagnose gestellt ist, operativ eingreifen, wenn man den Kranken bei der hohen Mortalität des schweren Leidens retten will.

Die Verletzungen des Rückenmarks

in ihren diffusen Formen, der Erschütterung (Commotio) und der Kontusion, geben, auch wenn sie Störungen der spinalen Funktionen im Gefolge haben, zu chirurgischen Eingriffen ihrer Natur nach keine Veranlassung. Auch bessern sich die Folgen dieser Läsionen, wenn sie allein bestehen, bei zweckmäßigem Verhalten in der Regel in hohem Grade.

In seinen einzelnen Abschnitten kann das Rückenmark geschädigt werden durch Knochenfragmente und Knochendislokationen bei Brüchen und Luxationen der Wirbelsäule, durch extra- und intradurale sowie intramedulläre Blutergüsse und endlich durch Stich- und Schußverletzungen.

Die Indikationen zu Operationen bei diesen Verletzungen hat de Quervain[199]) vor einigen Jahren übersichtlich zusammengefaßt. Ich gebe sie zunächst hier wieder und gehe dann noch auf einige Einzelheiten ein.

1. Blutergüsse im Wirbelkanal, seien sie extra- oder intradural, geben keinen Grund zur Operation, wenn sie nicht zufällig das 4. und 5. Halssegment (N. phrenicus) schädigen.

2. Sofortiges Eingreifen ist angezeigt a) bei Wirbelbogenbruch mit Markerscheinungen; b) bei irreponiblen Luxationen und Luxationsfrakturen mit partieller Markschädigung; c) bei Wirbelschüssen mit Markschädigung, wenn das Projektil dem Röntgenbilde nach im Wirbelkanale sitzt; d) bei glatter Totaldurchtrennung, wenn man den Versuch der Rückenmarksnaht vornehmen will.

3. Die Spätoperation ist angezeigt, wenn bei einer partiellen Schädigung die anfängliche Besserung stillsteht, oder wenn z. B. durch Callusbildung eine nachträgliche Verschlimmerung eintritt.

4. Bei offenen Verletzungen wird die Indikation zum Eingreifen gegeben durch im Wirbelkanal vorhandene Fremdkörper, durch anhaltenden Liquorabfluß und durch Erscheinungen von Infektion.

Ad 1. Blutungen auf der Dura oder im Subduralraum sind meistens nur Folgeerscheinungen schwerer Verletzungen und werden kaum je so groß, daß sie einen erheblichen Druck auf das Mark ausüben. Sollte das doch der Fall sein, so kann man durch die hier allerdings nicht unbedenkliche Lumbalpunktion so viel von dem ausgetretenen Blut entleeren, als möglich ist; der Rest wird dann oft schneller resorbiert.

Hingegen scheint es mir, angesichts des heutigen Standes der Rückenmarkschirurgie angezeigt, unser bisheriges Verhalten bei den intramedullären Blutungen (Hämatomyelie) einer Revision zu unterziehen. Wir wissen, daß diese Hämorrhagien gar nicht selten ohne alle Verletzungen der Wirbelsäule durch Sturz aus beträchtlicher Höhe auf den Rücken, das Gesäß oder die Füße, auch wohl durch einen Schlag auf den Rücken zustande kommen können, aber auch durch outrierte Muskelbewegungen beim Heben einer schweren Last, bei übertriebener Neigung des Kopfes nach vorne, beim forcierten Coitus und schweren Geburten (Extraktionen) ist dieses Ereignis beobachtet worden. Die hämorrhagische Diathese wirkt begünstigend. Der Blutaustritt erfolgt fast ausschließlich in die lockere reichlicher vascularisierte graue Substanz und bevorzugt die Cervical- und Lumbalanschwellung. Die plötzlich eintretenden Erscheinungen bessern sich, falls die Hämorrhagie nicht so beträchtlich war, daß sie den Tod zur Folge hatte, in der Mehrzahl der Fälle nach einigen Tagen oder Wochen, aber doch in der Regel nur so weit, daß die durch die Läsionen der grauen Substanz bedingten Erscheinungen, also bei cervicalem Sitz: atrophische Lähmung beider Arme, spastische der Beine und dissoziierte Empfindungslähmung in den Armen oder bei der nicht seltenen Beteiligung nur einer Seite: atrophische Lähmung eines Armes, spastische Lähmung des gleichseitigen Beines und Aufhebung oder Herabsetzung der Schmerz- und Temperaturempfindung der kontralateralen Körperhälfte bestehen bleiben. Es kommen aber auch ausnahmsweise gänzliche Wiederherstellungen vor.

So sah ich vor kurzem einen Fall zum Zwecke der Begutachtung. Vor 3 Jahren hatte nach dem vorliegenden Gutachten bei dem jungen kräftigen Ölpresser zweifellos eine Hämatomyelie mit vorwiegender Beteiligung des rechten Armes bestanden. Da die Ärzte ihr Urteil dahin abgaben, daß eine Besserung nicht zu erwarten sei, wurde er nicht mehr untersucht und bezog während der ganzen Zeit seine hohe Unfallrente. Ich konnte feststellen, daß von den früheren Erscheinungen (Muskelatrophie, trophische und sensible Störungen) keine mehr nachzuweisen war, lediglich eine diffuse Inaktivitätsatrophie — der Mann hatte die ganze Zeit nicht gearbeitet — bestand noch. Ich hatte, da ihm die früheren ärztlichen Gutachten mit dem Hinweise auf Unheilbarkeit mitgeteilt worden waren, die größte Schwierigkeit, ihn zu gymnastischen Übungen usw. zu veranlassen; erst die Drohung mit dem Gesetze seitens der Berufsgenossenschaft machte ihn gefügig, und dann war er bei der üblichen Behandlung in 4 Wochen völlig geheilt.

Bei den residuären Fällen, die die Arbeitsfähigkeit oft in erheblichem Grade beeinträchtigen, und zuweilen vielleicht auch zur progredienten Syringomyelie führen können, erhebt sich nun die Frage, ob man, falls die Diagnose feststeht und das Niveau auch mit einiger Sicherheit zu bestimmen ist, die Hände in den Schoß legen soll. Bis jetzt scheint dies die herrschende Ansicht zu sein. Ich möchte dafür eintreten, in diesen Fällen nicht zu spät (vielleicht 4—6 Wochen nach der Verletzung), ebenso wie bei intramedullären Tumoren, das Mark selbst anzugreifen und das Blut zu entleeren. Meistens wird man wohl durch Spaltung der Fissura posterior bis an ihr ventrales Ende dieses Ziel erreichen können. Ist nur eine Seite beteiligt, so wird man auf das vorwiegend betroffene Vorder- oder Hinterhorn eingehen; man muß sich hierbei vom klinischen und bioptischen Befunde leiten lassen.

Ad 2. Sind Wirbelbögenbrüche allein vorhanden, so sollte man meines Erachtens in jedem Falle chirurgisch eingreifen, auch wenn nur Wurzelsymptome bestehen; denn wie könnte man sonst etwaige Knochenfragmente beseitigen? Daß bei Luxationen die Reposition oft von ausgezeichneter Wirkung ist, ist bekannt; sie ist aber aus naheliegenden Gründen stets mit der größten Vorsicht auszuführen. Bei den schweren irreparablen Luxationen und Frakturen wird die Indikationsstellung durch 2 Momente erschwert: da man meistens nicht unterscheiden kann, welche von den Symptomen durch einfache Commotio, welche durch intramedulläre Blutung, und welche durch die eigentliche Kompression verursacht sind; da ferner gar nicht selten auch bei partieller Kompression des Markes die Zeichen der transversalen Leitungsunterbrechung eine Zeitlang bestehen, so kann sich die Mehrzahl der Autoren zur Frühoperation nicht entschließen, sondern wartet ab, ob und welche Symptome verschwinden. Zuweilen gibt ja die Röntgenuntersuchung, die selbstverständlich bei jeder schweren Verletzung des Rückenmarks vorgenommen werden muß, wichtige Anhaltspunkte. Ein zweites Hemmnis für eine baldige Entschließung ist die Erfahrung, daß in der Tat öfters die Erscheinungen erheblich zurückgehen. Im allgemeinen herrscht die Ansicht vor, daß man bei totaler Querläsion nicht operieren soll. Auch Kocher hält daran fest, daß bei völliger Aufhebung der Sehnenreflexe (Bastiansches Zeichen) und gleichzeitiger gänzlicher motorischer und sensibler Leitungsunterbrechung die Laminektomie kontraindiziert ist. Tritt dieses Syndrom aber nicht direkt im Anschluß an das Trauma, sondern erst nachträglich ein, dann operiert er, weil hier ein Bluterguß oder später eingetretener Druck die Verschlimmerung erklären könne. Auch dann ist er für einen Eingriff, wenn irgendeine Leitungsbahn (motorische, sensible, Reflexbahn) erhalten ist.

Borchard (Posen) hat nach einem Bericht auf dem diesjährigen Chirurgenkongreß bei einem Manne mit frischer traumatischer Luxation der Wirbelsäule, bei welcher der erste Lendenwirbel mit seinen Gelenkfortsätzen vor dem Körper des zweiten stand und alle Bänder gerissen waren, die blutige Reposition gemacht. Das Rückenmark war nicht abgeknickt, sondern plattgedrückt. Eine feste Verbindung zwischen beiden Wirbeln wurde durch zwei Knochenplatten aus dem Proc. spinosus hergestellt. Die Lähmungen schwanden ganz. B. empfiehlt, in allen Fällen, in denen nicht sicher eine Querschnittsläsion des Rückenmarks besteht, blutig vorzugehen, ehe eine Cystitis sich einstellt.

Ob man bei totaler Querdurchtrennung die Rückenmarksnaht, für die einzelne amerikanische und englische Autoren eingetreten sind, ausführen soll, ist mehr als zweifelhaft, da die Nervenfaserregeneration im Zentralorgan bekanntlich nur eine sehr beschränkte ist. Es muß aber dahingestellt bleiben, ob nicht auch hier die operative Technik voranhelfen wird; man könnte der Frage vielleicht einmal beim Affen experimentell nähertreten. Bei den Verletzungen der Cauda equina (Fraktur der unteren Lendenwirbel) hat man unter allen

Umständen einzugreifen und zu nähen, da ihre Fasern regenerationsfähig sind.

Aber auch bei vollständiger Leitungsunterbrechung an anderen Abschnitten des Rückenmarks durch Frakturen und Luxationen sollte man meines Erachtens angesichts der trostlosen und qualvollen Leiden dieser Unglücklichen, die doch in der großen Mehrzahl infolge der durch die Blasenlähmung bedingten Cystopyelonephritis oder des Decubitus zugrunde gehen, die Indikation zur Laminektomie nicht in jedem Fall a limine ablehnen, namentlich nicht bei jüngeren Leuten. Mindestens sollte man dem Patienten öfter als es jetzt geschieht unter rückhaltloser Klarlegung der Situation und der Chancen der Wirbelsäuleneröffnung die Entscheidung überlassen. Sind doch nicht so wenige derartige Fälle, besonders in den letzten 5 Jahren, mitgeteilt, die auf diesem Wege erheblich gebessert oder sogar wieder ganz hergestellt wurden. Auch Hildebrand (l. c.) und F. Krause (Chirurgie des Gehirns und Rückenmarks) haben sich u. a. in diesem Sinne ausgesprochen. Nach Ausführung der Laminektomie hat man je nach dem Befunde vorzugehen, dislozierte und losgelöste Knochenstücke ebenso wie Blutgerinnsel zu entfernen, Verschiebungen nach Möglichkeit einzurichten, die Dura zu nähen oder den Duralsack zu drainieren usw.

Bei Schußverletzungen des Markes — darüber herrscht jetzt ziemliche Übereinstimmung — hat man, falls das Geschoß nach dem Röntgenbilde im Wirbelkanale sitzt, einzugreifen, sobald die initialen Chokerscheinungen vorüber sind, also nach wenigen Tagen. Liegen die Zeichen einer erheblichen Blutung vor, dann muß man sofort die Wirbelsäule eröffnen. Jenckel[210]) und Oesterlen[202]) betonen, wie wichtig es ist, bei Wirbelschüssen möglichst bald die Laminektomie zu machen und die das Mark komprimierenden und anspießenden Knochenfragmente sowie die Blutextravasate zu entfernen. W. Braun (l. c.) ist es gelungen, eine Teschinkugel nach Inzision des Markes aus einer Höhle im Markinnern zu extrahieren. Ebenso konnten Alessandri und Mingazzini[203]) ein Geschoß entfernen, welches 25 Jahre lang in der linken Hälfte des Cervicalmarkes gesessen hatte. Die italienischen Autoren bringen auch eine gute Zusammenstellung der Literatur über die verschiedenartigen Schußverletzungen der Med. spinalis bis zum Jahre 1908. Das Geschoß wirkt oft wie ein komprimierender Tumor und kann ebenso wie im Gehirne wandern. War der Schuß penetrierend, und hat das Projektil den Wirbelkanal wieder verlassen, so ist die Indikationsstellung dieselbe wie bei den Frakturen und Luxationen.

Bei den Stichverletzungen des Rückenmarks, die in der Regel von der Seite her erfolgen, und, ohne daß die Knochen getroffen werden, die Medulla durchtrennen, persistiert in der großen Mehrzahl der Fälle die Brown-Séquardsche Halbseitenlähmung (siehe oben!), wenn auch im direkten Anschluß an das Trauma zunächst eine transversale Leitungsunterbrechung zu konstatieren ist. Eine stumpfe Klinge kann das Mark auch nur quetschen, ohne die Dura zu durchtrennen. Nur wenn es zu einer bedeutenden Blutung gekommen ist, hat man Veranlassung einzugreifen, im übrigen genügt, da diese Wunden gewöhnlich wegen der Schärfe des Messers aseptisch bleiben, ein regelrechter Verband; man hüte sich vor den gefährlichen Sondierungen. Zerfetzte und verschmutzte Wunden müssen natürlich lege artis versorgt werden. Etwa abgebrochene Messerstücke brauchen nur dann extrahiert zu werden, wenn sie besondere Symptome machen, da sie in vielen Fällen reaktionslos einheilen.

Die Spina bifida,

die selten an der Cervical- und Dorsalwirbelsäule, häufiger an der Lumbal- und Sakralwirbelsäule zur Beobachtung gelangt, macht je nach dem Grade ihrer Ausbildung mehr oder weniger schwere Erscheinungen von seiten des Conus und der Cauda equina. Die Indikation zur Operation ist bei einer Meningocele gegeben; manche Autoren operieren aber auch bei der Myelomeningocele und in jedem Falle. Die Art des Eingriffes kann man oft erst nach Spaltung des Sackes näher bestimmen; jedenfalls sind die nervösen Gebilde zu schonen. In der Regel kommt die Exstirpation des Sackes und der Schluß der Dura- und Weichteilwunde in Betracht; für den letzteren muß man bei größeren Defekten oft Plastiken mit Zuhilfenahme der benachbarten Weichteile anwenden. Eine Punktion des Sackes mit nachfolgender Injektion von Jodtinktur genügt nur sehr selten. Hydrocephalus bildet eine Kontraindikation für einen chirurgischen Eingriff. Perlis[204]) berichtet ausführlich über 44 innerhalb 10 Jahren in der chirurgischen Charitéklinik zur Beobachtung gelangte Fälle. 20 von diesen wurden der Radikaloperation unterzogen, 2 punktiert. Bei der Radikaloperation wurde eine möglichst vollständige Exzision des Sackes mit Erhaltung und Reposition der nervösen Bestandteile und Vernähung der Rückenmarkshäute erstrebt.

A. Fuchs[205]) hat den praktisch wichtigen Nachweis geführt, daß rudimentäre Formen der Spina bifida occulta an den unteren Abschnitten der Wirbelsäule, besonders der Sakralwirbelsäule, viel häufiger vorkommen, als bis dahin angenommen wurde. Diese Defekte faßt er unter der Diagnose „Myelodysplasie“ zusammen; ihre Symptome entsprechen denen der vollentwickelten Spina bifida, sind nur in geringerem Grade ausgebildet. Es sind Sphincterenschwäche, Deformationen des Fußgerüstes (namentlich Hohlfüße mit Krallenzehen) und Schwimmhautbildungen zwischen den Zehen, Thermohypästhesie an den Zehen, vasomotorische und trophische Störungen an den Füßen, Reflexanomalien. Bestehen diese Symptome, namentlich eine durch die sonst übliche Behandlung nicht zu beeinflussende Enuresis nocturna bei Erwachsenen oder größeren intellektuell normalen Kindern, so muß man an solche Defekte der Wirbelsäule denken und eine röntgenographische Untersuchung veranlassen, die dann die Spaltbildung konstatieren läßt. Zuweilen liegen auch andere Anomalien vor. Mitunter nimmt man über solchen Stellen in der Sacrococcygealgegend narbenartige Einziehungen der Haut wahr. Diese Feststellungen, die auch von anderer Seite bestätigt wurden und bei manchen Fällen von hartnäckigem

Bettnässen den Charakter der Neurose ausschließen lassen, legen die Frage nahe, ob man nicht, wenn diese Pathogenese der Enuresis zweifelfrei feststeht, bei dem oft außerordentlich störenden Leiden mit aller Vorsicht den Versuch machen sollte, den Defekt zu decken.

Die Indikationen zur Resektion der hinteren Rückenmarkswurzeln (Foerstersche Operation).

Bereits im Jahre 1888 wurden von Bennet (zitiert bei O. Foerster[206]) in einem Falle von schwerer Ischias alle Lumbal- und eine Sakralwurzel reseziert. Seitdem ist dieses Verfahren von Mingazzini 1899 gegen die lanzinierenden Schmerzen bei der Tabes und in einer größeren Zahl von Fällen, namentlich von Plexusneuralgien der verschiedensten Genese geübt worden, im ganzen aber mit recht geringem Erfolge. Meistens war das mangelhafte Resultat darauf zurückzuführen, daß nicht genug Wurzeln durchschnitten wurden; in anderen Fällen scheint, wie Foerster hervorhebt, eine ausgesprochene psychische Komponente zu dem Weiterbestehen der Schmerzen beigetragen zu haben, mitunter auch der hochgradige Morphinismus der Kranken.

O. Foerster[207]) [208]) hat nun als die beiden Hauptindikationen für die Durchschneidung der hinteren Wurzeln die gastrischen und intestinalen Krisen bei der Tabes und die spastischen Lähmungen aufgestellt.

Zur Indikation im ersten Falle wurde er durch die Überlegung veranlaßt, daß das Erbrechen und die Hypersekretion bei der gastrischen Krise nicht das Primäre sind, sondern daß ihnen ein sensibler Reizzustand in der 6.—10. Dorsalwurzel zugrunde liegt, in denen die sensiblen Sympathicusfasern des Magens und Darms verlaufen. Dieser Reizzustand findet seinen Ausdruck in den bekannten außerordentlich heftigen Schmerzen in jenen Organen, einer starken Hauthyperästhesie am unteren Thorax und in einer Steigerung der Bauchdeckenreflexe. Es ist nun schon eine große Anzahl von Kranken nach dieser Methode operiert worden, zum Teil mit gutem, zum Teil mit geringem Erfolge; es ist auch eine Anzahl übler Nachwirkungen und Todesfälle berichtet worden. Ein Teil der Mißerfolge rührt zweifellos daher, daß zu wenig Wurzeln reseziert wurden; mindestens müssen die 6. bis 10., besser noch die 6. bis 12. Dorsalwurzel durchschnitten werden. Ein anderer Teil der Rückfälle hängt damit zusammen, daß die oberhalb und unterhalb von den resezierten Wurzeln gelegenen ebenfalls erkrankt sind und vielleicht durch die Operation selbst gereizt wurden. Man muß also soviel Wurzeln als möglich in den Eingriff einbeziehen; dadurch wird er freilich erheblich größer und man wird sich nur in bestimmten Fällen zu ihm entschließen. Dies st das Resultat sowohl der Foersterschen Erfahrungen als auch derjenigen anderer Autoren (Lotheisser[209]), Bungart[210]) u. a.) Bungart — ihm möchte ich mich anschließen — kommt zu dem Resultat, daß die Radikotomie für diejenigen Fälle von Tabes zu reservieren ist, bei welchen im Anfange der Krankheit die krisenartigen Beschwerden des Bild beherrschen, und bei denen andere Symptome, namentlich trophoneurotische Störungen, hochgradige Ataxie und Muskelatrophie nicht bestehen. In diesen Fällen ist die Aussicht auf einen Erfolg günstig, und der Kranke kann oft wieder völlig arbeitsfähig werden. Je mehr aber die anderen erwähnten tabischen Symptome hervortreten, und je eher die längere nach der Operation unvermeidliche Bettruhe schädliche Folgen nach sich ziehen kann, um so zurückhaltender soll man sein. Von der geschilderten Kategorie kommen nur diejenigen Fälle in Frage, bei denen infolge des Kräfteverfalles eine Indicatio vitalis besteht. Was die Technik anbelangt, so möchte ich bei diesen meistens doch recht heruntergekommenen Kranken die zweizeitige Operation (siehe oben!) ganz besonders empfehlen, wie sie auch von Tietze[211]) und von Küttner, den in diesen Eingriffen wohl erfahrensten Chirurgen geübt wird. Wenn irgend möglich, soll man in Lokalanästhesie operieren, die Gefäße möglichst schonen und eine Zerrung des Marks vermeiden. Die meisten Operateure raten, nicht zu tamponieren und die Dura mit fortlaufender Naht fest zu verschließen, um Liquorfisteln und die mit ihnen verknüpften Gefahren zu vermeiden.

Wegen der Erheblichkeit des Eingriffes, namentlich wegen des nach dem Liquorabfluß nicht selten auftretenden Choks, hat Guleke[212]) die erwähnten Wurzeln extradural durchschnitten, ich kann auf Grund eines Falles bestätigen, daß man auch so, wenigstens im Bereiche der Dorsalwurzeln, die hinteren von den vorderen Wurzeln sicher trennen kann. Bei diesem Patienten trat nach Resektion der 6. bis 12. Wurzel durch Herrn Sasse eine deutliche Besserung ein; nur die Analkrisen blieben begreiflicherweise unbeeinflußt. Castelli und Pinel[213]) glauben, daß es genügt (?) eine Ligatur um beide Wurzeln zwischen Spinalganglion und Medulla möglichst zentral anzulegen, und daß man auf das mühsame Aufsuchen der hinteren Wurzeln verzichten könne. Franke[214]) hat die Extraktion der entsprechenden Intercostalnerven vorgeschlagen. Während er und einige andere Autoren (Kelling[215]), welcher die Extraktion der 7. bis 10. Intercostalnerven rechts und links in zwei Zeiten ausgeführt hat, Mouriguand et Cotte[216]) u. a.) von guten Erfolgen berichten, warnt Sicard[217]) vor diesem Verfahren, weil dadurch eine sichere Zerstörung des Spinalganglions nicht möglich sei, und weil er einmal einen doppelseitigen und einmal einen einseitigen tödlichen Pneumothorax gesehen hat. Sicard empfiehlt die intradurale Resektion oder die epidurale Abbindung der beiden Wurzeln und nachherige Durchschneidung; bei einem zweiten Eingriff sei es dann möglich, das zugehörige Ganglion herauszuziehen oder zu zerstören.

Das Ausbleiben eines Erfolges nach der Durchschneidung der hinteren Wurzeln in manchen Fällen hängt aber auch mit dem Umstande zusammen, daß es wahrscheinlich auch Krisen gibt, die durch die Erkrankung des N. vagus bedingt werden. Foerster[206]) meint, Sympathicus und Vagus teilten sich in der Weise in die sensible Versorgung des Magendarmkanals, daß ersterer die Schmerzen, letzterer wahrscheinlich spezifische Magenempfindungen leite. Dies gehe daraus hervor, daß es Krisen gebe, bei denen absolut keine Schmerzen bestehen, sondern nur eine starke Nausea wie bei der Seekrankheit; hier fehle auch die Hyperästhesie am Abdomen. Der Vorschlag von Exner[218]), die gastrischen Krisen ganz allgemein durch die doppelseitige Vagotomie dicht nach seinem Durchtritt durch das Zwerchfell zu durchschneiden, könne die pathologische Reizung sensibler Vagusfasern nicht beheben, da diese viel zentraler, im Ganglion jugulare oder in der Vaguswurzel zwischen Ganglion und Oblongata ihren Sitz habe; aus diesem Grunde wollen Küttner[219]) und Foerster ein entsprechendes Operationsverfahren ausarbeiten. Die Exnersche Methode kann aber die Hypersekretion wesentlich einschränken und hierdurch günstig wirken, wie Foerster selbst hervorhebt.

Man hat die Resektion der hinteren Wurzeln auch gegen andere schmerzhafte Affektionen empfohlen. So hat Leriche[220]) mit Erfolg in einem Falle von sehr hartnäckigem, zu immer neuen Rezidiven führenden Herpes intercostalis die 4. und 5. Dorsalwurzel durchschnitten. Er diskutiert auch die Möglichkeit der Anwendung der Methode bei dem Mal perforant der Planta pedis (5. Lumbal- und 1. Sakralwurzel) und bei der Colitis neuromembranacea (?). Mayesima[221]) hat in einem Fall von hartnäckiger Erythromelalgie die L. 4 und L. 5, sowie S. 1 und S. 2 beiderseits mit sehr günstigem Resultate reseziert, indem er von der experimentell festgestellten Tatsache ausging, daß in den hinteren Wurzeln vasodilatatorische Fasern verlaufen. Bei Mayesimas Patienten erwiesen sich die abgetrennten Stücke histologisch als normal. Es ist aber auch daran zu denken, daß diese Krankheit auf einer Wurzeldegeneration beruhen kann, wie in dem von mir[222]) mitgeteilten Falle von ganz ungewöhnlich schmerzhafter Erythromelalgie. Bei dieser Affektion sollte man das Verfahren jedenfalls ins Auge fassen, wenn man es nicht vorzieht, hier eine andere der „physiologischen" Operationen auszuführen, die zuerst Rothmann[223]) [168]) gegen unerträgliche und sonst nicht zu beseitigende Schmerzen der unteren Extremitäten empfohlen hat, nämlich die Durchschneidung eines oder beider Vorderseitenstränge des Rückenmarks.

Dieser Rat gründet sich auf unsere Kenntnis von der gekreuzten Leitung der Bahnen des Schmerz- und Temperatursinnes im Vorderseitenstrang des menschlichen Rückenmarkes. (Vgl. im Schema Abb. 10: Tract. cerebello-spinalis ventralis.) Durch diesen Eingriff wird die kontralaterale Körperhälfte unterhalb der Operationsstelle unempfindlich gegen alle Schmerz- und Temperaturreize, während der Drucksinn in geringem Grade und die Berührungsempfindung völlig erhalten bleiben, und auch die Motilität gar nicht oder nur unmittelbar nach der Operation vorübergehend beeinträchtigt wird. Das Verfahren ist indiziert bei inoperablen Geschwülsten des Beckens und Rückenmarks, besonders den bösartigen und metastatischen Tumoren der Wirbelsäule, aber auch bei anderen mit außerordentlichen und sonst nicht oder nur wenig zu beeinflussenden Schmerzen einhergehenden Affektionen der unteren Körperhälfte. Doppelseitig haben zuerst Spiller und Martin[224]) die Operation bei einem inoperablen Rückenmarkstumor erfolgreich ausgeführt.

O. Foerster[225]) hatte mit Tietze bei einer tabischen Frau, deren Krisen durch beiderseitige Resektion der 6. bis 12. hinteren Dorsalis beseitigt waren, wegen einer Störung in der Wundheilung etwas Jodtinktur auf eine etwas eingerissene Stelle der Dura im unteren Wundwinkel gestrichen, um eine raschere Verklebung zu erzielen. Hierdurch kam es offenbar zu einer Reizung der Arachnoidea und zu unerträglichen Schmerzen im ganzen linken Bein. Da die Kranke kategorisch Hilfe verlangte, so wurde die Durchschneidung des gekreuzten rechten Vorderseitenstranges im oberen Brustmark im Dezember 1912 mit dem Erfolge ausgeführt, daß die Schmerzen im linken Bein verschwanden. Es bestand Analgesie der linken Körperhälfte bis zur Mamilla; die Berührungsempfindung war erhalten; es bestand nicht die geringste Parese, nicht einmal Babinski war am linken Bein nachzuweisen. Foerster stellte die Patientin auf der Jahresversammlung der deutschen Nervenärzte in Breslau am 1. Oktober 1913 vor.

Foerster betont, daß der Einstich mit einer sehr feinen Messerspitze vor dem Ligam. denticulat. stattfinden muß, damit die Pyramidenbahn nicht verletzt wird. Die A. spinalis ant. muß geschont werden, damit keine Paraplegie entsteht. Von Interesse ist, daß die Patientin, wenn sie lanzinierende Schmerzen bekommt, sie immer nur rechts hat. Auch die Krisen sind dauernd beseitigt geblieben.

In Zukunft sollte man jedenfalls diesen Eingriff bei den erwähnten Krankheitsprozessen öfters ins Auge fassen, insbesondere bei den Unglücklichen, die eine mehr oder weniger hochgradige Idiosynkrasie gegen alle Narkotica haben. —

Als die II. Hauptindikation für die Rhizotomia posterior hat Foerster[206]) [207]) [226]) [227]) [228]) [229]) die spastischen Lähmungen aufgestellt. Foerster ging hierbei von der Erwägung aus, daß der bei jeder durch eine Erkrankung des Tractus cortico-spinalis, der Pyramidenbahn, bedingten Leitungsunterbrechung außer der Motilitätsstörung wahrzunehmenden spastischen Muskelkontraktur nichts anderes zugrunde liegt, als ein pathologisch gesteigerter Reflexvorgang, der seinen Ursprung in der Peripherie hat, und zwar in sensiblen Erregungen der Haut, Muskeln und Gelenke, die durch die sensiblen Nerven und hinteren Wurzeln in die grauen Hinterhörner des Rückenmarks geleitet und von hier durch die Vorderhörner, vorderen Wurzeln und motorischen Nerven in die Muskeln reflektiert werden. Dieser „Fixationsreflex" Foersters, der schon in der Norm in schwachem Grade vorhanden ist und zur Folge hat, daß man bei passiven Bewegungen in den Muskeln einen geringen Widerstand wahrnimmt, wird nur, wenn der hemmende Einfluß der Hirnrinde infolge der Pyramidenbahnerkrankung in Wegfall kommt, pathologisch zu der Stärke gesteigert, die wir als spastische Muskelkontraktur beobachten. Daß dem so ist, beweist die klinische Erfahrung. Tritt zu einer Erkrankung der Pyramidenbahnen, z. B. zu einer gewöhnlichen cerebralen Hemiplegie, eine Erkrankung der Hinterstränge hinzu, so schwinden die anfänglichen Kontrakturen. Dies Phänomen tritt aber nur dann ein, wenn derjenige Teil der Hinterstränge erkrankt, der die spinale Reflexerregbarkeit der kontrakturierten

Muskeln vermittelt, also bei Spasmen der Beine die hinteren Wurzeln des Lumbosakralmarks. Umgekehrt kann man nicht selten die Beobachtung machen, daß wenn zur Sklerose der Hinterstränge, der Tabes dorsalis, eine Blutung in der inneren Kapsel hinzukommt, dann zwar eine Parese der gekreuzten Körperhälfte zu beobachten ist, sich aber keine Muskelkontrakturen in ihr entwickeln. Dieser Lehre der klinischen Erfahrung folgend, kam Foerster auf den Gedanken, den Reflexbogen des durch die Erkrankung des Tract. corticospinalis zügellos gewordenen Reflexes an irgendeiner Stelle seines Verlaufes operativ zu durchbrechen. Sein motorischer Teil, Vorderhorn, vordere Wurzel und motorischer Nerv, konnte nicht in Frage kommen, da man damit gleichzeitig eine völlige schlaffe Lähmung erzeugen würde. Von dem zentripetalen Anteil des Reflexbogens mußten die peripheren sensiblen Nerven ausscheiden, da sie den motorischen fast überall innig gemischt sind. Die Nachahmung des klinischen Experiments, der Ausschaltung der Hinterstränge im Bereiche der Wurzeleintrittszone, die auch vorgeschlagen worden ist, stellt doch einen zu großen Eingriff dar. Bleibt also nur die hintere Wurzel. Daß nach deren Resektion gerade der von den Reflexkollateralen ausgeübte trophische Einfluß leidet, beweist die von H. Richter[232]) gefundene Größenabnahme im lateralen Teil und im Angulus posterolateralis des Vorderhornes des betreffenden Niveaus. Das Bedenken, es könnte durch deren Ausschaltung Ataxie oder eine erhebliche Sensibilitätsstörung erzeugt werden, wird durch die experimentelle und klinische Erfahrung zerstreut, daß jede Muskelgruppe und jedes Hautareal durch 3, wahrscheinlich noch mehr, spinale Segmente innerviert wird (siehe oben!). Schaltet man also z. B. bei einer Kontraktur des Quadriceps femoris, für dessen motorische Innervation und reflektorische Erregbarkeit L. 3, L. 4 und L. 5 in Frage kommen, L. 4 oder L. 3+L. 5 aus, so wird der Fixationsreflex keineswegs aufgehoben, sondern nur vermindert und der Stärke genähert, die er hatte, als alle 3 Reflexbögen unter dem normalen hemmenden Einfluß der Pyramidenbahn standen. Man muß also bei jeder spastischen Kontraktur feststellen, welche Muskelgruppen hauptsächlich von ihr betroffen werden, und welche Rückenmarkssegmente ihre reflektorische Erregbarkeit vermitteln. Von diesen Segmenten bzw. Wurzeln wird man dann möglichst eines nicht ausschalten.

Die Erfahrungen bei der angeborenen spastischen Paraplegie und Diplegie (Littlesche Krankheit), welcher neben der cerebralen infantilen Hemiplegie die größte Zahl der bis jetzt operierten Fälle angehören, haben gezeigt, daß es ratsam ist, um einer Wiederkehr der spastischen Symptome vorzubeugen, möglichst viele Wurzeln zu resezieren, und zwar im allgemeinen L. 2, L. 3, L. 5, S. 1 und S. 2. L. 4 soll stehen bleiben, da dieser Wurzel bei den meisten Menschen eine ganz besondere Bedeutung für die Erhaltung der Streckung des Knies beim Stehen und Gehen zukommt.

In einem mit Herrn Großmann beobachteten Falle, der allerdings ganz außergewöhnlich starke Kontrakturen zeigte, haben wir L. 3, L. 4, L. 5 und S. 2

reseziert. Es resultierte fast völliger Verlust der Streckstellung des Knies, der allerdings durch Nachbehandlung bis zu einem gewissen Grade ausgeglichen wurde.

Diese prävalierende Rolle der L. 4 ist aber nicht konstant. Deshalb empfiehlt Foerster — er gibt diesen Rat generell wegen der nicht seltenen Varietäten, aber auch aus dem Grunde, weil die Differenzierung der auf den elektrischen Strom ansprechenden vorderen und der nicht reagierenden hinteren Wurzeln rein anatomisch nicht immer leicht ist —, die L. 4 elektrisch zu reizen. Zuckt hierbei der Quadriceps nur wenig, während eine deutliche Beugung des Unterschenkels erfolgt, so ist das ein Beweis dafür, daß bei diesem Individuum die L. 4 hauptsächlich die Flexoren des Unterschenkels innerviert. Man verschont dann L. 3 und reseziert L. 2, L. 5, S. 1 und S. 2 ganz und L. 4 eventuell partiell. Auch am Arme muß man bei der spastischen Lähmung der oberen Extremitäten möglichst viele Wurzeln resezieren, am besten C. 4, C. 5, C. 7, C. 8 und D. 1, und läßt C. 6 stehen.

Das operative Vorgehen am Lumbosakralmark bei der Littleschen Krankheit, das ja am häufigsten geübt wird, sei hier nach Foerster[226]) [206]) [207]) [211]) ganz kurz geschildert (einige allgemeine Bemerkungen siehe oben!): In der Höhe des Proc. spinosus des V. Lendenwirbels ist ein Nagel zirka $1^1/_2$ cm lateral von diesem Dornfortsatz in den Bogen des Wirbels einzuschlagen. Dieser Nagel bleibt bis zum Ende der Operation liegen, weil in diesem Niveau die S. 1 austritt, und man sich so am besten über die Reihenfolge der Wurzeln orientieren kann. Dann legt man sich durch Entfernung der Bögen des II.—V. Lendenwirbels und des obersten Teiles der Hinterwand des Kreuzbeins die Dura in einer Breite von mindestens 2 cm frei. Spaltung derselben genau in der Mitte von oben nach unten. Nun liegt die Cauda equina fast in ihrer ganzen Ausdehnung vor. Zieht man nun im Niveau des eingeschlagenen Nagels die Dura am Schnittrande etwas an, so hat man gerade die Austrittsstelle der S. 1 vor sich. Von ihr kann man sich dann leicht nach oben und unten orientieren. Man tut gut, die unterste (S. 2) zuerst zu resezieren. Zu diesem Zweck geht man hart am Austrittsloch mit einem Schielhäkchen von medial her unter die Wurzel und isoliert sie möglichst hoch hinauf, indem man ihre arachnoidealen Verbindungen löst. Von der isolierten gemeinsamen Wurzel sondert man dann die hintere dadurch ab, daß man die erstere auf dem Häkchen anspannt, daß sie sich auf ihm breit auflegt: der breitere laterale Teil, der durch einen Spalt von dem schmäleren medialen Teil getrennt ist, ist die hintere Wurzel, der letztere die vordere. Um ganz sicher zu gehen, reize man diese elektrisch. In der Grenze zwischen beiden dringt man mit einem zweiten Schielhäkchen ein und lädt die hintere Wurzel auf, isoliert und reseziert sie in möglichst großer Ausdehnung. Auf dieselbe Weise geht man aufwärts an die anderen Wurzeln und dann auch an diejenigen der anderen Seite heran.

Elsberg[230]) (vgl. auch S. Auerbach[231]) orientiert sich nach der L. 1, die nach ihm über einen gabelartigen Ausläufer hinwegzieht, in welchem das Ligamentum denticulatum caudal endigt. Diese Gabel bildet ein anatomisches Kennzeichen der L. 1. Man braucht nach Elsberg jetzt nicht mehr zur Resektion von 4 oder 5 hinteren Wurzeln 4 oder 5 Wirbelbögen zu entfernen, sondern es genügt die Entfernung der Bögen des 11. und 12. Dorsal-, höchstens noch des 1. Lendenwirbels. Man legt sich dann die beschriebene Gabel des Ligamentum denticulatum bloß und identifiziert die erste hintere Lumbalwurzel. Dann hebt man sämtliche hinteren Wurzeln der betreffenden Seite, die dorsal von dem lateralen Gabelteil an der Seite des Lumbosakralmarkes liegen, auf einer unter ihnen durchgeführten Sonde empor; nun kann man die gewünschten Wurzeln durch Abzählung von der 1. Lumbalwurzel ab erkennen und durchschneiden. Der Gefahr der Durchschneidung vorderer Wurzeln, die sonst schwieriger zu vermeiden ist, kann man so mit Sicherheit entgehen.

Ob dieses Vorgehen ebenso wie ein ähnliches von Codivilla und von Wilms vorgeschlagenes dem von Foerster, Tietze und Küttner vorzuziehen ist, muß dahingestellt bleiben.

Es kann gar keinem Zweifel unterliegen, daß der von Foerster gewollte Effekt in glänzender Weise erreicht wird: die Hypertonien verschwinden prompt, und dadurch können die vorher kontrakturierten Muskeln, natürlich nach entsprechenden Übungen, wieder zu aktiven Bewegungen gebracht werden. Auch die unmittelbaren Wirkungen der Operation, wie Schmerzen, Blaseninkontinenz, gehen schnell vorüber.

Aber der Eingriff ist ein lebensgefährlicher, und deshalb hat Foerster mit Recht erstens die Indikation auf die schwersten Fälle von spastischen Lähmungen beschränkt; lebensgefährlich vor allem auch deshalb, weil die große Mehrzahl dieser Kranken wegen des Bewegungsmangels ein schlechtes Herz haben. Darum ist die Lokalanästhesie angezeigt bis zur eigentlichen Wurzelresektion, für die man einen Ätherrausch zu Hilfe nehmen könnte, wenigstens für Erwachsene (vgl. S. Auerbach, Diskussionsbemerkung zu Foersters Vortrag auf der Jahresversammlung der Gesellschaft deutscher Nervenärzte, Berlin, Oktober 1910). Kinder kann man leider nur in Allgemeinnarkose operieren, wenigstens nach meinen Erfahrungen. (Lubinus und Anschütz[231a]) scheinen auch bei ihnen unter Verwendung der lokalen Anästhesie mit Novocain-Adrenalin die Hinterwurzeldurchschneidung vorzunehmen.) Zweitens muß der Krankheitsprozeß stationär sein, er darf nicht progredient sein; deshalb ist die Operation bei der multiplen Sklerose kontraindiziert. Die bisherigen Erfahrungen bei diesem Leiden sind recht schlecht. Auch die auf Lues beruhenden Formen dürfen aus diesem Grunde nur dann mit der Hinterwurzeldurchschneidung behandelt werden, wenn durch eine spezifische Behandlung die Syphilis zum Stillstand gebracht ist und auch späterhin durch diese Therapie am Weiterfortschreiten gehindert wird. Tumoren des Gehirns und des Rückenmarks kommen selbstverständlich ihres progredienten Charakters wegen nicht in Frage; man könnte aber daran denken, nach Entfernung der Geschwülste, falls, wie das nicht selten vorkommt, stärkere Spasmen zurückbleiben, diese durch eine Rhizotomie zu beseitigen. Von der Kompressionsmyelitis infolge von tuberkulöser Spondylitis können nur diejenigen seltenen Formen Gegenstand der Operation sein, bei denen der Prozeß in den Wirbelkörpern völlig abgelaufen, die spastische Lähmung aber nicht zurückgegangen ist. Drittens muß ein gewisser Rest von innervatorischen corticospinalen Fasern für die betreffenden Muskelgruppen vorhanden sein, um ein brauchbares Resultat nach Beseitigung der Spasmen erzielen zu können, und um zu verhüten, daß die spastische Lähmung nicht einfach in eine schlaffe übergeht. Die klinische Entscheidung dieser Frage ist nicht leicht. Goldscheider hat vorgeschlagen, zur temporären Behebung der Spasmen intradural Stovain zu injizieren und dann zu untersuchen, ob noch ein Rest willkürlicher Motilität vorhanden ist; in schwierigen Fällen dürfte das Verfahren jedenfalls zu versuchen sein, obwohl die Möglichkeit besteht, daß das Anaestheticum auch die vorderen Wurzeln schädigt und so eine Lähmung erzeugt. Foerster hält, wenn sonst die Bedingungen gegeben sind, bei totaler spastischer Beinlähmung die Wurzelresektion für indiziert, „da solche Patienten eigentlich nur gewinnen können, aber nichts zu verlieren haben". Armlähmung bei der gewöhnlichen cerebralen Hemiplegie sollte im allgemeinen nicht nach diesem Verfahren behandelt werden, da hier zur Wiedererlangung der Bewegungsfähigkeit ein erheblicher Rest von innervatorischen Fasern erforderlich ist, der zumeist nicht erhalten ist. Bei spastischen Rückenmarkslähmungen traumatischer. Genese ist, ehe man an diese Methode herangeht, gleichfalls sehr zu überlegen, ob noch eine genügende aktive Beweglichkeit zu erzielen sein wird. Viertens muß die Möglichkeit einer sorgsamen, oft langen und mühevollen Nachbehandlung mittels orthopädischer Maßnahmen (Redressemente und Fixation in Verbänden usw.), Massage, Elektrisation und konsequenten Übungen im Liegen, dann im Stehen und Gehen gegeben sein (vgl. Foerster[227]). Wenn die äußeren Verhältnisse dies nicht gestatten oder Mangel an Intelligenz ein Hindernis bildet, wie bei idiotischen Kindern, dann sollte die Rhizotomie unterbleiben. Eine strikte Kontraindikation geben auch alle die Formen von Muskelspannungen, die nicht auf einem ungehemmten Zustrom sensibler, von der Peripherie kommender Erregungen zum Rückenmark, sondern auf pathologischen motorischen Impulsen beruhen, die hauptsächlich durch Krankheitsherde im Zwischen- und Mittelhirn bedingt sind, wie bei der Athetose, dem Spasmus mobilis und der Chorea.

Durch die Wurzelresektion werden nur die auf aktiver Zusammenziehung der Muskeln beruhenden spastischen Kontraktionen behoben, nicht aber die durch Schrumpfung des Muskelbindegewebes, der Sehnen, Bänder und Gelenkkapseln bedingten sekundären Kontrakturen. Wo solche nach der Rhizotomie zurückbleiben, muß zur Verlängerung, Durchschneidung oder zu plastischen Operationen an diesen Gebilden geschritten werden. An den Adduktoren des Oberschenkels, speziell am Gracilis und Tensor fasciae latae genügt meist eine partielle subkutane Myotomie. An der Achillessehne und an den langen Kniebeugern ist die offene plastische Verlängerung indiziert. An der oberen Extremität muß wegen Schrumpfungskontrakturen öfters noch eine Tenotomie der Handbeuger oder eine Ablösung der Insertionsstelle des Pronator teres am Radius ausgeführt werden. Auch wird zuweilen eine plastische Verlängerung der Sehnen des Pectoralis major und Latissimus dorsi erforderlich. Die Spitzysche Implantation eines Teiles des N. medianus in den N. radialis hält Foerster[227]) für ein sehr geeignetes Mittel, das Resultat zu vervollkommnen, weil durch sie die paretische Komponente der spastischen Armlähmung wirksam bekämpft wird. Die Frage, ob man die eben skizzierten orthopädischen Operationen an Sehnen und Muskeln bei der Littleschen Krankheit der Wurzelresektion vorausschicken soll, um erst einmal zu sehen, wie weit man mit ihnen allein auskommt, ist für die mittelschweren Fälle — die leichten kommen für die Foerstersche Operation überhaupt nicht in Betracht —, in denen man zunächst zweifelhaft ist, ob man die Rhizotomie überhaupt vornehmen soll, zu bejahen. Bei den sehr schweren Fällen kann man sich aber nichts Besonderes davon versprechen. Es kann dadurch auch leicht sehr geschadet werden, indem bald in den künstlich bewirkten Gegenstellungen spastische Kontrakturen der betreffenden Muskeln und sekundäre Schrumpfungen zustande kommen, die dann nur schwer zu beseitigen sind. Deshalb soll man, wenn nach Ausführung jener Eingriffe und Vornahme von mediko-mechanischen Übungen nicht bald eine Wirkung eintritt, zur Wurzelresektion schreiten (vgl. auch die Monographie von Gaugele und Gümbel[229a]).

An dieser Stelle möchte ich kurz auf die **anderen** bei der Behandlung spastischer Lähmungen anzuwendenden **Operationsverfahren** eingehen. Da ist zunächst die von Spitzy vorgeschlagene, dann seit einigen Jahren von Stoffel tiefer begründete und technisch sorgfältig ausgearbeitete Methode der partiellen Resektion motorischer Nerven zu erwähnen. Stoffel[233]) studierte den topographischen Aufbau des Nervenquerschnittes durch sorgfältige Präparation der einzelnen Muskeläste und durch ihre Verfolgung in den Stamm hinein. Er kam hierbei zu dem Resultat, daß die großen Extremitätennerven keine einheitlichen Gebilde sind, sondern die Summe vieler einzelner motorischer und sensibler Bahnen darstellen, die im Nervenquerschnitt immer eine ganz bestimmte Lage einnehmen. Man kann den Nervenstamm in seine Teile zerlegen. Jeder motorische Teil repräsentiert die Bahn für einen ganz bestimmten Muskel. So konnte er im Querschnitt des N. medianus mehrere Zonen motorischer Fasern bestimmen: An der Vorderseite (volar) liegt das Feld für die Mm. pronator teres, flexor carpi radialis et palmaris longus; an der Rückseite (ulnar) befinden sich die Zonen für den M. flexor digitorum sublimis und den M. flexor digitorum profundus. Aber auch die Muskeln sind nicht als einheitliche Gebilde aufzufassen, sondern jeder Muskel als eine Summe von vielen einzelnen Muskelkomplexen, die von den erwähnten bestimmten motorischen Fasern, welche als selbständige Gebilde zu gelten haben, versorgt werden. Diese Einzelzweige stellen die direkten Verbindungen der Vorderhornganglienzellen mit dem betreffenden Muskelabschnitt dar.

Auf diesen Schlußfolgerungen fußend, legte Stoffel sich die Frage vor, ob man nicht, da die Foerstersche Operation ein sehr erheblicher Eingriff und deshalb nur für die schwersten Fälle spastischer Lähmungen zu reservieren sei, bei den mittelschweren und leichten durch

Resektion der den einzelnen Muskeln zugehörigen Nervenzweige den zentrifugalen Abschnitt des Reflexbogens des gesteigerten Fixationsreflexes in wirksamer Weise durchbrechen könne. Am leichtesten mußte das bei den Muskeln gelingen, bei denen man den motorischen Nerven bis zum Eintritt in den Muskel verfolgen kann wie z. B. bei den Köpfen des M. gastrocnemius. Ist das aber nicht möglich, wie z. B. bei den 4 Köpfen des M. quadriceps femoris oder bei den Kniebeugern so muß man die für die einzelnen Muskeln bestimmten Bahnen nach der von Stoffel begründeten Kenntnis der Topographie des Nervenquerschnittes mit einem feinen Messerchen abtrennen und ganz oder teilweise resezieren. Um hierbei ganz sicher zu gehen, — es ist doch auch nicht unwahrscheinlich, daß Varietäten vorkommen — bedient man sich bei der Analyse der einzelnen Bahnen des Nerven des galvanischen Stromreizes mittels einer sehr spitzen nadelförmigen Elektrode (Stoffel hat für seine Operationen ein besonderes Instrumentarium angegeben, welches sich als sehr geeignet bewährt hat). Berührt man mit ihr eine Nervenbahn, die auf zirka 2 cm isoliert ist, so zuckt nur der zu ihr gehörige Muskel. Je nach dem Grade der Kontraktur, der Zahl und Stärke seiner Synergisten und der Kraft der Antagonisten wird diese Bahn ganz oder partiell reseziert. Der spastische Muskel soll nur insoweit geschädigt werden, als er das Muskelgleichgewicht stört; er soll aber seiner Aktionsfähigkeit nicht ganz beraubt werden. Die Erfahrung spielt hierbei eine große Rolle. In dubio soll man lieber zu wenig als zu viel resezieren, da man, wenn erforderlich, das Versäumte später nachholen kann. Auch nach der Stoffelschen Operation ist die Nachbehandlung, die hier schon 3—5 Tage nach der Operation beginnen soll, speziell die Hebung der Leistungsfähigkeit des überdehnten Antagonisten mittels Lagerung, Fixationsverbänden, später durch systematische Elektrisation, Massage, Steh- und Gehübungen eine sehr wichtige Aufgabe (vgl. Stoffel in Vulpius - Stoffel: Orthopädische Operationslehre. Stuttgart, F. Enke 1913). Die Behandlung nach Stoffel besteht also in der Schädigung des spastischen Muskels durch die Operation und in der Kräftigung des Antagonisten durch die Nachbehandlung. Ich möchte die Frage aufwerfen, ob es in vielen Fällen nicht rationeller wäre, die zu den spastischen Muskeln ziehenden Nervenäste bzw. Bahnen ganz oder teilweise, anstatt sie zu resezieren, auf die Nerven zu implantieren, welche die gedehnten und gelähmten Antagonisten innervieren. Die Stärkung der letzteren müßte hierdurch doch erheblich erleichtert werden. Stoffel gibt an, daß er Operationen zur Verlängerung von Muskeln und Sehnen später nie ausführen mußte; auch der Schrumpfungskontrakturen sei er fast stets durch tägliches Redressieren und zweckmäßige Lagerung Herr geworden. Was ich bis jetzt von Resultaten der Stoffelschen Operation gesehen habe, hat mich zu der Ansicht gebracht, daß wir hier ein sehr wertvolles Verfahren zur Bekämpfung der mittelschweren und leichten Formen der spastischen Lähmungen gewonnen haben. Ob aber — meine Erfahrungen erstrecken sich auf eine zu kurze Zeit, um in dieser Beziehung Sicheres sagen zu können — ein Wiederauswachsen der unterbrochenen Nerven und Nervenfasern und ein Wiederinkontakttreten mit ihrem Muskel nach längerer Zeit so völlig ausgeschlossen ist, wie Stoffel anzunehmen scheint, das ist mir nach allem, was wir von der Regenerationsfähigkeit peripherer Nerven wissen, doch noch zweifelhaft. Ob der von ihm gegen die Wiederherstellung der Nervenleitung angegebene Kunstgriff, den zentralen Stumpf des resezierten Nerven wie ein Gefäß zu ligieren und mit proximalwärts gerichteter Wundfläche an benachbartes Muskel- oder Fettgewebe anzunähen, so sicher ist, auch das können wohl nur weitere Erfahrungen der Zukunft entscheiden. Jedenfalls sind aber die Antagonisten, selbst wenn später die Nervenleitung nach den kontrakturierten Muskeln sich wieder herstellen sollte, bis dahin so weit gekräftigt und funktionsfähig, daß das Muskelgleichgewicht leidlich erhalten bleiben dürfte.

Von den verschiedenen nach diesem Verfahren ausgeführten Eingriffen sollen hier nur die häufigsten kurz erwähnt werden. Bezüglich der Technik im einzelnen sei auf die Arbeiten Stoffels verwiesen (vgl. Vulpius-Stoffel a. a. O. und Stoffel[234]). Bei starker Pronationskontraktur des Vorderarms wird die Bahn für die Mm. pronator teres, flexor carpi radialis et palmaris longus ganz reseziert. Ist der Pronationsspasmus geringer ausgebildet, so genügt es, den Ast für den M. flexor carpi radial. zu spalten und nur die eine Hälfte fortzunehmen. Man soll diesen Muskel aber nach Stoffel nie ganz unversehrt lassen, weil er ein kräftiger Pronationsmuskel ist. Den M. pronator quadratus (N. inteross. antibrachii volaris) kann man meistens verschonen.

Bei spastischer Kontraktur der Handbeuger greift man außer der Bahn für den Flexor carpi radial. die des Flexor carpi ulnar. an; sie ist am Epicondylus humeri medialis an der ulnaren Seite des N. ulnaris zu suchen. Sind die Fingerbeuger kontrakturiert, so muß man die im ulnaren und dorsalen Teil des Querschnittes des N. medianus gelegenen Bahnen für die Mm. flexores digitor. sublimis et profund. resezieren.

Bei starker Flexionskontraktur des Knies muß man die Bahn für das Caput longum des Biceps und Semimembranosus ganz beseitigen, die des Semitendinosus leicht schädigen. Schneidet man distal von der Gefäßfalte auf den N. ischiadicus ein, dann findet man die Nervenbahn für die Mm. semimembr. et semitendin. und für den langen Kopf des Biceps an der medialen Seite des Nerven, den man hier leicht in den medialen N. tibial. und den lateralen N. peroneus zerlegen kann. Man bestimmt die einzelnen Zweige mit der Nadelelektrode, lädt die Bahn für das Caput longum des Biceps und die für den M. semimembr. auf ein Häkchen, und reseziert sie soweit wie möglich; die Bahn für den M. semitend. wird gespalten und ca. ein Drittel ihres Querschnittes fortgenommen. Bei nicht so schwerer Beugekontraktur kann man den Semitend. ganz intakt lassen. Das erhalten bleibende Caput breve des Biceps und der größere Teil des Semitend. resp. dieser ganze Muskel genügen zur Erhaltung der Beugefähigkeit, können aber die Kraft der Unterschenkelstrecker nicht überwinden.

Recht häufig ist bekanntlich die Adduktionskontraktur des Oberschenkels. Zu ihrer Beseitigung hat man in schweren Fällen beide Rami des N. obturatorius, die man meistens an ihrer Austrittsstelle aus dem Canalis obturat. findet, in leichteren nur den Ramus ant. zu resezieren. Auch im ersteren Falle behält der Pat. die Fähigkeit, die Beine bis zum Schenkelschluß, sogar gegen einen geringen Widerstand zu adduzieren, da die dorsalen, vom N. tibialis innervierten Teile des M. adductor magnus und der fast immer vom N. femoral. versorgte M. pectineus intakt bleiben.

Beim Spasmus des M. quadriceps femoris werden am N. cruralis die Bahnen für den M. rectus und die Mm. vasti geschädigt; jene liegen im Querschnitt des Stammes lateral und dorsal, diese medial und dorsal. Sie werden mit der Nadelelektrode bestimmt und je nach dem Grade des Spasmus zu $^1/_3$—$^2/_3$ ihres Querschnittes reseziert.

Der spastische Spitzfuß wird hauptsächlich durch die Kontraktur des Triceps surae, des Flexor digitor. und des Flexor hallucis longi erzeugt. Die motorischen Zweige für die beiden Köpfe des Gastrocnemius und für die dorsalen Teile des M. soleus sammeln sich gemeinsam mit dem N. cutaneus surae medialis zu einer einzigen starken Bahn, welche die Rückseite des N. tibial. einnimmt. Man soll zwischen den beiden Gastrocnemiusköpfen in die Tiefe dringen, am N. tibial. die erwähnten Bahnen zerlegen und mit der Nadelelektrode bestimmen. Bei sehr starkem Spitzfuß soll man zwei Drittel der in die beiden Gastrocnemiusköpfe eindringenden Nervenäste und die ganze Soleusbahn resezieren, in mittelschweren die Hälfte der ersteren und die letztere wiederum ganz; in leichteren die ersteren zu einem Drittel und die letzteren zur Hälfte.

Von hervorragenden Orthopäden, namentlich von Lorenz[235]), ist auf den Einfluß der Entspannung auf die gelähmten Muskeln hingewiesen worden. Die an der Konvexität der kontrakturierten Extremität gelegenen schwächeren Muskeln werden durch die Überdehnung erheblich verlängert und so noch mehr geschwächt. Überkorrektur und die richtige Lagerung bringt hier oft schon großen Nutzen. Genügt sie nicht, so erreicht man z. B. bei der Hemiplegia spast. infantil. nach Bardenheuer durch einfache Myotomie und Myoraphie gute Resultate. So schwächt und verlängert Bardenheuer am Arm die hypertonischen, vom Medianus und Ulnaris versorgten Muskeln mittels Durchtrennung und verkürzt die verlängerten hypotonischen Muskeln, welche vom Radialis innerviert werden.

Die Transplantationen von Sehnen und Muskeln sowie die Nerventransplantationen kann ich nach meinen Erfahrungen bei den spastischen Lähmungszuständen nicht empfehlen; die Erfolge sind recht mäßig und meistens nur ganz vorübergehend. Um so größere Triumphe feiern namentlich die Sehnentransplantationen bei den schlaffen

Poliomyelitischen Lähmungen.

Nicoladoni war der erste, der 1880 eine Muskellähmung durch Sehnenüberpflanzung zu heilen versuchte. Viele hervorragende Chirurgen und Orthopäden haben sich um die Präzisierung der Indikationen und um die Technik dieser plastischen Operationsmethoden verdient gemacht. Von zusammenfassenden Arbeiten aus neuerer Zeit seien hier angeführt die von Vulpius[236]), Vulpius-Stoffel (l. c.), Lorenz und Saxl (l. c.), Biesalski[237]) und Leo[238]). Die Methode besteht darin, die Funktion eines gelähmten und atrophischen Muskels dadurch zu ersetzen, daß man seine Sehne mit der eines benachbarten, von der Lähmung nicht betroffenen, verbindet. Man kann die Sehne eines kranken Muskels durchschneiden und an die des gesunden, des „Kraftspenders" annähen — passive, aufsteigende Transplantation — oder besser die Sehne des intakten Muskels durchschneiden und mit der des gelähmten verbinden — aktive, absteigende Transplantation. Hier ergibt sich nun eine große Zahl von Variationen, je nachdem man die ganzen Sehnen transplantiert oder nur einen abgespaltenen Teil. Die Erfahrung hat nun vielfach gezeigt, daß die Vernähung der Sehnen nicht so dauerhaft ist, wie man meistens voraussetzte; auch ist man im konkreten Falle in der Auswahl etwas beschränkt. Deshalb hat F. Lange[239]) seine „periostale" Methode angegeben, die darin besteht, daß der Kraftspender nicht auf die Sehne des Kraftnehmers gepfropft, sondern nach freier Wahl am Periost eines passenden Knochens angenäht wird. Biesalski (l. c.) hat neuerdings die Sehnen-„Auswechslung" vorgeschlagen: Die gelähmte Sehne wird dicht über ihrem Ansatz abgeschnitten und aus ihrem Faszienfache entfernt, durch welches nun die gesunde Sehne gezogen wird, um an den Stumpf der gelähmten befestigt zu werden. Wo die Sehnen nicht ausreichen, hat Lange die künstliche Sehne aus Seide eingeführt: sie heilt ein und wird von echtem Sehnengewebe durchwachsen.

Spitzy[240]) [241]), und neuerdings auch Stoffel (l. c.) haben sich auf Grund von Tierversuchen bemüht, auch die Nerventransplantation als Ersatz bzw. Ergänzung der Sehnentransplantationen bei der schlaffen Kinderlähmung in die Praxis einzuführen. Diese Verpflanzung eines gesunden peripheren Nerven auf einen kranken kann auf- oder absteigend, zentral oder peripher, total oder partiell ausgeführt werden. Es steht auch außer allem Zweifel, daß eine solche Neurotisation nach den Experimenten und mikroskopischen Befunden möglich und erfolgreich ist, und daß sie bei Erkrankungen der peripheren Nerven (siehe den folgenden Abschnitt) von der größten Bedeutung ist. Ich glaube aber ebenso wie Lange (l. c.), daß sich die Nerventransplantation für die Behandlung der poliomyelitischen Lähmungen weniger eignet, da man diese Paralysen nicht vor Ablauf eines Jahres nach Beginn der Krankheit chirurgisch in Angriff nehmen soll. Die Erfahrung lehrt ja, daß innerhalb dieses Zeitraums noch weitgehende spontane Besserungen vorkommen, deren Umfang man von vornherein gar nicht bestimmen kann. Bis dahin ist aber meistens eine völlige Degeneration der gelähmt bleibenden Muskeln und des in ihnen liegenden Nervenendapparates eingetreten, und deswegen wird die Nervenplastik wohl oft erfolglos bleiben. Spitzy hat deshalb empfohlen, schon 3 Monate nach dem Krankheitsbeginn die Transplantation vorzunehmen, wenn die elektrische

Untersuchung zeige, daß die Kraft allmählich abnehme; dann könne man die Nervenendapparate noch durch Zufuhr von gesunder Nervenenergie retten. Es leuchtet aber ein, daß die in dieser frühen Zeit erzielten Erfolge aus den angeführten Gründen nichts für den Wert der Methode beweisen können.

Es muß hier betont werden, daß die skizzierten blutigen Eingriffe erst dann ins Auge gefaßt werden sollen, nachdem alle anderen, zur Wiederherstellung der Funktion geeigneten Maßnahmen ungefähr ein Jahr lang resultatlos angewendet worden sind. Zu ihnen gehören in der ersten Zeit konsequente Elektrisation (insbesondere galvanische Kathoden- resp. bei Umkehr der Zuckungsformel Anodenschließungszuckungen, später Faradisation), Massage und Widerstandsgymnastik, Erzeugung von arterieller Hyperämie durch Heißluftanwendung, richtige Lagerung zur Vermeidung von Kontrakturen, wozu auch vor allem der Schutz der Füße vor der Schwere der Bettdecke (Bettkorb) zu rechnen ist. Mit diesen Maßnahmen erreicht man oft, besonders wenn die Mütter die nötige Intelligenz und den guten Willen haben, ganz erstaunliche Resultate. Dann kommt die Beseitigung der Deformität durch das Redressement und die Anwendung von Schienen und orthopädischen Stützapparaten in Frage, an denen die gelähmten oder schwächeren Muskeln durch Gummizüge oder Federn ersetzt sind. Hat man auf diese Weise nach 1—2 Jahren — in der ärmeren Klientel muß man sich aus ökonomischen Gründen öfters früher dazu entschließen — keine annehmbare Funktionsfähigkeit erreicht, so zögere man nicht länger mit den operativen Eingriffen.

Vor Ausführung einer Sehnentransplantation hat man die Deformität zu beseitigen und überzukorrigieren; z. B. aus einem Spitzklumpfuß ist ein Hackenplattfuß zu machen; das gebeugte Knie ist zu strecken usw. Man muß sich für jeden Fall einen bestimmten Operationsplan auf Grund einer genauen funktionellen Prüfung jedes einzelnen Muskels machen. Die Chirurgen bzw. Orthopäden ziehen die Untersuchung mittelst Inspektion und Palpation unter Zuhilfenahme des Kitzelns oder Stechens der Fußsohle vor, namentlich bei Kindern. Ich kann aber auf Grund meiner Erfahrungen an zahlreichen, mir zur elektrischen Untersuchung zugesandten Kindern versichern, daß es bei einiger Geduld mit dieser Methode neben der Untersuchung der aktiven Kraft meistens gelingt, einwandfreie Ergebnisse zu erzielen, die durch den autoptisch-operativen Befund und vor allem durch das Heilungsresultat in der Regel bestätigt wurden. Man soll natürlich nur die Sehnen und Muskeln überpflanzen, die dunkelrotbraun aussehen. Man sollte bei solchen Eingriffen sich immer auch die Hauptursachen der häufigsten Lähmungstypen vor Augen halten, insbesondere auch die anatomischen, physiologischen und physikalischen Momente, durch welche die Arbeitsleistung der Muskeln vorwiegend beeinflußt wird (vgl. S. Auerbach[242]). Wenn möglich, sollen benachbarte und funktionell einander nahestehende Muskeln verwandt werden. Die zu transplantierende Sehne muß unter physiologischer Spannung, also bei überkorrigierter Gelenkstellung, angenäht werden. Wenn die Verhältnisse es gestatten, soll man immer die ganze Sehne überpflanzen und Abspaltungen vermeiden. Die Nachbehandlung ist, wie nach allen gegen Lähmungen vorgenommenen chirurgischen Eingriffen, auch nach diesen von der größten Wichtigkeit für das funktionelle Resultat. Es steht zu erwarten, daß die von staatlicher und privater Seite in den letzten Jahren etwas rühriger betriebene Einrichtung von Krüppelheimen in absehbarer Zeit gute Erfolge erzielen und so manches wirtschaftlich sonst wertlose Menschenleben für die Allgemeinheit wieder nutzbar machen wird.

Die besten Resultate von Sehnentransplantationen sieht man bei atrophischen Lähmungen des Quadriceps femoris nach der Transplantation des Sartorius und der Unterschenkelbeuger auf die Patella bzw. die Tuberositas tibiae. Die anderen Methoden leisten nach dem, was ich gesehen, nicht annähernd so Gutes.

Bei dem paralytischen Spitzfuß besteht eine Lähmung des Tibial. ant. und des Extens. commun. Man verlängert die Achillessehne, verkürzt die Streckmuskeln und transplantiert den Peroneus brevis auf das Dorsum des Os cuboideum und den Extens. halluc. long. auf das Dorsum des Os naviculare. Das periphere Ende des Streckers der großen Zehe hängt man an den verkürzten Ext. digit. commun. an. Ist auch der Extens. halluc. long. paralytisch, so kann man auf ihn den Flex. hall. long. transplantieren.

Beim Pes equinovarus paralyt., bei dem die Peronei und die Extensoren gelähmt sind, verlängert man gleichfalls die Achillessehne und verkürzt die Streckmuskeln. Dann transplantiert man den Tibial. ant. auf das Dorsum des Os cuboideum.

Beim Pes calcaneus ist vor allem die verlängerte Achillessehne zu verkürzen. Man hat hier auch verschiedene osteoplastische Verfahren empfohlen.

Im allgemeinen ist es nicht ratsam, am Fuße zu umfangreiche Überpflanzungen vorzunehmen.

Die paralytischen Lähmungen der oberen Extremität betreffen zumeist den Deltoideus, dessen Lähmung oft auch der konsequentesten Behandlung trotzt. Da dieser Muskel mit seiner Portio acromialis den Arm nach der Seite hebt, mit seiner Portio spinata nach hinten, mit der Clavicularis nach vorne, so können Überpflanzungen vom Pectoralis oder Trapezius einen Teil seiner Funktion ersetzen. Man näht diese Muskeln an die Deltoidesinsertion an. Stoffel hat nach Freilegung des Plexus brachial. den N. axillaris aufsteigend in den N. ulnar., den N. musculocutaneus in den N. median. verpflanzt oder vom N. median. resp. radial. einen Lappen abgespaltet und ihn dem N. axillar. zugeführt.

Was die Muskelplastik zu leisten vermag, hat Katzenstein[243]) bei der Cucullaris- und Serratuslähmung gezeigt; bei der ersteren hat er Teile des Latissimus dorsi und des gesunden Cucullaris, bei der letzteren hauptsächlich den Latisimus dorsi und Rhomboid. major benutzt.

Eine Tricepslähmung hat keine erhebliche funktionelle Schädigung zur Folge, weil die Schwere des Unterarms diesen bei geeigneter Haltung meistens zu strecken vermag. Man hat das Caput longum und extern. mit dem Deltoideus vereinigt. Den funktionell viel fühlbareren Ausfall des Biceps hat man öfters mit Erfolg durch die laterale Hälfte des Triceps ersetzt.

Einen Verlust der Pro- oder Supination kann man dadurch ausgleichen, daß man die Insertionen des Supinator longus bzw. des Pronator teres gegenseitig austauscht.

Die schlaffen Lähmungen an der Hand betreffen ebenso wie die spastischen in der großen Mehrzahl der Fälle die Streckung; Haben die Extensoren noch eine gute Farbe, so genügt oft die Raffung, anderenfalls muß man den Flexor carpi ulnaris auf den Extens. carp. ulnar. oder den M. brachioradialis auf die Mm. extensores carpi radiales longus et brevis verpflanzen. Man hat auch die Flexores carpi mit Seide verlängert und an das Metacarpale II und IV angenäht und eine ganze Zahl anderer Transplantationen je nach Lage des Falles ausgeführt. Das Nähere siehe bei Vulpius - Stoffel (l. c.).

Für die Lähmungen bei der Dystrophia musculorum progressiva kommen Muskel- und Sehnentransplantationen wegen des Fortschreitens des Krankheitsprozesse nicht in Frage.

Eine Arthrodese kommt nur als Ultimum refugium in Betracht, wenn die wichtigsten Muskeln eines Gelenkes durch die Poliomyelitis völlig paralytisch und zu Transplantationen unbrauchbar sind. Sie hat den Zweck, die Gelenke für die Belastung dadurch wieder brauchbar zu machen, daß man sie wie bei der Resektion oder Arthrektomie operativ zur Verödung und Ankylose bringt. Über das Lebensalter, in welchem man die Arthrodese ausführen soll, gehen die Meinungen auseinander. Lorenz und Lange wollen bis zum 14.—18. Jahre warten was aber aus wirtschaftlichen Gründen oft nicht durchzuführen ist, Vulpius bis zum 8.—10. Jahre. Biesalski (l. c.) meint, daß man in jedem Gelenke die Arthrodese dann zu machen berechtigt ist, wenn im Röntgenbild der Knochenkern der Epiphyse genügend groß erscheint, um eine feste Verwachsung zu verbürgen, und wenn die Nachbehandlung lange und gründlich durchgeführt werden kann. Man braucht nach diesem Autor eine Hemmung des Wachstums nicht zu befürchten, weil der Epiphysenknorpel nicht verletzt wird; auch die durch die Operation gesetzte Verkürzung würde nach seinen Beobachtungen durch ein vermehrtes Längenwachstum bald wieder wettgemacht. Arthrodesen sind auch öfters bei schweren Fällen von posthemiplegischen Bewegungsstörungen, der Athetose und der Chorea indiziert, wenn Sehnentransplantationen, die von verschiedenen Seiten empfohlen wurden (vgl. Grasser[244]), eine Ruhigstellung nicht herbeiführen. Bei den hochgradigsten Formen der Athetose könnte man auch an eine Exartikulation des Armes denken, muß sich aber vor Augen halten, daß auch noch nach Jahren sowohl die Chorea als die Athetose spontan aufhören können.

Über die Behandlung der Gelenkerkrankungen bei der Tabes und Syringomyelie (Arthropathien) sind die Chirurgen bzw. Orthopäden verschiedener Ansicht. Während die Mehrzahl der Autoren gegen diese Affektionen eine möglichst frühzeitige Anwendung orthopädischer Stützapparate behufs Entlastung empfiehlt (vgl. Biesalski l. c., Lorenz - Saxl l. c.), abgesehen von etwa notwendig werdenden Punktionen bei Gelenkergüssen, sich von operativen Maßnahmen keine guten Dauerergebnisse verspricht und die Anschauung vertritt, daß die Resektion zu schweren Schlottergelenken führe, und daß nur die Amputation gelegentlich in Frage kommen könne (vgl. Biesalski l. c.), ist schon früher und wieder neuerdings Oehlecker[245]) warm für die Gelenkresektion eingetreten. Er berichtet über 3 zum Teil atypische Gelenkresektionen bei tabischer Arthropathie und über 6 osteoplastische Fußamputationen. Das kranke und zügellos gewordene Gelenk ist nach diesem Autor völlig auszuschalten; die Knochenenden sind genau zueinander zu fixieren. Bei Herstellung einer knöchernen Ankylose kommt der Krankheitsprozeß zum Stillstand, schon atrophischer Knochen gesundet wieder. Bei Eiterungen oder Fistelbildungen infolge von Durchbruch eines Flüssigkeitsergusses nach außen sowie bei Sequesterbildung muß das Gelenk geöffnet und je nach dem Befund vorgegangen werden. Diese Indikationen sind als absolute anzusehen.

Beim Mal perforant du pied glaubt Levy nachgewiesen zu haben, daß es nur in Verbindung mit einer Arthropathie des Fußes auftrete, und daß, wenn es rezidiviere, ein Rezidiv der Knochenaffektion vorhergegangen sei.

Von den vasomotorisch-trophischen Neurosen geben außer der bereits erwähnten Erythromelalgie hauptsächlich die multiple neurotische Hautgangrän, die nach den üblichen chirurgischen Regeln zu behandeln ist, und die Raynaudsche Krankheit (Asphyxie locale symmétrique) zu operativen Eingriffen Anlaß. Gegen die letztgenannte Affektion hat Noesske[247]) empfohlen, die Gangrän dadurch hintanzuhalten, daß man in die Fingerkuppe einen Einschnitt macht und daran unmittelbar die Saugbehandlung anschließt. Schreiber[248]) hat das Verfahren bei einem Kranken angewendet und konnte im Anfang einen ganz erheblichen Erfolg verzeichnen: die Finger waren ganz schmerzfrei und fast normal gefärbt. Wie der weitere Verlauf zeigte, handelte es sich aber nur um eine Besserung, keine Heilung. Gegen das Rezidiv wandte er eine kräftige Heißluftdusche mit ausgezeichnetem Erfolge an und empfiehlt, sie von vornherein zu verordnen.

Beim Hydrops articulorum intermittens (Hydrops hypostrophos), der sehr wahrscheinlich zum akuten umschriebenen Hautödem (Quincke) zu rechnen ist, hatten einige Chirurgen Erfolge mit Punktion und nachfolgender Jodoformglyzerin-Injektion. Nach anderen Autoren (H. Schlesinger[249]) sind aber auch manche Mißerfolge zu verzeichnen; auch besteht die Gefahr, daß der Prozeß dann auf andere Gelenke überspringt.

Bei der Hemiatrophia facialis progressiva, einer durch Erkrankung des Trigeminus oder des Sympathicus bedingten Trophoneurose, sah Oppenheim (Lehrbuch, 6. Aufl.) nach Entfernung einer geschwollenen Drüse aus der Gegend des Gangl. supremum N. sympathici eine Besserung, deren Deutung aber nicht ganz sicher ist, da die Patientin im ganzen kräftiger wurde. Die von Chipault ausgeführte Sympathikektomie war erfolglos. Gersuny hat als erster zur Ausgleichung der entstellenden Gesichtsasymmetrie und zur Anregung einer Bindegewebswucherung subkutane Paraffininjektionen ausgeführt, die ihren Zweck auch meistens erreichten. Die von Gersuny verwendete Mischung bestand aus 1 Volumteil Paraffin und 4—8 Teilen Olivenöl, die jedesmal frisch bereitet und sterilisiert werden müssen. Die Gefahr einer Embolie der A. centralis retinae läßt sich, wenn man sich hütet, eine Vene anzustechen, immer vermeiden. Eine Resorption findet nicht statt; eine Veränderung des injizierten Materials kann man vermeiden, wenn man die Injektionsstelle in den ersten Wochen vor Traumen bewahrt (vgl. Gersuny[250]), Marburg[250a]) und Stein[250b]).

Bei der Sklerodermie hat man subkutane Thiosinamin- bzw. Fibrolysin-Injektionen empfohlen; es wird von guten, aber auch von zweifelhaften Resultaten berichtet. Die lokale Heißluftbehandlung hat auch mir in einem Falle gute Dienste geleistet.

V. Die chirurgischen Indikationen bei Erkrankungen der peripheren Nerven.

(Betr. der peripheren Innervation und der elektrodiagnostischen Untersuchung sei auf die Abbildungen 14—20 verwiesen.)

Bei Nervenlähmungen.

Bei der traumatischen Nervenlähmung richtet sich die Frage eines operativen Eingriffes und seiner Art danach, ob eine frische offene Nervenverletzung (Schnitt-, Stich-, Schußverletzung) oder eine ältere vorliegt, über welcher die Weichteile schon zur Heilung gelangt sind; ferner ist festzustellen, ob die Leitungsunterbrechung nur durch stumpfe Gewalt (Stoß, Quetschung) oder nach Durchschneidung erfolgt ist, und endlich hat man beim operativen Vorgehen zu berücksichtigen, ob die durchtrennten Nerventeile weit auseinander liegen, und ob es zu erheblichen Substanzverlusten gekommen ist. Selbstverständlich ist auch in jedem Falle das Aussehen der Wunde zu berücksichtigen.

Handelt es sich um eine offene, frische, nicht infizierte Schnitt- oder Stichwunde, so hat man nach Freilegung der Stümpfe und eventueller Anfrischung die primäre Nervennaht vorzunehmen. Es kommen ja Spontanheilungen, namentlich bei sensiblen Nerven (Trigeminus) vor; man tut aber besser daran, sich nicht auf diese Selbsthilfe der Natur zu verlassen. An den Extremitäten hat man dafür Sorge zu tragen, daß der Verband in einer Stellung angelegt werde, in der es nicht zu einer Zerrung des vernähten Nerven kommen kann. Läßt jedoch das Aussehen der Wunde auch nur im geringsten vermuten, daß bereits eine Infektion stattgefunden, so handle man nach den Regeln der allgemeinen Chirurgie, warte ab und mache später die Sekundärnaht. Hier muß man dann öfters Anschwellungen der Nervenenden resezieren. Im allgemeinen ist die quere Vernähung die empfehlenswerteste Methode. Bei Lähmungen infolge von Schußverletzungen wird von maßgebenden Autoren (Küttner[253]) u. a.) geraten, abzuwarten, da der Nerv nur selten vom Geschoß ganz durchtrennt, sondern meistens nur gestreift oder gequetscht werde, so daß Spontanheilung eintreten könne. Erfolgt diese nicht, so ist später die Resektion und nachfolgende Naht anzuwenden. Oeconomakis[254]), der vor kurzem über seine Erfahrungen bei Schußverletzungen peripherer Nerven im Balkankriege berichtet hat, fand, daß die einfache Neurolyse im allgemeinen keine guten Erfolge hatte, da zu beobachten war, daß der Nerv, der bei der Neurolyse geschädigt aussah und in weichem Narbengewebe lag, doch nachträglich degenerierte.

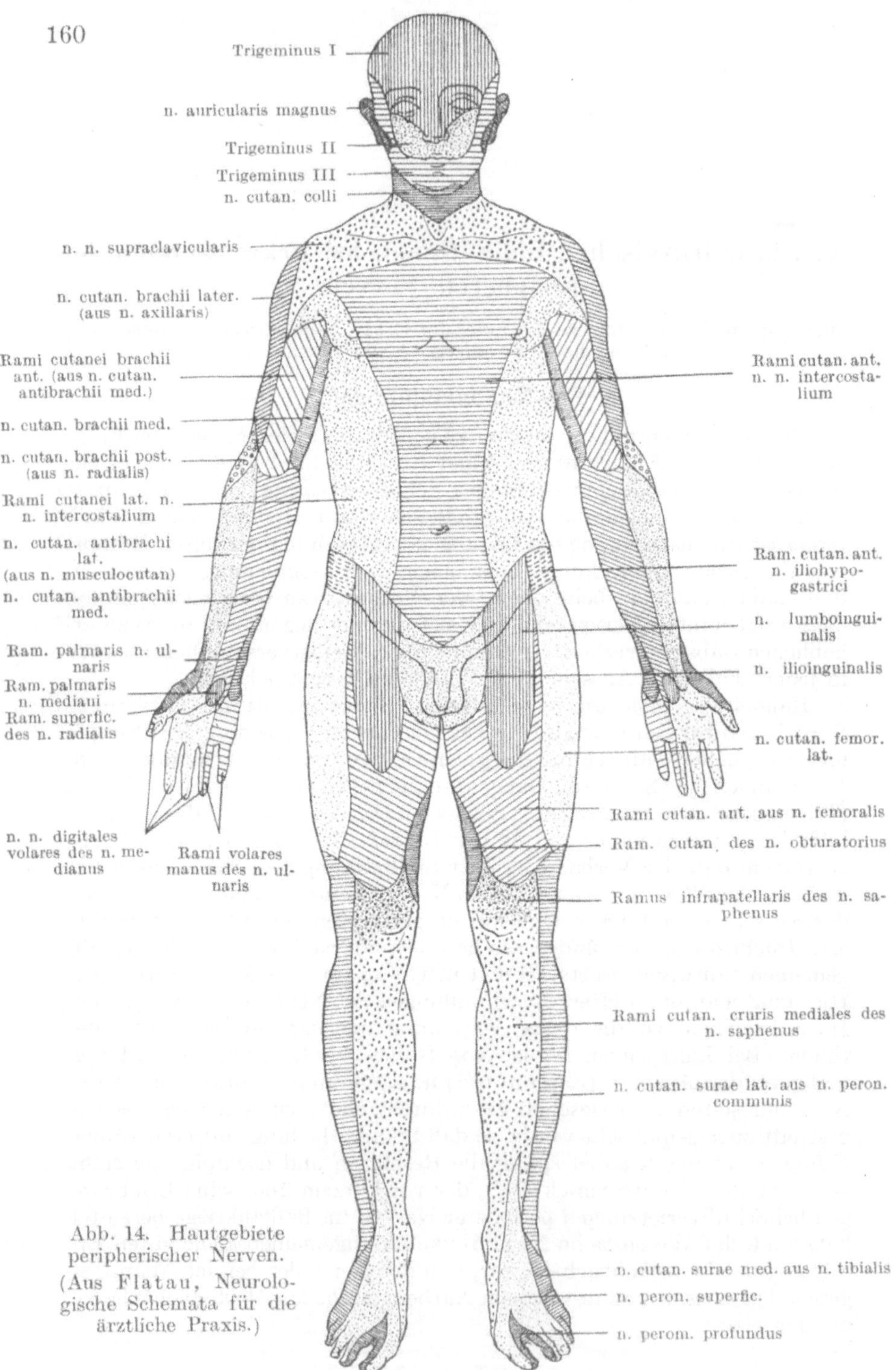

Abb. 14. Hautgebiete peripherischer Nerven. (Aus Flatau, Neurologische Schemata für die ärztliche Praxis.)

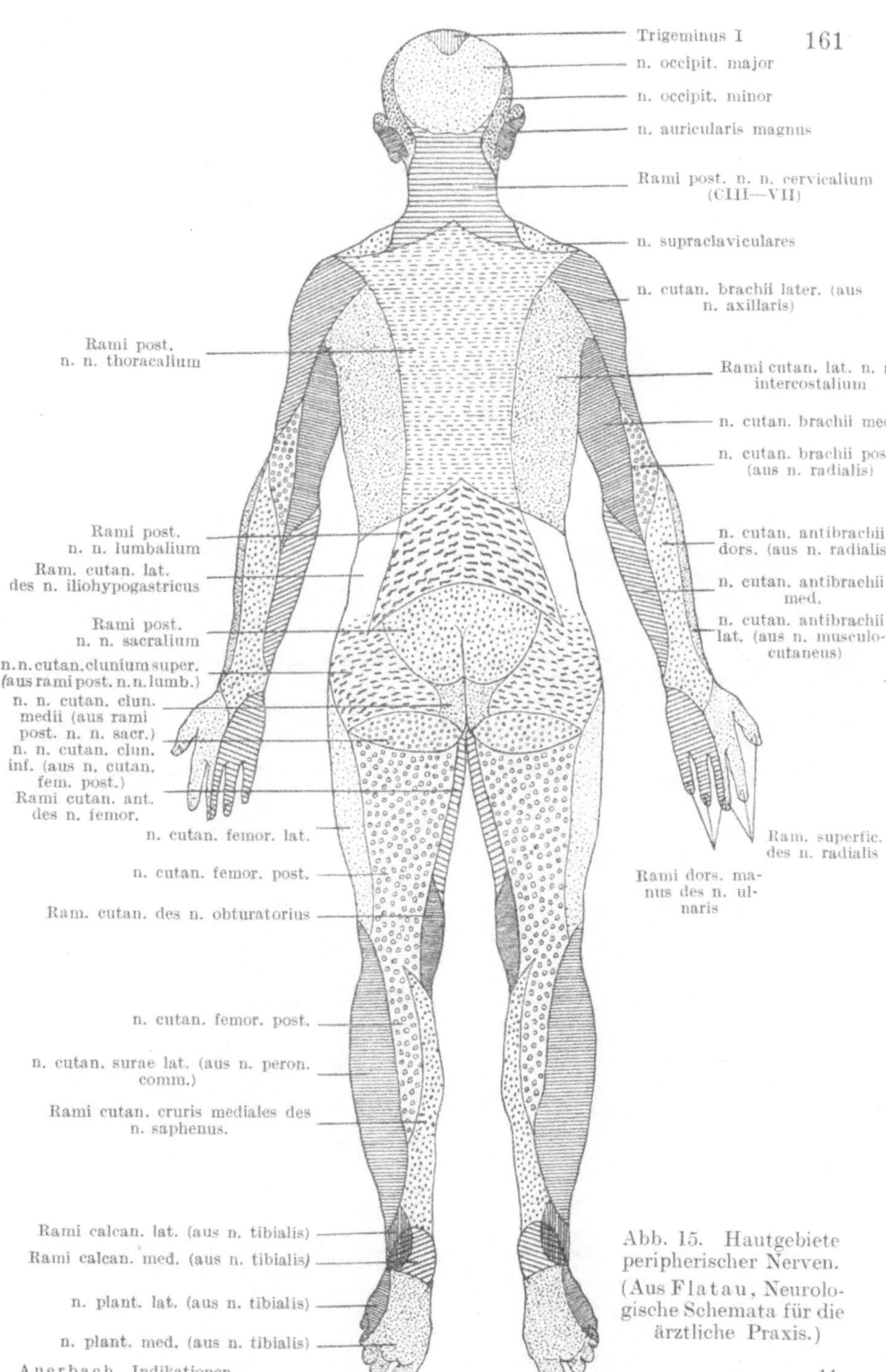

Abb. 15. Hautgebiete peripherischer Nerven. (Aus Flatau, Neurologische Schemata für die ärztliche Praxis.)

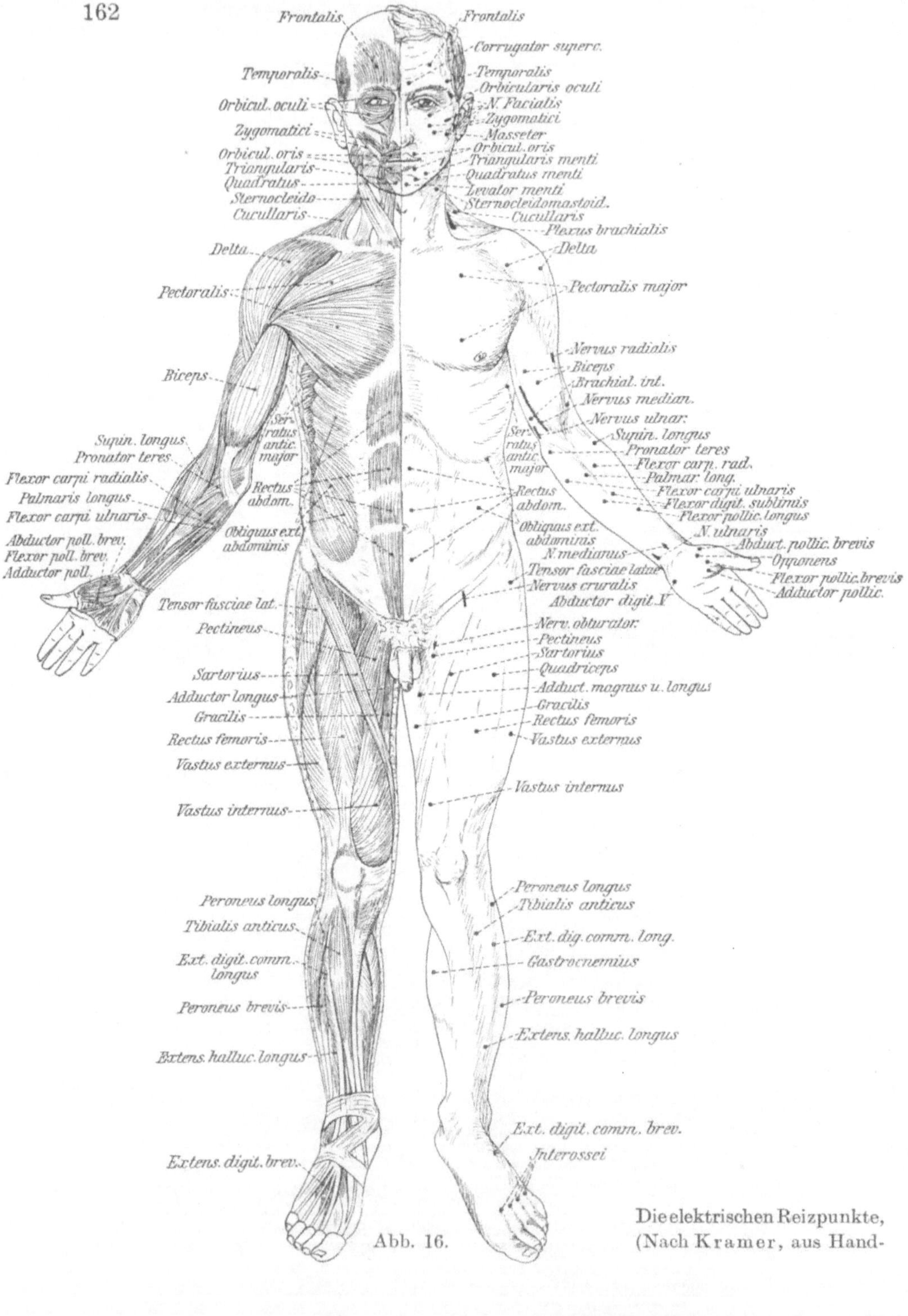

Frontalis
Temporalis
Orbicul. oculi
Zygomatici
Orbicul. oris
Triangularis
Quadratus
Sternocleido
Cucullaris
Delta
Pectoralis
Biceps
Supin. longus
Pronator teres
Flexor carpi radialis
Palmaris longus
Flexor carpi ulnaris
Abductor poll. brev.
Flexor poll. brev.
Adductor poll.
Serratus antic. major
Rectus abdom.
Obliquus ext. abdominis
Tensor fasciae lat.
Pectineus
Sartorius
Adductor longus
Gracilis
Rectus femoris
Vastus externus
Vastus internus
Peroneus longus
Tibialis anticus
Ext. digit. comm. longus
Peroneus brevis
Extens. halluc. longus
Extens. digit. brev.

Frontalis
Corrugator superc.
Temporalis
Orbicularis oculi
N. Facialis
Zygomatici
Masseter
Orbicul. oris
Triangularis menti
Quadratus menti
Levator menti
Sternocleidomastoid.
Cucullaris
Plexus brachialis
Delta
Pectoralis major
Nervus radialis
Biceps
Brachial. int.
Nervus median.
Nervus ulnar.
Supin. longus
Pronator teres
Flexor carp. rad.
Palmar. long.
Flexor carpi ulnaris
Flexor digit. sublimis
Flexor pollic. longus
N. ulnaris
Abduct. pollic. brevis
Opponens
Flexor pollic. brevis
Adductor pollic.
Serratus antic. major
Rectus abdom.
Obliquus ext. abdominis
N. medianus
Tensor fasciae latae
Nervus cruralis
Abductor digit. V
Nerv. obturator.
Pectineus
Sartorius
Quadriceps
Adduct. magnus u. longus
Gracilis
Rectus femoris
Vastus externus
Vastus internus
Peroneus longus
Tibialis anticus
Ext. dig. comm. long.
Gastrocnemius
Peroneus brevis
Extens. halluc. longus
Ext. digit. comm. brev.
Interossei

Abb. 16. Die elektrischen Reizpunkte, (Nach Kramer, aus Hand-

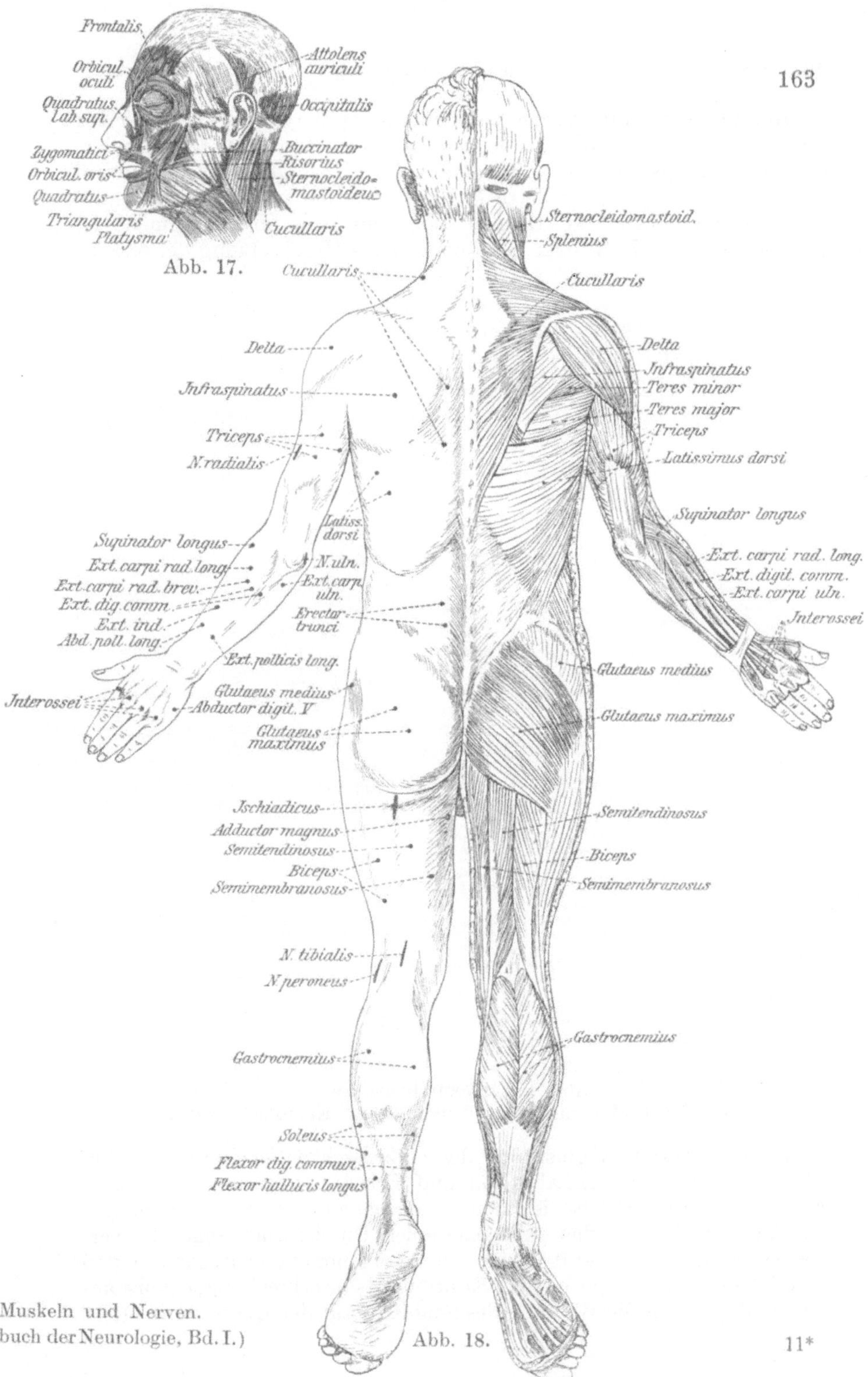

Abb. 17.

Abb. 18.

Muskeln und Nerven.
buch der Neurologie, Bd. I.)

Kommt eine traumatische Nervenlähmung längere Zeit nach der Verletzung zur Beobachtung, so hat man zunächst festzustellen, ob die Leitungsunterbrechung eine völlige (bei gemischten Nerven: motorische Paralyse, komplette EaR., Verlust der protopathischen und epikritischen Sensibilität Heads) oder nur eine unvollkommene ist (Parese; partielle EaR. oder nur quantitative Herabsetzung der elektri-

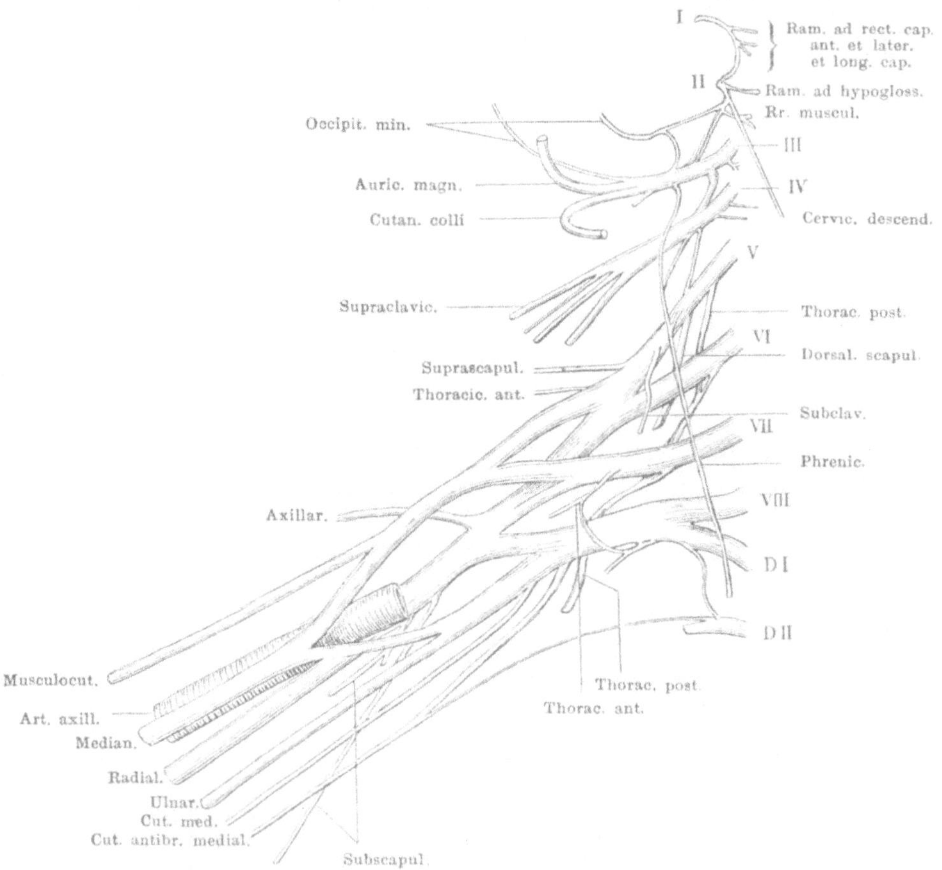

Abb. 19. Plexus brachialis.
(Nach Henle-Kramer, aus Handbuch der Neurologie, Bd. I.)

schen Erregbarkeit; Verlust nur der epikritischen Sensibilität = Berührungsempfindung, Lokalisation und Erkennung geringerer Temperaturdifferenzen). Hierbei ist aber zu bedenken, daß die Verletzungen der Praxis nicht mit den experimentellen Durchschneidungen zu vergleichen sind, wie sie Head an sich selbst vorgenommen hat, sondern daß mannigfache Übergänge in den Kontinuitätsunterbrechungen vorkommen, und daß sich die Wirkung des Schnittes mit der Quetschung öfters kombiniert (Art des Instrumentes; topographische Lage des Nerven, z. B. Nähe eines Knochens). Deshalb sind namentlich die Headschen Angaben bezüglich des Verhaltens der Sensibilität mit besonderer Vorsicht zu verwerten. Sind die Zeichen der völligen Leitungsunterbrechung nachzuweisen, so soll man mit der Nervennaht nicht zögern; bestehen nur die Symptome der partiellen Nervenschädigung, so ist die Entscheidung oft nicht leicht zu treffen, weil einmal auch noch nach langer Zeit, insbesondere bei konsequenter Behandlung (Elektrisation, Massage usw.) Heilung zustande kommt, dann aber auch deshalb, weil nicht wenige Fälle bekannt sind, in denen die Nervennaht noch nach mehreren Jahren, ja sogar nach langen Zeiträumen (10 und mehr Jahren) zu völliger Wiederherstellung der Funktion geführt hat. Die Unfallpraxis hat unsere Kenntnisse auf diesem Gebiete beträchtlich erweitert. So hat Otto[255]) gezeigt, daß sogar von den Fällen, bei denen sicher komplette EaR. nachgewiesen war, noch 44,4% ohne Nervennaht bedeutend gebessert resp. geheilt wurden. Aus Oberndörffers[256]) Sammelreferat ergibt sich, daß die Resultate bei der sekundären Nervennaht innerhalb des ersten Halbjahres noch um etwa 5—10% besser sind als bei der primären.

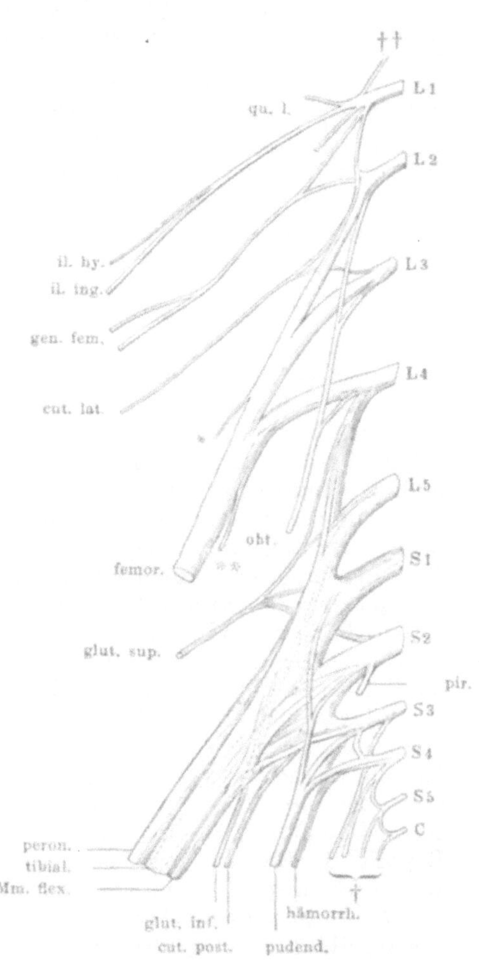

Abb. 20. Plexus lumbalis und sacralis. (Nach Henle-Kramer, aus Handbuch der Neurologie, Bd. I.)

Im großen und ganzen möchte ich mich auf Grund meiner Erfahrungen den Autoren anschließen, die den Rat geben, in zweifelhaften Fällen nicht zu lange zu warten, sondern nach der bei der heutigen Technik gefahrlosen Freilegung des oder der in Betracht kommenden Nerven bioptisch die tatsächliche Schädigung festzustellen. Ich habe doch ziemlich viele Verletzte dieser Art gesehen, bei denen es trotz systematischer, nicht operativer Behandlung auch nach langer Zeit zu keiner nennenswerten Besserung, jedenfalls nicht zur Erlangung der früheren Erwerbsfähigkeit gekommen ist. Hat man also in dieser Beziehung Bedenken, so sollte man nicht länger als ein halbes Jahr konservativ behandeln.

Da die operative Revision der geschädigten Nerven, lege artis ausgeführt, heute nicht gefährlicher ist als eine Eisenbahnfahrt, da ein solcher Eingriff überdies in Lokalanästhesie auszuführen ist, so sollte man meines Erachtens für diese, die Arbeitsfähigkeit zuweilen ganz erheblich vermindernden Unfallverletzungen den Paragraphen 8 des Gewerbeunfallversicherungsgesetzes in dem Sinne abändern, daß die Verletzten sich solchen geringfügigen Eingriffen unterwerfen müßten, falls ein sachverständiges Gutachten die Gefahrlosigkeit einer solchen „Operation" auf der einen Seite und den voraussichtich großen Nutzen für die Erwerbsfähigkeit auf der anderen Seite darzulegen vermag.

Hierzu kommt noch, daß eine sorgfältig ausgeführte Nervennaht fast regelmäßig zur funktionellen Wiederherstellung führt. Oberndörffer konnte unter 340 aus der Literatur zusammengestellten Fällen, unter denen doch sicher auch eine große Zahl nicht mit vollendeter Technik und Akkuratesse ausgeführter sich befand, schon 1908 72% Erfolge und 15% Mißerfolge berechnen; bei 13% war das Resultat unbekannt. Man darf wohl voraussetzen, daß sich die Erfolge seit jener Zeit noch bedeutend gebessert haben. Am günstigsten waren die Resultate bei der Radialisnaht (85% Erfolge); dann folgen die Medianus- und die Ulnarisnaht. Der größte funktionelle Erfolg war bei den Fällen mit sekundärer Naht zu verzeichnen, offenbar deshalb, weil bei der primären öfters Infektionen und Nebenverletzungen ihre schädliche Wirkung äußerten. Aus der Graserschen Klinik (Erlangen) berichten auffallenderweise Ströbel und Kirschner[257]) nur über 2 günstig verlaufene Fälle von 6 Fällen von Radialisnaht; freilich bestand in 2 ungeheilt gebliebenen größere Diastase der Nervenenden. Auch konnten diese Autoren an ihrem Material die Ansicht nicht bestätigen, daß die Sensibilität viel eher und sicherer auftrete als die Regeneration der motorischen Fasern. Die Resultate der Naht des Plexus brachialis sind im allgemeinen weniger befriedigend. Dieses Nervengeflecht kann aber auch ohne Kontinuitätsunterbrechung durch Kontusion schwer geschädigt werden, insbesondere bei Luxationen des Humerus und deren Reposition. Hier soll man, wenn es zur Lähmung gekommen ist, nach Bardenheuer[258]) den Plexus frühzeitig freilegen, die etwa angeschwollene Nervenscheide der Länge nach spalten und Blut- und Lymphextravasate, die durch ihre Druckwirkung die Nerven schädigen, entfernen (Paraneurotomie). Ist längere Zeit seit dem Trauma verflossen, dann findet man zwischen den einzelnen Bündeln resp. Ästen nicht so selten bindegewebige Adhäsionen, die Organisationsprodukte von in das Perineurium erfolgten Blutextravasaten darstellen. Bardenheuer[258]) rät, diese Verwachsungen zu lösen; ich hatte Gelegenheit, mit Herrn Sasse einen solchen Fall von schwerer Verletzung des Plexus brachialis zu sehen, bei dem die Befolgung dieses Rates von großem Nutzen für den Patienten war (vgl. die unter Sasses und meiner Leitung angefertigte Dissertation von Winnen[258a]). Sekundäre Nervenkompressionen und

Nervenzerrungen kommen öfters auch durch Narben in der Tiefe zustande, die sich nach erheblichen Weichteilquetschungen durch sich organisierende Blutergüsse bilden, ferner durch Wucherungen des Periosts und des Knochens (Callusbildung). In diesen Fällen treten naturgemäß die Erscheinungen der Nervenschädigung erst kürzere oder längere Zeit nach der Verletzung auf, und zwar gewöhnlich zuerst Parästhesien und Schmerzen, dann Paresen, Atrophien und Hyp- resp. Anästhesien. Wenn nun auch unter diesen Umständen manche Nerven durch konservative Behandlung (Galvanisation, Massage, Hyperämieerzeugung) wieder ganz leistungsfähig werden können — ich habe das selbst wiederholt gesehen —, so sollte man doch im allgemeinen hier bald zur Neurolyse schreiten, besonders auch deshalb, weil der Narbenzug und der Callus noch nach vielen Jahren gefährlich werden kann, wenn irgendein weiteres schädliches Moment hinzukommt. Ein solches Beispiel sei hier kurz angeführt:

Ein 25jähriges Dienstmädchen hatte bei seiner Geburt eine schwere Verletzung des Ellbogens erlitten, die seine Arbeitsfähigkeit bis dahin aber nicht wesentlich beeinträchtigte. Erst nach starker Überanstrengung stellte sich eine völlige Lähmung des bis dahin nur paretischen Unterarmes und der Hand ein. Bei der Operation zeigte sich der N. ulnar. — der N. radial. und median. verliefen offenbar auch nicht ganz frei, wurden aber in die Operation nicht mit hineinbezogen — in einen starken Callus am Epicondyl. int. eingebettet und verdünnt. Durch Freilegung und Verlagerung des Nerven in die Muskulatur wurde die Patientin bald wieder erwerbsfähig.

Halsrippen, die bekanntlich oft im späteren Leben sensible und motorische Lähmungen machen, müssen exstirpiert werden. Man muß aber, ehe man sich hierzu entschließt, untersuchen, ob nicht gleichzeitig eine Gliosis vorliegt, was nicht so selten der Fall ist. Dann ist die Exstirpation nur indiziert, wenn sehr heftige Schmerzen durch den Druck der Halsrippe verursacht werden.

Um in den vorhin erwähnten Fällen den sehr unangenehmen Rezidiven vorzubeugen, welche häufig durch neue Verwachsungen des gelösten Nerven mit der Umgebung zustande kommen, hat man ihn mit Fett, Haut, Muskulatur umgeben oder auch die Tubulisation mittels dem Tierkörper entnommener, über Glasröhren gezogener und entsprechend sterilisierter und konservierter Arterien vorgenommen (Foramitti[260]). Diese Art der Tubulisation soll sich bei den Schußverletzungen des russisch-japanischen Krieges bewährt und, wie Coste[259]) hervorhebt, die in diesem Feldzuge nach solchen Läsionen auffallend häufig auftretenden Neuralgien und trophischen Störungen sehr günstig beeinflußt haben. Von anderen Autoren werden Gelatine- oder Magnesiumröhrchen, auch dekalzinierter Knochen empfohlen. (Das Nähere siehe bei Coste l. c.)

Die Tubulisation hat man auch angewandt, wenn es zu größeren Substanzverlusten der verletzten Nerven entweder durch das Trauma selbst gekommen ist oder durch eine erforderlich gewordene Exzision kolbiger Anschwellungen u. dgl. m. Zum Ersatz der Substanzdefekte hat man außer den wenig erfolgreichen Transplantationen von

Nervenmaterial, welches Tieren, anderen Menschen oder dem Patienten selbst entnommen war, einige plastische Operationen ersonnen, auf die mit wenigen Worten hier ganz kurz eingegangen sei. (Näheres bei Coste l. c. und in den gebräuchlichen Operationslehren.) Létiévant präparierte vom zentralen und peripheren Ende seitlich einen Lappen und nähte dann, den Defekt auf diese Weise überbrückend, diese beiden Enden zusammen. Das Verfahren (Autoplastie nerveuse à lambeaux) ist aber nur bei sehr dicken Nerven anwendbar und läßt einen großen Teil des Nervenquerschnittes unbenutzt, wodurch natürlich das Resultat beeinträchtigt wird. Bessere Erfolge wurden mit einer zweiten, von demselben Chirurgen angegebenen, später von anderen modifizierten Methode, der Greffe nerveuse (Nervenpfropfung, Nervenkreuzung, Nervenanastomose) erzielt. Sie ist namentlich auch dann anwendbar, wenn zwei benachbarte Nerven verletzt sind, beide aber wegen zu großer Entfernung ihrer Stümpfe nicht aneinander gebracht werden können. Man geht dann so vor, daß man das periphere Ende des einen durchschnittenen Nerven mit dem zentralen Ende des anderen durchtrennten vereinigt (zentrale Implantation). Oder man spaltet, falls ein unverletzter Nerv in der Nähe ist, vom Rande desselben ein Stück seitlich ab und vereinigt es mit dem peripheren Ende des durchschnittenen Nerven (periphere Implantation). Dieses Operationsverfahren wurde dann experimentell von verschiedenen Autoren, namentlich von Hegner[261]), eingehend begründet und auch bei schweren nicht traumatischen Lähmungen, namentlich Facialislähmungen (siehe unten) zur Anwendung gebracht (vgl. auch das Sammelreferat von Rothschild[261a]). Eine von Tilmans (zitiert bei Coste l. c.) ausgeführte Modifikation bei Durchtrennung des N. ulnar. und median. besteht darin, daß am zentralen und peripheren Abschnitte jedes einzelnen Nerven Lappen gebildet, um 180° gedreht und dann aneinander genäht werden.

Es kann nun meines Erachtens keinem Zweifel unterliegen, daß die Resultate der Nervenimplantationen und -transplantationen bzw. der Nervenanastomosen um so besser werden, und daß diesen Methoden eine um so größere Zukunft bevorsteht, je rationeller man auf Grund der topographischen Kenntnis des Nervenquerschnittes (Stoffel l. c. sowie Stoffel[262]) vorgeht. Wir müssen am geschädigten bzw. durchtrennten Nerven die Lage der gelähmten Bahnen und am gesunden die Bahnen mit Sicherheit bestimmen, die wir zur Neurotisation bzw. Implantation benutzen können, und die ohne großen Schaden für die Funktion in Wegfall kommen dürfen. Unter den Bahnen, die sich gut isolieren lassen und sich für die Überpflanzung eignen, sind namentlich anzuführen: in der Achselhöhle die Bahn für die 3 Köpfe des Triceps brachii; in der unteren Hälfte des Oberarms die Bahn für den Pronator teres, Flexor carpi radial. et palmar. longus; in der Kniekehle die Bahn für den Triceps surae; am N. ischiad. die Bahn für die Kniebeuger usw. (s. auch oben). Der Neurotiseur muß so weit mobilisiert werden, daß er ohne Spannung nach der Implantationsstelle hin geleitet werden kann. Die letztere muß bei partieller Durchtrennung bzw. bei partieller anderweitiger Schädigung so gewählt werden, daß der Neurotiseur nur mit der Bahn, deren Funktionsausfall ersetzt werden soll, vereinigt wird, bei völliger Durchtrennung natürlich mit dem gesamten Querschnitte. Bezüglich der technischen Einzelheiten der Implantierungen verweise ich auf Stoffel[262]) und Stoffel-Vulpius l. c.

Die Nervenimplantationen können auch mit Muskelplastiken kombiniert werden; z. B. bei Quetschung des N. axillaris durch Fall auf die Schulter mit residuärer Deltoideuslähmung implantierte Luxembourg[263]) den N. axillar. in den N. radial. und schloß sofort die Überpflanzung der Clavicularportion des M. pectoral. auf den gelähmten Deltoides an. Er erzielte eine erhebliche Besserung. Auch lediglich Sehnenplastiken können bei peripheren traumatischen Lähmungen zu guten Erfolgen führen, wie z. B. in einem von Biesalski (l. c.) berichteten Fall von Radialislähmung, die seit der Geburt bestanden haben soll. Biesalski raffte die Sehnen des Extensor carpi radial. und der Fingerextensoren und transplantierte den Flexor carpi ulnar. auf die Extensorensehnen. — Bei der häufigsten Form der Entbindungslähmung, der oberen Plexuslähmung, Typus Duchenne-Erb, bei der es zur sekundären Kontraktur der Einwärtsroller und der Pronatoren kommt, muß man deren Tenotomie (Pectoral. major, Teres major, Pronator teres) vornehmen und die Extremität in Überkorrektionsstellung fixieren. Auch kann man zur Aufhebung der Innenrotationskontraktur die Sehne des Teres major auf die Spina tub. majoris transplantieren. Auch eine Osteotomie des Oberarms mit Außenrotation des distalen Endes ist bei den schweren Fällen dieser Lähmungsform mit Erfolg ausgeführt worden.

M. Katzenstein[264]) glaubt, daß man schlaffe Lähmungen hohen Grades und jeder Genese dadurch besonders günstig beeinflussen könne, daß man einen gesunden entbehrlichen Nerven, z. B. den N. suprascapularis in den Plexus einpflanze (Plexuspfropfung), also in eine Stelle, wo die stark divergierenden Nerven der Extremität noch nicht differenziert sind oder doch sehr nahe und durch viele Zweige in innigem Zusammenhange stehen. So hat er auch den N. obturatorius auf den Plexus lumbosacralis gepfropft. Er empfiehlt dieses Verfahren zunächst bei kompletten oder fast kompletten Lähmungen, möchte aber annehmen, daß sich auch bei partiellen Lähmungen die Erfolge der Nerventransplantation bessern, wenn man statt weiter peripher auf den Plexus pfropft.

Bei der Facialislähmung traumatischer Genese ist die Nervennaht indiziert, wenn die Verletzungsstelle erreichbar ist. Ist der Nerv in Narbengewebe eingebettet, so muß die Neurolyse eventuell mit nachfolgender Tubulisation oder Resektion und Naht ausgeführt werden. Eine den Nerv komprimierende Geschwulst muß exstirpiert werden. Ist ein Krankheitsprozeß im Mittelohr die Ursache der Gesichtslähmung, dann muß das Ohrenleiden sachgemäß behandelt werden; am häufigsten ist die Eröffnung der Paukenhöhle und die Entfernung von Eiter, Granulationen, Cholesteatomen usw. indiziert; auch die Freilegung des Nerven im Fallopischen Kanal kann notwendig werden. Ist es durch Verletzung des Facialis bei einer Operation im Mittelohr zur Lähmung gekommen, so soll man ihn nach dem Rat einiger Ohrenärzte möglichst bald im Canalis Fallopii suchen und seine Enden durch Katgutfäden überbrücken.

Bei der durch die verschiedensten infektiösen und toxischen Ursachen bedingten neuritischen Form der Facialislähmung, zu welcher auch die vulgäre rheumatische gehört, kommen operative Eingriffe, ebenso wie bei den otogenen, durch Eingriffe im Ohr nicht gebesserten, erst in Frage, wenn die Elektrotherapie mindestens ein halbes Jahr lang in konsequenter Weise durchgeführt wurde, ohne daß Heilung oder wesentliche Besserung zu erzielen war. Hier kommt vor allem die Nervenkreuzung, die Einpflanzung in den N. accessorius oder hypoglossus in Betracht, und zwar ist die letztere vorzuziehen, weil die Mitbewegungen der Zunge doch weniger störend und auffällig sind, als die der Schulter. Der eigentliche Begründer der zuerst in Aufnahme gekommenen Greffe nerveuse in den N. accessorius ist Faure (siehe bei Coste[268]). Es scheint ratsamer zu sein, beide Nerven ganz zu durchschneiden und den zentralen Hypoglossusstumpf mit dem am Foramen stylomastoideum durchtrennten peripheren Facialisstumpf zu vereinigen als das zentrale Ende des Hypoglossus an den angefrischten Facialis anzunähen. Mit dieser Methode hat Gottstein[265]) in 2 von 3 otitischen Fällen (der dritte stellte sich nicht vor) einen vorzüglichen Erfolg erzielt. Bernhardt[266]) kommt auf Grund des Studiums eines größeren Materiales zu dem Schluß, daß die Operation wohl die Entstellung zu beseitigen geeignet ist, die Lähmung wohl zu bessern, aber nicht auszugleichen vermag. Das lehren auch meine Erfahrungen, und die auf dem Londoner internationalen medizinischen Kongreß 1913 unter den interessanten Demonstrationen im National Hospital for Paralysed and Epileptics gezeigten Fälle bewiesen es gleichfalls. Man hat deshalb auch andere Operationen versucht. Myoplastiken hat man vorgenommen, indem man den Temporalis bzw. Masseter in den Orbicularis oculi (Eden[267]), bzw. in die Lippenmuskulatur verpflanzte. Hildebrandt[270]) verbesserte die Asymmetrie des Gesichts in einem siebenmal vergeblich operierten Falle dadurch, daß er die ganze sternale Partie des M. sternocleido-mast. unter Schonung des Nerven loslöste, nach oben klappte und an den Mundwinkel annähte. Busch[269]) versuchte den Mundwinkel rein mechanisch zu heben: er macht knapp unter dem Jochfortsatz und direkt über dem herabhängenden Mundwinkel eine kleine Inzision und verbindet diese beiden Öffnungen intrabuccal durch eine eingeführte Kornzange. Nun wird ein der Fascia lata entnommener Streifen am unteren Mundwinkel fixiert, durch die Wange gegen den Jochbogen hindurchgeführt, der Mundwinkel gehoben und die Faszie am Periost des Jochfortsatzes durch Nähte fixiert. Stein[271]) geht ganz ähnlich vor und gibt dem Faszienstreifen ein kleines subkutanes Paraffindepot als Widerlager. — Sind nur einzelne Äste gelähmt, so hat man auch wohl im Interesse der Symmetrie des Gesichts die entsprechenden Äste der anderen Seite durchschnitten.

Zu betonen ist, daß man bei Nervenlähmung jeden Sitzes und jeder Genese sowohl nach Ausführung der Nervennaht als der auch erwähnten plastischen Operationen die elektrische Behandlung, namentlich die labile galvanische und die mit direkten und indirekten Kathoden- oder Anodenschließzuckungen konsequent etwa ein Jahr lang fortsetzen muß, da die Erfahrung lehrt, daß sich auch nach dieser Zeit noch die Funktion wiederherstellen kann.

Geschwülste an den peripheren Nerven können selbstverständlich nur operativ behandelt werden. Bei gutartigen, die meistens isolierte Neurofibrome sind (die multiplen entziehen sich natürlich jeder Behandlung), wird man mit der Ausschälung der Neubildung unter möglichster Schonung der Nervenfaserbündel in der Regel zum Ziele kommen. Daß dies aber keineswegs stets der Fall ist, beweist neben manchen anderen ein von Brodnitz und mir[170]) beobachteter Fall von Neurofibrom des N. ulnaris am Oberarm, dessen Gewebe sich, wie auch die mikroskopische Untersuchung zeigte, so zwischen die einzelnen Nervenbündel, stellenweise sogar zwischen die einzelnen Fasern gedrängt hatte, daß der Nerv reseziert werden mußte.

Es entstand ein etwa 5 cm großer Defekt im Nervenstamm; die Kontinuität wurde durch Lappenbildung sofort wiederhergestellt. Trotzdem war es erstaunlich, daß auch in der ersten Zeit nach dem Eingriffe, absolut keinerlei Störungen der Motilität auftraten. Daß die Sensibilität keinen größeren Ausfall zeigte, ist weniger auffallend, da man gar nicht selten nach Nervendurchschneidungen der verschiedensten Art viel geringere Empfindungsstörungen beobachtet, als dem Ausbreitungsgebiete des betreffenden Nerven entspricht. Auch darüber braucht man sich nicht besonders zu verwundern, daß die bei unserem Patienten vor der Exstirpation vorhandenen Symptome der Leitungsunterbrechung nach $4^1/_2$ Monaten nahezu restlos zurückgegangen sind, da dies ja bei einer exakt angelegten Nervennaht fast die Regel ist, insofern keine Störung in der Wundheilung eintritt.

Das Ausbleiben jeglicher Lähmungserscheinungen aber direkt im Anschluß an die Kontinuitätsresektion mußte jedermann überraschen. Allerdings wußten wir, daß unsere Beobachtung keineswegs vereinzelt war. Auch die üblichen Handbücher erwähnen dieses Phänomen und betonen, daß es in der großen Mehrzahl der Fälle dann beobachtet wurde, wenn wegen Geschwulstbildung Resektionen und hier namentlich an den Armnerven ausgeführt werden mußten. Wahrscheinlich beruht dieses Phänomen auf ausgedehnter Anastomosenbildung zwischen den Hauptnervenstämmen, wie sie speziell an den Armnerven vorkommt. Es ist bekannt, daß Varietäten in der Bildung des Plexus brachialis schon normaliter außerordentlich häufig sind. Falls die Annahme Goldmanns[272]) zutrifft, daß die Stammneurome auf kongenitale Anomalien in der Nervenscheide zurückzuführen seien, so kann man vielleicht vermuten, daß bei den mit solchen Neubildungen behafteten Individuen auch im Plexus brachialis Abweichungen von der Norm im Sinne einer noch viel innigeren Verbindung der Hauptnervenstämme vorliegen. Dies könnte aber nur durch anatomische Untersuchungen solcher Personen erwiesen werden. — In Fällen wie den erwähnten kann man natürlich auch Nervenplastiken vornehmen, wie z. B. v. Saar[273]) eine erfolgreiche totale periphere Implantation des Radialis in den Medianus nach ausgedehnter Resektion des ersteren wegen malignen Neurofibroms ausgeführt hat.

Der selteneren medullären Sarkome und Myxosarkome der Nerven kann man nur mittels Resektion weit vom Tumor weg Herr werden, und auch so kann man nicht immer Rezidive verhüten. Treten letztere auf, so bleibt nur die Amputation bzw. Exartikulation übrig. A. Sperber (Über bösartige Geschwülste der peripheren Nerven. Dissertat. Berlin 1913) hat vor kurzem 47 Fälle solcher bösartigen Geschwülste zusammengestellt. Sie saßen hauptsächlich am N. medianus und Ischiadicus.

Auch die umfangreichen plexiformen Neurofibrome kann man, wenn sie nicht allzu breit aufsitzen, ohne größere Schwierigkeiten exstirpieren. Betreffend die Acusticusneurome siehe unter „Kleinhirnbrückenwinkeltumoren".

Große Ganglionneurome des Sympathicus in dessen Bauchteil haben Kredel und H. Braun[274]) mit Erfolg exstirpiert. Auch bei einer partiellen Entfernung wurde dauernde Heilung erreicht; man kann deshalb wohl bei Verwachsung dieser Tumoren mit den großen Bauchgefäßen von der Resektion der letzteren Abstand nehmen.

Von Krämpfen im Gebiete der peripheren Nerven

sollen nur die gegen jede andere Behandlung refraktären des N. VII. und N. XI. Gegenstand chirurgischer Eingriffe werden. Am meisten geübt wird beim Tic convulsif die Dehnung des Nerven oder die Resektion der den Krampf auslösenden peripheren Trigeminuszweige. Die letztere kommt hauptsächlich dann in Frage, wenn konstante Druckpunkte, z. B. über dem N. supraorbitalis nachzuweisen sind. Zuvor aber sollte man hier stets die galvanische Anodenbehandlung versuchen, mit der man zuweilen erhebliche Linderung herbeiführen kann. Krause[275]) scheint es berechtigt, wenn der Krampf auf diese Weise nicht zu beeinflussen ist, den Facialis quer zu durchtrennen und sein peripheres Ende in den Hypoglossus einzupflanzen. Er meint, daß dies ein physiologischer Weg sein müßte, um Dauerheilung zu erzielen, da dann die in Reizung versetzten Facialiskerne ausgeschaltet und durch die normal funktionierenden Hypoglossuskerne ersetzt würden. Ich halte diesen Vorschlag für sehr empfehlenswert, glaube aber, daß man auch bei seiner Ausführung nicht selten Mißerfolge erleben wird, da die hyperkinetische Disposition des Gehirns, die als Teilerscheinung der konstitutionellen oder erworbenen Neuropathie anzusehen ist, auf alle möglichen Bahnen überspringen kann. Das ist auch der Grund, weshalb man mit der chirurgischen Behandlung des Tics im allgemeinen nur sehr mäßige Erfolge hat. Man muß sich eben stets vor Augen halten, daß die Ursache dieser Muskelkrämpfe nur sehr selten in den peripheren Nerven oder Muskeln liegt, sondern eine zentrale, besonders wohl corticale, ist. Schlösser hat seine Alkoholinjektionen auch beim Tic facial zum Einspritzen in den Nervenstamm empfohlen.

Wie ich mich vor einiger Zeit bei einem von Schlösser selbst behandelten Falle überzeugen konnte, hört der Krampf nach der Einspritzung wohl auf, an seine Stelle tritt aber eine komplette Facialislähmung, die bei dem eben erwähnten Patienten $^1/_2$ Jahr dauerte. Bei der Rückkehr der Bewegungsfähigkeit kehrte auch der Krampf in ungeminderter Stärke wieder. Außerdem blieb aber eine deutlich nachweisbare Schwäche in allen Ästen bestehen. — Wiederholung der Injektion lehnte der Patient ab.

Bei den Krämpfen im Gebiet der Halsmuskeln, die hauptsächlich, aber keineswegs ausschließlich in „Accessoriuskrämpfen" bestehen, bringt in den leichten Graden die Resektion des N. XI, die man aber in großer Ausdehnung vornehmen muß, Linderung, zuweilen Heilung; in den schweren ist öfters schon der Sternocleidomastoideus und ein großer Teil der oberflächlichen und tiefen Nackenmuskulatur reseziert worden, aber auch keineswegs mit regelmäßig günstigem Resultat (Kocher, Operationslehre, 5. Aufl. u. a.). Ich kann zu diesen Operationen im großen und ganzen nicht raten, weil die gesteigerte zentrale Erregbarkeit durch sie selten beeinflußt wird, ja nach meinen Erfahrungen sogar durch den Narbenzug zuweilen noch erhöht werden kann; besonders aber dann nicht, wenn eine Neigung zur Generalisierung dieser Hyperkinesen (maladie des tics) besteht. In diesen Fällen kommt man mit der Allgemeinbehandlung, auch mit der von Brissaud, Meige und Feindel[276]) empfohlenen der psychomotorischen Erziehung weiter.

Bei Neuralgien.

Chirurgische Eingriffe an den neuralgisch affizierten Nerven sind erst dann ins Auge zu fassen, wenn eine sorgfältige Untersuchung aller in Betracht kommenden Organe ergeben hat, daß der Neuralgie kein auf andere Weise zu behandelndes Allgemein- oder Lokalleiden, keine palpablen Veränderungen an den Nerven selbst, ihren Wurzeln, den zugehörigen Ganglien oder Zentralorganen zugrunde liegen (symptomatische Neuralgien), und wenn ferner die bei echten Neuralgien anerkannt wirksamen nicht operativen therapeutischen Maßnahmen in planvoller Weise durchgeführt sind.

Die Diagnose der idiopathischen Neuralgie ist keineswegs so einfach, wie von manchen Autoren angenommen wird. In differentialdiagnostischer Beziehung ist namentlich auf die neuritischen Neuralgien hinzuweisen, die auf Influenza, Typhus, Polyarthritis, Gonorrhöe, auf Malaria, Diabetes, Gicht und andere akute und chronische Krankheiten zurückzuführen sind. Es ist überhaupt zu bedenken, daß die Grenze zwischen Neuralgie und Neuritis, besonders Perineuritis, durchaus nicht immer scharf zu ziehen ist, wenn auch in den typischen Fällen die Unterscheidungsmerkmale deutlich ausgeprägt sind. Wenn der Schmerz nur in Anfällen auftritt, nicht kontinuierlich ist, die Nerven nur an bestimmten Punkten, nicht auf einer großen Strecke ihres Verlaufes druckempfindlich sind, und sich während der ganzen Dauer keine Erscheinungen von motorischer oder sensibler Leitungsunterbrechung gezeigt haben, dann kann man eine Neuritis ausschließen. Aber es gibt gar nicht selten Übergangsformen, die wohl so zu erklären sind, daß wahrscheinlich auch den Neuralgien feine Ernährungsstörungen in den Nervenelementen, besonders in der Schwannschen Scheide, in den Nervi und Vasa nervorum zugrunde liegen, Alterationen, die wir mit unseren heutigen histopathologischen Untersuchungsmethoden noch nicht erkennen können, die vielleicht überhaupt nicht mehr festzustellen sind, sobald der Nerv aus dem Organismus entfernt ist.

Ich habe in den letzten Jahren wiederholt resezierte Stücke schwer neuralgischer Trigeminusäste von sachverständigster Seite, auch im hiesigen neurologischen Institute, mit den modernen Fibrillenfärbungen und den neuen Alzheimerschen Methoden untersuchen lassen; es konnte keine sichere Veränderung gefunden werden. Die von manchen Autoren in den Ästen des Trigeminus sowie in den Fasern und Zellen des Ganglion Gasseri festgestellten Alterationen sind bedeutungslos, da sie nur konstatiert wurden, nachdem an den Nerven schon verschiedene chirurgische Eingriffe vorgenommen waren.

Gar nicht leicht ist auch die Unterscheidung der Myalgie des sog. Muskelrheumatismus von der Neuralgie. Die erstere ist wissenschaftlich ebensowenig geklärt wie die letztere; freilich sind beide Affektionen den experimentellen Forschungsmethoden nur schwer zugänglich. Wenn es sicherlich auch genug zirkumskripte Neuralgien gibt, die durch akute oder chronische Myiten, Myositiden oder auch durch die gar nicht seltenen lokalen Neuromyositiden bedingt sind, und die sich durch eine konstante und umschriebene Druckempfindlichkeit, Schwellung und Starre bestimmter Muskelpartien (Schwielen, Knötchen) von der Neuralgie unterscheiden, so spricht doch manches dafür, daß gewisse häufig vorkommende Formen von sog. Muskelrheumatismen (z. B. die Lumbago, auch manche Fälle von hartnäckigen Schmerzen in den Schultergürtel- und Armmuskeln), ebenso wie manche Neuralgien radikulären Ursprungs sind, bzw. in histologisch schwer faßbaren Alterationen der Spinalganglien (auch des Ganglion Gasseri) ihre Ursache haben. Eine sorgfältige Sensibilitätsprüfung, die Fahndung auch auf ganz geringfügige Empfindungsstörungen, die Feststellung, ob diese sich etwa nach Wurzeldermatomen ausbreiten, dürfte geeignet sein, zur Klärung dieser interessanten und praktisch wichtigen Frage beizutragen. Hier mag sie aus diagnostischen Gründen nur kurz gestreift werden. Näheres siehe bei Wertheim-Salomonson[277]), Adolf Schmidt[278]) und Schellong[279]).

Ferner ist auf die zahlreichen, mit Schmerzen einhergehenden Erkrankungen des Rückenmarks hinzuweisen, die Tabes, die Meningomyelitis syphilitica, die Geschwülste, die Spondylitis usw. Endlich ist an die so häufigen Pseudoneuralgien zu denken, die psychogen sind und durch psychische Einflüsse, auch durch krankhafte Selbstbeobachtung gesteigert und fixiert werden. (Hysterische Neuralgien, Psychalgien [Oppenheim], neurasthenische Pseudoneuralgien [Jéndrassik].) Sie treten oft bilateral auf und halten sich nicht streng an die Bahn eines Nerven oder Nervenastes und hören bei psychischer Ablenkung oft auf.

Die zweite Bedingung, die erfüllt sein muß, bevor man zu chirurgischer Behandlung der Neuralgien berechtigt ist, betrifft die zweckmäßige Durchführung der erfahrungsgemäß zur Heilung oder erheblichen Besserung führenden internen Behandlungsmethoden. Sie scheint mir, so selbstverständlich sie ist, in unserer injektionsfreudigen Zeit häufig zu wenig beachtet zu werden. Erlebt man es jetzt doch gar nicht selten, daß ganz akute Neuralgien mit Einspritzungen von Mitteln behandelt werden, die die Nervenleitung unterbrechen oder ganz zerstören. Dazu hat man kein Recht, auch wenn der ungeduldige Kranke, der von dieser Therapie schon gehört haben mag, drauf drängt; vor allem auch deshalb nicht, weil diese Eingriffe, so harmlos sie manchem erscheinen mögen, wie wir bestimmt wissen, sekundäre Veränderungen in den zugehörigen Nervenkernen bzw. Ganglien setzen. Und wer könnte mit Sicherheit behaupten, daß das eine gleichgültige Sache sei? Primum: Non nocere! Für die allermeisten akuten Neuralgien ist Ruhe, Wärme, Sorge für reichliche Stuhlentleerung und absolute Alkoholabstinenz neben den bekannten Antineuralgicis unbedingt angezeigt. Tritt bei diesem Regime nicht bald Besserung oder Heilung ein, so müssen etwaige allgemeine Ursachen nach den bekannten Grundsätzen behandelt werden. Vor allem kommen hier in Betracht: Anämie, Chlorose, Diabetes mellitus, Adipositas universalis, die harnsaure und die rheumatische Diathese, ferner Malaria und Syphilis. Nicht übersehen darf man die ursächliche Bedeutung mancher anorganischen und organischen Gifte wie Blei, Quecksilber, Arsen, Alkohol und Nikotin. Entstehen Neuralgien durch Druck oder Zerrung infolge von Narben, Callusbildung, Periostitis, Geschwülsten, Varicen, verlagerten oder vergrößerten Organen und ähnlichem, so ist die entsprechende kausale Behandlung einzuleiten. In vielen dieser Fälle handelt es sich um neuritische Veränderungen; zuweilen mag die Neuralgie auch durch einen reflektorisch wirkenden Reiz ausgelöst werden.

Bei den idiopathischen Formen soll man, wenn sie sich länger hinziehen, immer auch eine kräftige diaphoretische Behandlung, Abführkuren und Ableitungen auf die Haut, auch Durchfrierungen mittelst Chloräthyl und ähnlichen chemischen Verbindungen versuchen. Ganz besonders aber ist die Elektrizität zu empfehlen, und zwar in Form der bewährten stabilen Anodenbehandlung mit dem galvanischen Strom, auch mit dem Leducschen intermittierenden Gleichstrom. Vom faradischen Pinsel, der statischen Elektrizität, den elektromagnetischen Methoden habe ich wenig Nutzen gesehen, dagegen in der letzten Zeit bisweilen von der Anwendung der Diathermie. Die Massage kommt nur bei bestimmten Arten von Neuralgien, namentlich der Ischias, in Betracht.

Es kann gar keinem Zweifel unterliegen, daß man mit diesen therapeutischen Verfahren eine große Anzahl von leichten und mittelschweren Neuralgien verschiedensten Sitzes dauernd zu heilen imstande ist. Man darf nun aber auch nicht in den umgekehrten Fehler verfallen, und die Kranken allzu lange der internen Behandlung unterziehen. Wenn es auch immer mißlich ist, nähere Termine anzugeben, so sollte man doch nicht länger als 3—4 Monate, je nach der Lage des Falles, diese Therapie fortsetzen, falls sie nicht eine erhebliche Besserung herbeiführt; hauptsächlich deshalb, um eine Stabilisierung der sog. „neuralgischen Veränderung" zu verhüten. Von Rezidiven sollte man 1 bis höchstens 2 innerlich behandeln; alsdann sind aber unter allen Umständen die chirurgischen Methoden indiziert.

Bei der Neuralgie des N. trigeminus.

Außer den erwähnten, für alle Neuralgien zu berücksichtigenden ätiologischen Momenten ist bei der Quintusneuralgie hervorzuheben, daß man bei der Neuralgie des 1. Astes (Neuralgia ophthalmica), die vorwiegend den N. supraorbitalis betrifft, namentlich an Malaria (intermittens larvata) und Influenza, an Affektionen der Stirnhöhle und Siebbeinzellen sowie der Augen zu denken hat. Die Neuralgie des 2. Astes (Neuralgia supramaxillaris), bei welcher der Schmerz vorzugsweise in der Bahn des N. infraorbitalis und des N. alveolaris superior verläuft, wird nicht selten durch Krankheitsprozesse der Highmorshöhle und der anderen Nebenhöhlen der Nase, vor allem aber auch durch Erkrankungen der Zähne hervorgerufen. Daß die letzteren eine wichtige Ursache auch der Neuralgie des 3. Astes (Neuralgia inframaxillaris) bilden, ist ja bekannt. Und zwar muß man hier nicht nur die Karies und Periostitis berücksichtigen, sondern auch die bei anscheinend gesunden Zähnen möglichen Wurzelexostosen und die Sklerose des zahnlosen Alveolarfortsatzes. In zweifelhaften Fällen darf eine Röntgenuntersuchung der Kiefer nicht versäumt werden. Wohl den meisten Nervenärzten sind Patienten bekannt, die von langdauernden Quintusneuralgien durch Extraktion eines kranken Zahnes befreit wurden. Bei jedem namentlich in der Schläfengegend geklagten Schmerz hat man an die Möglichkeit des dentalen Ursprungs zu denken. Eine Hemikranie kann bei einiger Aufmerksamkeit mit einem Tic douloureux nicht verwechselt werden. Der 3. Ast wird besonders häufig auch beim Diabetes und hier nicht selten doppelseitig befallen. Die echten Trigeminusneuralgien zeichnen sich von den auch im Gesicht gar nicht seltenen Pseudoneuralgien, abgesehen von den übrigen oben schon erwähnten Kriterien der letzteren, namentlich dadurch aus, daß sie durch Sprechen und Kauen fast regelmäßig ausgelöst oder erheblich gesteigert werden, während die Pseudoneuralgien durch diese Bewegungen, die eine Ablenkung darstellen, oft gemildert und sogar kupiert werden. Endlich ist nicht zu vergessen, daß eine Quintusneuralgie ein Frühsymptom der Tabes und, wenn auch selten, der multiplen Sklerose sein, und daß sie durch verschiedene intrakranielle Affektionen, Hirntumoren, insbesondere Kleinhirn- und Kleinhirnbrückenwinkelgeschwülste, Aneurysmen der Carotis und auch durch Geschwülste des Ganglion Gasseri selbst bedingt sein kann.

Sind die internen und kausalen oder vermutlich kausalen Behandhandlungsmethoden, zu welchen natürlich auch die zur Beseitigung der Nebenhöhlen- und Zahn- bzw. Kiefererkrankungen erforderlichen operativen Eingriffe gehören — auch eine zuweilen noch wirksame Aconitinkur mag vorher versucht werden — erfolglos, so sind die direkt an den Nervenästen angreifenden chirurgischen Verfahren indiziert. Und zwar kommen nach den Erfahrungen der letzten Jahre in erster Linie die peripheren Alkoholinjektionen in Betracht. Schlösser[280]), der die Einspritzungen mit Alkohol inauguriert hat, machte basale und periphere Injektionen zugleich. Es hat sich aber, wie zuerst W. Alexander[281]) hervorgehoben hat, herausgestellt, daß die periphere allein oft genügt, daß man sie jedenfalls zuerst versuchen soll. Dieser Autor hat vor kurzem[282]) die inzwischen mit dieser Therapie gemachten Erfahrungen gesammelt und gesichtet; da sich in dieser Arbeit ebenso wie in einer früheren von J. Flesch[282a]) die einschlägige Literatur angeführt findet, sei auf sie besonders hingewiesen.

Die Injektion gestaltet sich nach Alexander[281]) folgendermaßen: Man sticht eine kurze kräftige Nadel direkt in das in Frage kommende Foramen (supraorbitale, infraorbitale, mentale usw.) ein und versucht eine Strecke weit in den Kanal vorzudringen. Ist der Nerv getroffen, so äußert der Patient lebhaften Schmerz, der dem bei seinem Anfall auftretenden entspricht und sich über das Ausbreitungsgebiet des betreffenden Astes erstreckt. Erst dann, wenn der Patient das Ausstrahlungsgebiet richtig angibt, soll man mit der Injektion beginnen; vorher muß man sich aber, wie bei jeder Injektion, durch Zurückziehen der Spritze überzeugen, daß kein Blut aus der Kanüle abfließt. Dann setzt man die Spritze wieder auf und injiziert langsam 1—2 Teilstriche 70—80 proz. Alkohol; beim Eindringen des letzteren in den Nerven tritt ein lebhafter Schmerzanfall auf, der bald nachläßt. Beim weiteren Einspritzen derselben Menge wird bereits ein kürzerer und geringerer Schmerz geäußert. 2—4 ccm genügen gewöhnlich zur Analgesierung des betreffenden Nervengebietes.

Die Injektionen müssen in manchen Fällen in den ersten Tagen wiederholt werden, bis die Schmerzanfälle ganz aufhören. Die Rezidivfreiheit kann Monate, Jahre, auch dauernd bestehen bleiben. Bei Wiederkehr der Schmerzen ist zunächst die periphere Injektion zu wiederholen. Vermag man mit diesem Eingriff das Leiden nicht zu bannen, was bei den schweren Formen oft genug vorkommt, dann muß man zur tiefen Injektion der Nerven an der Schädelbasis schreiten, um sie leitungsunfähig zu machen, und zwar für den 2. Ast ins For. rotund., für den 3. ins For. ovale. Die Technik dieses Verfahrens ist von verschiedenen Autoren ausgebaut worden, namentlich von Offerhaus[283]) und Otto[284]). Während der letztere Autor der Meinung ist, daß die von Offerhaus angegebene Methode, die auf den durch Messungen bestimmten Distanzen zwischen knöchernen Schädelpunkten und der Tiefenlage der Nervenstämme beruht, ohne vorhergehende Übung an der Leiche leicht ausführbar und das For. rotund. resp. ovale stets mit großer Sicherheit zu treffen sei, warnen andere, wie Alexander, mit Recht davor, ohne gehörige Übung die tiefen Einspritzungen vorzunehmen, binden sich übrigens nicht an die von Offerhaus gegebenen Vorschriften. Die einen gehen intra-, die anderen extrabuccal vor. Die näheren Angaben siehe in den angeführten Publikationen. Schädigungen, wie Paresen der Augenmuskelnerven, Facialislähmungen, dürfen bei guter Technik nicht vorkommen. Die meisten Autoren, die sich eingehender mit diesen Injektionen befaßt haben, halten sie für ungefährlich. Der Ansicht Alexanders, daß man erst bei größerer Übung sowohl mit peripheren als auch ganz besonders mit basalen Injektionen zuverlässige Resultate erhält, muß ich nach meinen Erfahrungen beitreten. Die Dauer der Schmerzfreiheit hängt gewöhnlich davon ab, ob der Nerv gut oder schlecht getroffen wurde; im ersteren Fall kann man hoffen, daß ein Rückfall nicht vor Ablauf von 2—3 Jahren eintritt. Dollinger[285]) gibt an, von 32 Patienten 12 durch Alkoholinjektionen geheilt, 11 bedeutend gebessert und 4 nicht gebessert zu haben; der Mißerfolg bei diesen sei auf eine ungenügende Zahl von Injektionen zurückzuführen. Alexander spricht von 3—5% Versagern. Ob die Alkoholinjektionen, wie Alexander (l. c.), Dollinger (l. c.), auch Wertheim-Salomonsohn (l. c.) meinen, die sämtlichen peripheren Trigeminusresektionen ersetzen können — eine Meinung, die von Krause-Heymann (Lehrbuch der chirurgischen Operationen, Abteilung I, S. 197), obwohl auch sie in der Schlösserschen Methode einen großen Fortschritt erblicken, nicht geteilt wird —, diese Frage muß wohl vorläufig noch in suspenso bleiben. Zurzeit muß die Indikationsstellung so präzisiert werden, daß man die Alkoholeinspritzung vor jedem blutigen Eingriff zu versuchen hat. Sie ist eine relativ geringfügige und bei richtiger Technik ungefährliche Operation, die keinen Blutverlust mit sich bringt und keine entstellende Narbe hinterläßt. Auch kann sie beliebig oft wiederholt werden und kann bei den schwersten, häufig stark heruntergekommenen Fällen dadurch, daß sie wenigstens vorübergehend die Schmerzen beseitigt und so die Ernährung wieder ermöglicht, als Vorbereitungsoperation für die Exstirpation des Ganglion Gasseri dienen.

Von den chirurgischen Methoden sind die einfachen Durchschneidungen und die beschränkten Neurektomien wegen der durch die außerordentliche Regenerationsfähigkeit der Nerven bedingten Häufigkeit der Rezidive verlassen. Die peripheren Nervenresektionen sollten nur da vorgenommen werden, wo die Schmerzen sich auf einen oder wenige Endäste beschränken, und zwar immer nur als Thierschsche Neurexairese in weitester Ausdehnung (über die Technik siehe bei Krause-Heymann l. c.). Daß sie aber auch so in den schwereren Fällen nur palliativ wirken, lehrt sowohl die Statistik von Eiselsberg, die Hulles[286]) publiziert hat, als auch die von Krause[287]). v. Eiselsberg meint sogar, daß die Neurexairese in ihrer Wirkungsdauer der medikamentösen Behandlung nicht überlegen sei. Krause sah bloß 14% aller seiner Kranken nach der peripheren Resektion rezidivfrei bleiben. Ob die Resultate hier nicht günstiger wären, wenn man den operativen Eingriff nicht so oft noch als letzte Zuflucht betrachtete? Treten Rückfälle auf, so müssen der 2. und 3. Hauptast an der Schädelbasis unmittelbar nach ihrem Austritt aus dem Foramen rotund. resp. ovale entfernt werden (extrakranielle Methode). Dieselben Operationen kommen von vornherein in den selteneren Fällen in Frage, in denen zu tief gelegene Nerven von der Neuralgie befallen werden, wie z. B. die Nervi palatini des R. supramaxillaris; oder dann, wenn die Krankheit von Anfang an ihren Sitz im Gesamtgebiete des 2. oder 3. Hauptastes hat. Tritt nach Resektion der peripheren Äste des ersten Astes, des N. ophthalmicus, ein Rezidiv ein, so bleibt nur die intrakranielle Methode übrig.

Die intrakranielle Resektion des 2. und 3. Hauptstammes schützt auch nicht sicher vor Rezidiven und ist ein nicht geringerer Eingriff als die Exstirpation des Ganglion Gasseri, nach dessen Ausführung der auf diesem Gebiete wohl erfahrenste Operateur, F. Krause (er hat sie jetzt [vgl. Krause - Heymann l. c.] 81 mal ausgeführt), eine Wiederkehr der Schmerzanfälle nicht erlebt hat. Träte eine solche doch ein, so läge das nur daran, daß das Ganglion nicht radikal entfernt worden sei. Von anderen Operateuren sind Rezidive beobachtet, die sie auf regenerative Vorgänge bezogen. Wenn man bedenkt, daß das Leiden zu den furchtbarsten gehört, die den Menschen heimsuchen können, und daß eine große Anzahl der von ihm Betroffenen vor Selbstmordversuchen nicht zurückschreckt, dann sind die geringfügigen Störungen, die sich nach diesem Eingriff einstellen, wie z. B. Kaumuskelschwäche auf der befallenen Seite, wirklich keiner Beachtung wert. Die Keratitis neuroparalytica dürfte wohl bei genügender Prophylaxe (Uhrglasverband gleich nach der Operation) meistens zu verhüten sein. Auch kann die Operation nötigenfalls in Lokalanästhesie (Novocain-Adrenalin) ausgeführt werden (vgl. Krause[288]). Trotz seiner relativ günstigen Ergebnisse — er hatte bis 1910 9 Todesfälle — begrenzt Krause die Indikation so eng wie möglich: „Sie ist gegeben, wenn periphere Äste nicht mehr reseziert werden können, und wenn die Kranken unter ihren furchtbaren Qualen so schwer leiden, daß sie schließlich zum Selbstmord getrieben werden.“ Alles Nähere über die Technik siehe bei Krause-Heymann (l. c.) und in Krauses Chirurgie des Gehirns und Rückenmarks. Von anderen Chirurgen sind Modifikationen der Horsley-Krauseschen Methode angegeben worden. Krause meint neuerdings (Krause-Heymann, S. 248), daß man, falls weitere Fortschritte in der Technik die Gefahr des Eingriffes auf ein noch geringeres Maß herabzusetzen vermöchten, wahrscheinlich dazu kommen würde, die Ganglionexstirpation statt aller anderen Operationen zu unternehmen. „Denn es wäre grausam, den Kranken periphere Nervenresektionen anzuraten, von denen man nach der Heftigkeit und dem Verlaufe des Leidens im besten Falle nur eine vorübergehende Linderung der Schmerzen erwarten kann.“ Pussep[289]) glaubt, bei herabhängendem und zur Seite geneigtem Kopfe dadurch, daß das Gehirn in dieser Lage nach abwärts sinke, die Schädigungen vermeiden zu können, die durch das Emporheben des Gehirns bei der Operation im Sitzen möglich seien.

Bereits im Jahre 1891 hatte Horsley (zitiert bei Krause-Heymann l. c.) die retroganglionäre extradurale Durchschneidung des Trigeminusstammes zwischen Gangl. semilunare und Brücke ausgeführt, mit ungünstigem Ausgange. Dann haben Spiller-Frazier, van Schuchten, Payer u. a. sich für dieses Verfahren ausgesprochen, hauptsächlich deshalb, weil man mit ihm die Neurokeratitis paralytica sicher vermeiden könne. Krause (siehe Krause-Heymann l. c.) bestreitet das, da er wiederholt bei Verletzung oder Zerrung des Trigeminusstammes in der hinteren Schädelgrube diese Augenerkrankung beobachtet hat, da auch Sultan sie nach Durchschneidung des Stammes bei Hunden fast in allen Fällen gesehen habe. Auch hält Krause die Exstirpation des Ganglion Gasseri für weniger gefährlich; er hat die Rhizotomie nur bei einem technisch besonders schwierigen Falle aus Not statt jener ausgeführt. Dieser Meinung nun steht schroff gegenüber die Fritz de Beules[290]), der in 70 Fällen diese Operation mit nur 2 Todesfällen ausgeführt hat. Er geht unmittelbar auf die Wurzel ein, indem er den Schädel nicht in der Schläfengegend, sondern über dem Ohre und weit nach hinten aufklappt. Er erklärt diese Operation im Vergleich zu der Horsley-Krauseschen Ganglionexstirpation für ein Kinderspiel. Die Dauer des Eingriffes betrage nur $^1/_2$ Stunde, die Erfolge seien denen der Horsley-Krauseschen Operation durchaus ebenbürtig, und die Gefahr der trophischen Störungen am Auge würde vermieden. Es bleibt abzuwarten, ob diese günstigen Berichte auch von anderer Seite Bestätigung finden.

In den letzten Jahren ist man dazu übergegangen, das Ganglion Gasseri selbst durch Injektion von Alkohol zur Nekrotisierung zu bringen. Schon früher hatten einige Autoren Versuche in dieser Richtung unternommen. Am meisten Anklang hat jedoch die extrabuccale Methode F. Härtels[291])[292])[293]) gefunden, die auf systematische Studien an 69 Schädeln gegründet ist, und die ihr Autor am Lebenden zunächst behufs Herstellung einer Leitungsanästhesie mit Novocain bei Gesichtsoperationen ausgearbeitet hatte. Das Nähere über das Instrumentarium und die Technik siehe in den angeführten Arbeiten. Die Einführung der Nadel ins For. ovale gelang bis auf 7% in allen Fällen (Exostosen u. ähnl.); am männlichen Schädel ist sie schwieriger als am weiblichen. Der Frage, ob man nun mittels der Härtelschen Injektion das Ganglion völlig zerstören kann, ging A. Simons[294]) an den so Behandelten der Bierschen Klinik nach, indem er die Sensibilität des Versorgungsgebietes des N. V untersuchte. Er kommt zu dem Resultat, daß eine völlige Ganglionzerstörung, die ja die Voraussetzung der Heilung einer schweren Trigeminusneuralgie ist, auf diese Weise prinzipiell möglich ist; er fand nach 5 Monaten eine völlige Anästhesie der Haut und der Schleimhäute in einem seiner Fälle; in den übrigen handelte es sich nur um eine partielle Zerstörung. Auch gibt die nach der gelungenen Alkoholinjektion zunächst eintretende und einige Wochen dauernde Anästhesie keine Gewähr für eine völlige Zerstörung. Man wird deshalb öfters die Einspritzungen mit kleineren Mengen wiederholen müssen, bis Daueranästhesie eingetreten ist. Vor größeren Mengen ist wegen der Gefährdung anderer Hirnnerven und Reizung der Meningen auch nach meinen Beobachtungen dringend zu warnen. Selbstverständlich darf das Verfahren nicht ambulant ausgeführt werden. Simons weist auch mit Recht darauf hin, daß diese Injektionen bald hintereinander gemacht werden müssen, weil eine Narbe in dem schrumpfenden Ganglion entstehe, die das Eindringen der Nadel in noch nicht zerstörtes Gewebe verhindern könne. Jedenfalls besteht ein Unterschied zwischen der chemischen Zerstörung des Ganglion und seiner Exstirpation, was auch schon daraus hervorgeht, daß, wie Simons konstatierte, nach den Härtelschen Einspritzungen mehrfach Herpes auftrat, der bisher nach Ganglionexstirpationen nicht beobachtet worden ist. Dadurch wird bewiesen, daß Ganglionteile noch gereizt wurden; solange aber das möglich ist, bleibt ihre Funktion erhalten. Auch das relativ häufige Auftreten der Corneastörungen spricht dafür. Es ist aber wahrscheinlich, daß diese vermeidbar sind, wenn man die Kranken, ebenso wie nach der Ganglionexstirpation behandelt (Uhrglasverband, Atropin usw.; vgl. auch Härtel[293]). Überblickt man die bisherigen, mit den Härtelschen Injektionen gemachten Erfahrungen (vgl. auch A. Loevy[295]) und die Diskussionen zur Härtels Vortrag in der Berliner Gesellschaft für Chirurgie vom 25. XI. 1912[296]), so muß man, wenn sich auch Krause-Heymann vorläufig noch ablehnend verhalten, sich der Indikationsstellung Härtels[293]) anschließen, nach welcher schwere, ausgedehnte und nach peripheren Eingriffen rezidivierende Neuralgien zunächst der Alkoholinjektion des Ganglion Gasseri unterzogen werden. Die Einspritzung ist eventuell zu wiederholen, bis Daueranästhesie eintritt. Bringt dieses Verfahren keine bleibende Hilfe, oder gelingt aus anatomischen Gründen die Injektion durch das For. ovale bei mehrfachen Versuchen nicht, dann ist die Exstirpation des Ganglions angezeigt. Die Frage, wie viele von den nach Härtel behandelten Fällen dauernd geheilt bleiben, kann natürlich erst nach Ablauf längerer Zeit entschieden werden. Man sollte vielleicht noch untersuchen, ob nicht andere chemische Substanzen (Formol?) noch sicherer als Alkohol das halbmondförmige Ganglion zu zerstören vermögen.

W. Alexander und Unger[287]) haben, um mit der Nadel senkrecht in die Ganglionsubstanz eindringen und den Alkohol unter Leitung des Auges an vielen Stellen einspritzen zu können, aber auch, um den 1. Ast zu schonen und hiermit die Keratitis sicher zu vermeiden, den Schädel eröffnet, das Ganglion bloßgelegt und dann die Injektion ausgeführt. Es ist aber nach den Untersuchungen B. Spitzers[298]) eine Lokalisation im Ganglion sehr unwahrscheinlich, auf die man sich im Sinne Alexander-Ungers stützen könnte. Wahrscheinlich ist der Ramus ophthalmicus überhaupt nicht mit Sicherheit zu schonen. Und wenn man schon einmal das Ganglion freigelegt hat — daß dies in Lokalanästhesie sehr wohl möglich ist, wurde oben schon erwähnt —, dann ist es doch zweifellos sicherer zur Heilung der Kranken, es auch radikal zu entfernen.

Bardenheuer[258]) hegte die Anschauung, daß die Quintusneuralgie ebenso wie die meisten anderen Neuralgien fast immer durch abnormen

Druck auf Nerven erzeugt würde, und empfahl deshalb statt aller anderen Methoden seine Neurinsarkokleisis. Sie besteht darin, daß die Nerven aus ihren Knochenkanälen, die aufgemeißelt werden, bzw. aus den sie komprimierenden Weichteilnarben herausgelöst und in lockere Weichteile, besonders Muskeln, eingebettet werden.

Endlich wäre noch eines Versuches von Charlier[299]) zu gedenken, den Gesichtsschmerz durch Beeinflussung des kontralateralen Sensomotoriums zu beseitigen. Charlier machte in 3 Fällen, die bis zur Publikation 2 Jahre rezidivfrei geblieben sein sollen, nach Freilegung dieser Gegend eine oder mehrere horizontale Inzisionen der Dura mater zum Zwecke der „Ermöglichung der Exosmose des Liquors". Wenn man sich schon einmal zur Trepanation entschließt, dann wäre es doch wohl rationeller, die hintere Zentralwindung zu exzidieren. Es bedarf keiner Erwähnung, daß ein solcher Eingriff nur für die auch nach der Exstirpation des Ganglion semilunare rezidivierenden Fälle in Erwägung zu ziehen wäre.

Bei der Occipitalneuralgie.

Die Occipitalneuralgien, auch Cervicooccipitalneuralgien genannt, können ebenso wie die Quintusneuralgien, denen sie an Häufigkeit erheblich nachstehen, in ihren schweren Formen allen internen und externen Mitteln trotzen. Die nicht in Anfällen, sondern nicht selten kontinuierlich auftretenden Schmerzen irradiieren oft in weite Gebiete, besonders in die Schulter und obere Brusthälfte, aber auch bis in die vordere Hals- und Unterkiefergegend, sogar bis in das Quintusgebiet hinein. Zur Konstatierung des primären Sitzes der Neuralgie hat man außer der Berücksichtigung der anamnestischen Angaben vor allem festzustellen, ob sich ein konstanter Druckpunkt findet. Von den hier in Betracht kommenden Nerven, den Nn. occipitalis major und minor, auricular. magnus, subcutan. colli med. et inf. und supraclaviculares, zeigt am häufigsten der N. occipital. major eine solche zirkumskripte Druckschmerzhaftigkeit da, wo er die Sehne des M. cucullaris durchbohrt und unter die Haut gelangt, ungefähr in der Mitte zwischen Proc. mast. und 2. Halswirbel. Der Druckpunkt des N. occipital. minor liegt etwas weiter seitwärts am hinteren unteren Rande des Warzenfortsatzes, der des N. auricular. magnus am hinteren Rande des Sternocleidomast., etwa in der Mitte seiner ganzen Länge (siehe bei Krause-Heymann, S. 414).

Bevor man die Diagnose einer reinen Occipitalneuralgie zu stellen berechtigt ist, hat man außer den obenerwähnten allgemeinen, bei allen Neuralgien wirksamen Ursachen von lokalen Leiden namentlich auszuschließen: die Spondylitis cervicalis, die Arthritis deformans der oberen Halswirbelsäule (Röntgenuntersuchung, Inspektion und Palpation der hinteren Rachenwand), Tumoren im Bereiche des oberen Halsmarkes (Erscheinungen von seiten der aus der Med. oblong. entspringenden Nerven), Ohrenleiden und unter diesen besonders die Sklerose der Corticalis des Warzenfortsatzes, sowie die rheumatischen Affektionen des Unterhautzellgewebes, der oberflächlichen und tiefen Faszie, der

Muskeln, Sehnen und Bänder dieser Gegend. Daß diese letzteren Krankheitsprozesse oft gar nicht so leicht von den Neuralgien zu unterscheiden sind, zeigen folgende 2 Beobachtungen:

1. Vor einer Reihe von Jahren wurde mir von Prof. Hoffa (Berlin) ein 56 Jahre alter hiesiger Kollege (Chirurg) mit der Bitte um Massage der tiefen Nackenmuskeln und Faszie zugewiesen. Der Patient, bisher stets gesund und äußerst leistungsfähig, hatte seit einem Jahre seine Praxis, auch seine Tätigkeit am Kinderhospital, aufgeben müssen wegen heftigster, immer zunehmender Schmerzen in der Tiefe des Nackens; er konnte sich nicht mehr bücken, auch nicht mehr im Wagen fahren, weil die geringste Erschütterung die Beschwerden bedeutend steigerte. Von einem hervorragenden Chirurgen war ein maligner Tumor der Wirbelsäule, von einer anderen Autorität eine Spondylitis angenommen worden. Der Patient war inzwischen zum Morphinisten geworden und in einen ganz verzweifelten Zustand geraten. Hoffa hielt die Affektion für eine inveterierte Myitis, Fasciitis, vielleicht auch Desmoitis in der Tiefe des Nackens. Nach vierwöchiger (täglicher), anfangs sehr schmerzhafter, tiefer Massage mit vorhergehender Hitzeanwendung war der Kollege völlig geheilt und nahm seinen Beruf allmählich wieder vollständig auf. Er starb dann 5 Jahre später an den Folgen einer schweren Influenza, ohne ein Rezidiv jener Krankheit erlitten zu haben.

2. Die 40jährige Frau eines Kollegen litt seit 5 Monaten an heftigen, auch den Schlaf raubenden Schmerzen der rechten Occipital- und oberen Nackengegend, die zeitweise in die rechte Schulter ausstrahlten. Es war die Diagnose einer Cervicooccipitalneuralgie gestellt. Die gebräuchlichen medikamentösen und physikalischen Mittel brachten keine Linderung; die Frau und der Kollege waren recht verzweifelt, besonders auch deshalb, weil bereits unwillkürliche Bewegungen des Kopfes auftraten, die sich bekanntlich bei Neuralgien dieses Gebietes nicht selten einstellen. Die genaue Palpation deckte in der Muskulatur und der Faszie in der Gegend des Austrittes des N. occipital. minor, sowie der Nn. supraclaviculares ein- bis zweimarkstückgroße plaqueartige Infiltrate auf, die sehr druckempfindlich waren. Nach vierwöchiger Anwendung von lokaler Wärme mit nachfolgender Massage war die Dame von ihrem Leiden befreit und ist es auch geblieben.

Selbstverständlich muß man sich auch vor Verwechslung mit dem häufigen hysterischen und neurasthenischen Nackenschmerze hüten.

Handelt es sich um schwere echte Formen der Occipitalneuralgie, und sind die oben erwähnten inneren und äußeren therapeutischen Maßnahmen planmäßig ohne Erfolg durchgeführt, so ist die operative Behandlung indiziert. Und zwar kommt zunächst die möglichst weit zentralwärts ausgeführte Durchschneidung der herauspräparierten Nerven in Betracht, durch welche alle Anastomosen mit den Nachbarnerven durchtrennt werden. Das Nähere bezüglich der Technik siehe bei Krause - Heymann l. c. und bei F. Krause[300]). Die Thiersche Neurexairese ist hier kontraindiciert, da bei ihr weit nach dem Zentrum hin Zerrungen unvermeidlich sind, die den aus dem 4., oft auch aus dem 3. Cervicalnerven entspringenden lebenswichtigen N. phrenicus schädigen könnten, da diese Nerven durch schlingenförmige Anastomosen untereinander verbunden sind. Führt dieser Eingriff nicht zu dauernder Heilung, so bleibt die Durchschneidung der 2. hinteren Cervicalwurzel oder die Exzision des 2. Cervicalganglion. Die erstere Operation ist eingreifender, weil der Liquorabfluß in dieser Gegend nicht ungefährlich ist, allerdings nicht so gefährlich, wie man gewöhnlich annimmt; denn es sind ja aus dieser Gegend (siehe oben!) schon mit glücklichem Erfolge intradurale Geschwülste entfernt worden. Die Exzision des 2. Cervicalganglions, welches, da zwischen Atlas und Epistropheus kein Foramen intervertebrale vorhanden ist, in der seitlichen Ecke der einem solchen entsprechenden zentimeterbreiten Intervertebralspalte liegt, hatte Krause schon früher (l. c.) als technisch ausführbar erklärt und hervorgehoben, daß ihr dieselbe Bedeutung zukomme, wie der Entfernung des Gangl. Gasseri bei der Quintusneuralgie. Zum ersten Male ausgeführt wurde diese Operation 1913 in 2 von Nonne[301]) mitgeteilten Fällen durch Oehlecker und zwar mit dem Resultate, daß völlige Heilung eintrat und keinerlei Muskelschwäche zurückblieb.

Zu operativen Eingriffen an den Armnerven bei der

Brachialneuralgie

hat man nur äußerst selten Veranlassung, weil dieses Leiden gewöhnlich den üblichen nicht chirurgischen Behandlungsmethoden weicht oder nur ein Symptom vorstellt, dessen Ursache in den oben erwähnten Allgemeinerkrankungen oder in einem zentralen Leiden (Rückenmarks- und Wirbeltumor, Spondylitis, Syphilis spinalis, Syringomyelie), ferner in Erkrankung der Knochen (Halsrippen, Callusbildung nach Frakturen) und Gelenke oder in solchen des Herzens und der großen Gefäße (Aneurysmen der Aorta und Subclavia) zu suchen und dementsprechend zu behandeln ist. Auch die Entfernung von Geschwülsten, die den Plexus brachialis komprimieren, kann geboten sein. Oppenheim (Lehrbuch) glaubt, daß die echte, reine Brachialneuralgie eine seltene Affektion ist, und daß meistens Psychalgien vorliegen. Ich möchte annehmen, daß es sich hier häufig um rein sensible Neuritiden (Perineuritiden), auch leichtere Wurzelneuritiden handelt, zu deren Zustandekommen zuweilen mehrere ursächliche Faktoren beitragen. — Eine Durchschneidung der entsprechenden hinteren Wurzeln ist nur in den allerschwersten, jeder Behandlung trotzenden Fällen, und nur dann ins Auge zu fassen, wenn das Grundübel nicht zu beseitigen ist.

Die ätiologischen Momente bei den

Intercostalneuralgien

stimmen vielfach mit denen der Armneuralgien überein. Hierzu kommen bei ihnen noch die Deformitäten der Wirbelsäule, die Rippenfrakturen und die Erkrankungen der Lunge und des Rippenfelles. Daß heftige Intercostalneuralgien den Herpes zoster begleiten und lange überdauern können, ist bekannt. Wird man der Schmerzen mittels der für die Behandlung der Neuralgien oben angegebenen physikalischen und medikamentösen Maßnahmen oder durch Behebung der Ursachen nicht Herr, so kommen zunächst die peripheren Alkoholinjektionen, mit welchen Alexander[281]) sehr gute Erfolge hatte, dann epidurale oder subarachnoideale Novocaineinspritzungen in Frage. Versagen auch diese Eingriffe, dann muß man zur blutigen Nervendehnung oder der Resektion schreiten. Die Rhizotomie, die hier extradural unschwer auszuführen ist, wird man sich für die schwersten Fälle reservieren. Bei hartnäckigen, durch einen Herpes zoster intercostalis bedingten Schmerzen wäre auch an einen Versuch mit der Lumbalpunktion zu denken, da der Gürtelrose außer einer akuten Entzündung der Spinalganglien (Poliomyelitis posterior acuta — Head) auch eine solche der intramedullären Hinterwurzeln oder der grauen Hinterhörner zugrunde liegen kann.

Bei der gar nicht so seltenen

Meralgia paraesthetica

(Roth, Bernhardt), die auf einer Neuritis bzw. Perineuritis des N. cutan. femoris externus beruht und mit mehr oder weniger ausgeprägten objektiven Sensibilitätsstörungen einhergeht, kommt man mit den gewöhnlichen antineuralgischen Applikationen in der Regel aus; oder die schmerzhaften Beschwerden, die beim Gehen und Stehen meistens zunehmen, sind nicht so erheblich, daß man zum Messer greifen müßte. Man untersuche hier auch stets, ob ein Pes planus vorhanden ist, und bei Doppelseitigkeit, ob Diabetes vorliegt, und empfehle absolute Alkoholabstinenz. Nur in einem äußerst hartnäckigen Falle mußte ich, da das Leiden völlige und andauernde Arbeitsunfähigkeit verursachte, die Neurexairese auf beiden Seiten ausführen lassen, die dann auch auf der einen Seite völlige, auf der anderen fast völlige Heilung herbeiführte.

In den exstirpierten Nn. cutan. femor. lateral. wurden hochgradige entzündliche Alterationen (Rundzelleninfiltration) der verdickten Wände der Vasa nervorum, ein sehr beträchtlicher Markscheidenzerfall und mit der Bielschowskyschen Silberimprägnierung auch ein deutlicher Ausfall in den Achsenzylindern konstatiert.

H. Schlesinger[302]) empfiehlt vor der Resektion des Nerven eine Infiltration der Haut über der Austrittsstelle des Nerven mit Schleichscher Lösung, da er danach öfters den Schmerz dauernd verschwinden sah. Man könnte wohl auch eine Alkoholinjektion versuchen. Neisser und Pollack[303]) fanden in einem Falle, daß der inguinale Bandapparat den Nerven komprimierte, und konnten durch Einschneiden des scharfen Randes den Schmerz beseitigen.

Die Ischias (Neuralgia ischiadica)

wird sicherlich viel zu häufig diagnostiziert. Man muß sich hüten, jeden an der Hinterseite des Oberschenkels oder überhaupt am Beine auftretenden Schmerz für eine echte Ischias zu halten. Abgesehen von den gerade bei dieser Neuralgie nicht geringen Schwierigkeiten, sie von der Neuritis zu unterscheiden, was oft gar nicht möglich ist, weil ziemlich viele Fälle der Ischias neuritischer Natur sind oder Übergangsstufen zur Neuritis darstellen, muß man sich alle die Affektionen vor Augen halten, die neuralgiforme Schmerzen in den Beinen hervorrufen können. Von zentralen Leiden kommen alle die bei der Brachialgie (siehe oben) erwähnten Rückenmarkserkrankungen in Betracht. Dann hat man bei den hartnäckigen Formen dieser Neuralgie an die Krankheiten der im kleinen Becken liegenden Organe zu denken, namentlich an solche des Uterus und seiner Adnexe, sowie die des Rectums. Bei der tuberkulösen Entzündung des Hüftgelenkes bestehen meistens Schmerzen im Kniegelenk und an der Hüfte; sie folgen nicht der Bahn des N. ischiad., auch die typischen Druckpunkte an diesen fehlen. Bei der Arthritis deformans ist die Abduktion der Beine besonders erschwert, bei der Ischias macht diese Bewegung keine Beschwerden, während das Heben der im Knie gestreckten Extremität infolge der dabei stattfindenden Dehnung des Nerven lebhafte Schmerzen hervorruft (Lasèguesches Phänomen). Die Lumbago, die, soweit sie myositischer Natur ist, durch Übergang auf die Nervenscheide bekanntlich ziemlich häufig zur Ischias führt, ist, solange sie isoliert ist, durch eine umschriebene Druckschmerzhaftigkeit der Lendenmuskulatur und ihrer Faszie sowie der Ursprünge der Glutäalmuskeln am Darmbeinkamme ausgezeichnet. Von lokalen Leiden, die zu Verwechslungen Anlaß geben können, sind vor allem noch der Pes planus und die Varicen zu nennen. Auch mögen bei manchen Individuen, die zu Venenerweiterungen neigen (Hämorrhoidarier), solche auch im Wirbelkanal auf die austretenden Wurzeln drücken und ischiasartige Schmerzen hervorrufen. Aber sowohl bei diesen Krankheitsprozessen als auch bei der neuritischen Wurzelischias anderer Genese (Lues usw.) ist meistens eine Hypästhesie für alle Qualitäten in der Gesäßgegend und der oberen Hälfte der Hinterfläche des Oberschenkels, sowie an der Außenseite des Unterschenkels zu konstatieren. Auch fehlen dann die Achillesreflexe meistens; das Schwinden oder eine Herabsetzung des Fersenphänomens auf der erkrankten Seite ist aber auch bei der peripher-neuritischen Ischias ziemlich häufig. Bei doppelseitiger Erkrankung denke man auch immer an Diabetes. Die hysterischen Neurastheniker leiden oft an lebhaften Schmerzen, die dem Verlauf des N. ischiadicus entsprechen; hier kann nur eine Untersuchung des ganzen Menschen und die Anamnese den Sachverhalt aufklären.

Zu einer recht unliebsamen Täuschung kann auch das intermittierende Hinken (Claudication intermittente) führen. Die Schmerzen, auch taubes Gefühl und Empfindung von Starrwerden, werden hier hauptsächlich in der Wade, zuweilen aber auch im ganzen Bein, geklagt; sie treten nur beim Gehen auf und sistieren wieder bei kurzer Rast, um sich dann von neuem einzustellen. Selten werden die Beschwerden genau in die Bahn des Ischiadicus verlegt. Bei diesem Leiden, welches auf Arteriosklerose bzw. Endarteriitis obliterans der Beingefäße beruht, fehlt regelmäßig die Pulsation an der A. dorsalis pedis. Auch kann man die Verkalkung dieser Gefäße am Röntgenbilde oft deutlich erkennen.

Ein Patient mit akuter echter Ischias gehört ins Bett. Lokale Wärme nebst den bekannten Antineuralgicis und Antirheumaticis, eine gründliche Darmentleerung und ein gelindes diaphoretisches Verfahren führen, 8—14 Tage hindurch konsequent fortgesetzt, in den allermeisten Fällen zur Heilung. Der Mangel an Geduld und Konsequenz, auch Residuen einer nicht ganz beseitigten Lumbago und ungenügende Schonung nach letzterer Affektion, sind die häufigsten Ursachen für das Chronischwerden dieser so quälenden Neuralgie. Nach meinen Erfahrungen kann ich gar nicht entschieden genug für lokale Anwendung von Wärme, am besten in Form der Thermophore oder Leinsamenkataplasmen auf die obere und mittlere Glutäalregion (nicht zu schwer! keine Sandsäcke!) eintreten, und möchte für dieses Stadium von Vollbädern, ganz besonders aber von den bei den Laien so beliebten Dampfbädern, abraten. Im subakuten Stadium ist vor allem die Elektrotherapie in Gestalt der Galvanisation indiziert. Eine breite Anode ist stabil auf die schmerzhaftesten Stellen zu applizieren; auch kann man mit ihr den Nerven entlang gehen, indem man sie $^1/_2$—1 Minute in Entfernungen von 10—15 cm auf der Haut, gut angedrückt, ruhen läßt. Beim Weitergehen muß man an der Haut haften bleiben, darf die Elektrode nicht absetzen. Eine breite Kathode wird am besten neben der unteren Lumbosakralwirbelsäule entsprechend der erkrankten Seite fixiert oder vom Patienten gehalten. Stromstärke 4—5—10 Milliampere; Dauer der Sitzung: 10—15—20 Minuten. Tägliche Anwendung. Führt diese Behandlung nebst Schonung des Beines nach 2—3 Wochen nicht zu deutlicher Besserung, dann kommt eine lege artis täglich ausgeführte Massage, die der Arzt entweder selbst vornimmt oder durch einen absolut zuverlässigen Masseur nach genauer Instruktion unter steter Kontrolle ausführen läßt. Ich habe die Massage immer wirksamer gefunden, wenn sie angewendet wurde, unmittelbar nachdem 2—3 Stunden lokale Wärme auf die am meisten schmerzende Gegend oder auf die obere und mittlere Glutäalregion appliziert worden war. Auch kann in diesem Stadium die schottische Dusche von Nutzen sein. Alle anderen komplizierteren und kostspieligeren Maßnahmen sind entbehrlich. Führt die skizzierte Massagetherapie nicht in längstens 4 Wochen zu deutlicher Besserung, dann sind die chirurgischen Maßnahmen indiziert, aber meines Erachtens nicht früher, vor allem nicht im akuten Stadium, auch nicht die Injektionsbehandlung, die nach meinen Beobachtungen heute oft zu früh zur Anwendung gelangt.

Die Schlösserschen Alkoholinjektionen in den N. ischiadicus sind absolut kontraindiziert, weil sie fast regelmäßig schwere, oft irreparable Lähmungen besonders der vom N. peroneus versorgten Muskeln im Gefolge haben. Empfehlenswert ist lediglich die von J. Lange[304]) und [305]) inaugurierte Infiltrationsbehandlung des Nerven bzw. seiner Nervenscheide (Perineurale Infiltration), die bei richtiger Technik schädliche Folgen (außer zuweilen vorübergehendem NaCl-Fieber) nicht nach sich zieht und nach meinen Erfahrungen auch in inveterierten Fällen dauernde erhebliche Besserung und Heilung herbeiführen kann.

Lange injiziert (vgl. auch Rüdiger[306]) und Bum[307])) 70—100 ccm (man kommt auch mit 60 ccm aus und hatte auch bei 150 ccm Erfolg ohne schädliche Nebenwirkungen) einer Lösung von 1‰ β-Eukain + 8‰ NaCl-Lösung. Der Patient liegt auf der gesunden Seite, Knie und Hüfte gebeugt. An der Grenze des inneren und mittleren Drittels der Verbindungslinie zwischen Tuber ischii und Trochanter major wird nach gehöriger Desinfektion und Anästhesierung der Haut mittels Schleichscher Lösung eine 10 cm lange, nicht zu feine Nadel senkrecht bis zur Scheide des N. ischiad. eingeführt. Ist diese Stelle erreicht, dann erfolgt eine lebhafte Schmerzäußerung des Patienten und meistens ein blitzartiges Zucken des Beins. Nun wird unter gelindem Druck sukzessive die Flüssigkeit injiziert, indem die Kanüle stehenbleibt und die Spritze mit der in einer sterilen Schale befindlichen Lösung immer wieder nachgefüllt wird. Pflasterverband. Zweitägige Bettruhe. Zuweilen erfolgt schon nach der ersten Injektion dauernde Schmerzfreiheit, häufig aber erst nach einer zweiten und dritten, die man am besten in Zwischenräumen von 3—4 Tagen folgen läßt.

Die Wirkung ist wahrscheinlich eine mechanische, indem der Druck der Flüssigkeitsmasse ähnlich wie eine blutige oder unblutige Nervendehnung auf die perineuritischen Veränderungen (Infiltrationen, Verdickungen, organisierte Bindegewebsneubildungen im Neurilemm der Nerven) einwirkt. Die früher oft ausgeführten Dehnungen des N. ischiad. erübrigen sich deshalb jetzt, abgesehen vielleicht von den allerschwersten Fällen, für welche ich jedoch die Freilegung der Wurzeln im Canalis sacralis und die Behandlung nach Bardenheuer (Neurinsarkokleisis, siehe oben!) vorziehen würde.

Führt das Langesche perineurale Verfahren nicht zum Ziele — mehr als 3, höchstens 4 Infiltrationen sind zwecklos, da es sich dann wahrscheinlich um eine Wurzelischias handelt — so schreite man zur epiduralen (extraduralen) Injektion in der Gegend des Hiatus sacralis. Sie wurde von dem französischen Urologen Cathelin eingeführt; technisch ausgearbeitet wurde diese Methode der Extraduralanästhesie vor allem von Blum[308]) und Läwen[309]) (siehe auch Langbein[310]) und Heile[311])). Betreffs der Einzelheiten der Ausführung verweise ich auf diese Arbeiten. Während die übrigen Autoren kleine Quantitäten einspritzen, wendet Heile 100—150 ccm an. Es kann keinem Zweifel mehr unterliegen, daß dieses Verfahren noch zum Ziele führen kann, wenn die bisher angeführten Maßnahmen resultatlos geblieben sind.

Fußend auf seinen Studien über die Topographie des Nervenquerschnittes ist Stoffel[312]) vor kurzem mit der Anschauung hervorgetreten, daß man die für die Neuralgia ischiadica in Betracht kommenden sensiblen Bahnen des N. ischiad. isolieren und durch ihre Resektion noch in den schwersten Fällen Heilung herbeiführen könne. Das allgemeine diffuse, oft wechselnde Bild der Ischias wird sich nach Stoffel in einzelne scharf präzisierte Bilder auflösen, die der Ausdruck der Erkrankung der einzelnen Bahnen sind. Demgemäß ist er in einigen schweren Fällen vorgegangen. Die erkrankte sensible Bahn wird in genauester Weise freigelegt, alle motorischen Bahnen bleiben absolut unberührt; dann wird sie proximalwärts in möglichst weiter Ausdehnung (15 cm) mobilisiert, wobei man eine Lädierung der motorischen Bahnen streng zu vermeiden hat. Ehe man die Bahn reseziert, wird sie an ihrem distalen und proximalen Ende mit einer Nervenzange gefaßt; dann erfolgt die Resektion. Nach dieser wird die Neurexairese der beiden Stümpfe möglichst schonend vorgenommen. Die absolut anästhetische Zone war relativ klein, größer die hypästhetische. Der Gefühlsausfall soll dem Patienten nicht störend gewesen sein; auch seien trophische Störungen nicht aufgetreten. Stoffel meint, die Schmerzhaftigkeit, die in einem seiner Fälle zur Zeit der Berichterstattung 11 Monate bestanden habe — von Dauererfolgen kann man bei der Kürze der Zeit noch nicht sprechen; darüber muß die Zukunft entscheiden —, sei nicht nur auf die Leitungsunterbrechung der schmerzenden Nervenbahn, sondern auch auf die sekundäre Degeneration des ganzen sensiblen Nervens zurückzuführen. In einem Falle von Ischias scoliotica ging auch die Skoliose bald zurück. —

Gegen das intermittierende Hinken ist die medikamentöse Behandlung (Diuretin, Jodsalze) und das diätetische Regime der Arteriosklerose, vor allem absolute Alkohol- und Tabakabstinenz, von denen die letztere mir noch wichtiger zu sein scheint als die erstere, anzuwenden. Lokal kommen milde Wärmeprozeduren, auch galvanische Fußbäder (Erb) in Anwendung. Führen diese Maßnahmen nicht zum Ziel und droht Gangrän, dann kann man einen Versuch machen mit der Wietingschen[313]) Operation. Bei ihr wird das arterielle Blut in das Venensystem dadurch übergeleitet, daß man das zentrale Ende der A. femoralis in das periphere der V. femoralis intubiert und dann zirkulär mit letzterem vernäht. Die Erfolge sind bis jetzt nicht besonders ermutigend, wahrscheinlich deshalb, weil in diesen Fällen die Venenwände öfters gleichfalls alteriert sind.

Bei der in ihrem Wesen noch unklaren Mortonschen Metatarsalgie handelt es sich um einen heftigen Schmerz in der Gegend des 4. Metatarsophalangealgelenkes, von dem namentlich Frauen betroffen werden. Führt Ruhe, später passendes Schuhwerk, welches absolut keinen Druck ausüben darf, nicht zur Beseitigung der Neuralgie, dann mache man nach Bolton[314]) eine Alkoholinjektion in den N. plantar. externus, der nach einigen Autoren bei diesem Leiden neurotisch verändert sein soll. Versagt dieselbe, dann soll die operative Entfernung des Capitulum des Metatarsus zur Heilung geführt haben.

Gegen die in Amputations- und Exartikulationsstümpfen auftretenden, oft äußerst heftigen Neuralgien und zur Vermeidung von Amputationsneuromen nützt in der Regel das Hervorziehen der Nerven der betreffenden Extremität und ihre möglichst weit proximal ausgeführte Durchtrennung. Noch sicherer wirkt die Bardenheuersche (l. c.) Neurinkampsis, d. h. die Umschlagung des peripheren Endes und die Vernähung seines Querschnittes mit einer zentraler gelegenen, seitlich angefrischten Stelle desselben Nerven. Man sollte sich dieser beiden Methoden bereits bei jeder Amputation erinnern. So kann man die Einheilung des Nervenendes in der Stumpfnarbe und damit die Neuralgien verhüten.

Die Neuralgie des Plexus coccygeus, die Coccygodynie, die fast ausschließlich das weibliche Geschlecht befällt und namentlich nach Traumen, auch schweren Entbindungen auftritt, ist zuweilen so heftig und hartnäckig, daß sie zur Erwägung operativer Eingriffe Anlaß geben kann. Selbstverständlich muß man vorher alle Erkrankungen der hier liegenden inneren Organe (Harn- und Geschlechtsorgane, unterster Abschnitt des Mastdarms) durch eine sorgfältige bimanuelle

Untersuchung ausschließen, auch vergewissere man sich, ob es sich nicht um eine hysterische Coccygodynie handelt, die ziemlich häufig zur Beobachtung gelangt. Führen sedative und narkotische Suppositiorien, lokale Wärme oder auch Kälteanwendung, ferner die elektrische Behandlung nicht zur Besserung, so kann man zunächst einen Versuch mit der Loslösung aller Weichteile vom Steißbein machen. Hat auch dies keinen Erfolg, so muß man zur Exstirpation des ganzen Os coccygis schreiten.

Literatur.

1. L. Rehn, Über die Exstirpation des Kropfes bei Morbus Basedowii. Berl. klin. Wochenschr. 1884, S. 163.
2. Leischner u. Marburg, Zur Frage der chirurgischen Behandlung des Morbus Basedowii. Grenzgebiete 1910, Bd. 21, S. 761.
3. Melchior, Die Basedowsche Krankheit. Ergebnisse d. Chir. u. Orthopäd. von Payr u. Küttner 1910, Bd. 1, S. 301ff.
4. Heinr. Klose, Die Basedowsche Krankheit. Ergebnisse d. inn. Med. u. Kinderheilk. 1913, Bd. 10. Berlin, Springer.
5. H. Schlesinger, Die Indikationen zu chirurgischen Eingriffen bei inneren Erkrankungen. 2. Aufl. 1910, S. 543.
6. Sattler, im Handbuch von Graefe-Saemisch 1909.
7. H. Schloffer (Prag), Über die operative Behandlung der Basedowschen Krankheit. Prager med. Wochenschr. 1913, Nr. 23.
8. H. Klose, Chirurgie der Thymusdrüse. Stuttgart, F. Enke, 1912.
9. — Beiträge zur Pathologie und Klinik der Thymusdrüse. Jahrb. f. Kinderheilk. 1913, Bd. 78, H. 6.
10. Schumacher u. Roth, Thymektomie bei einem Fall von Morbus Basedowii mit Myasthenie. Grenzgebiete d. Med. u. Chir. 1912, Bd. 25, H. 4.
11. H. Klose, Wandlungen und Fortschritte in der chirurgischen Behandlung der Basedowschen Krankheit. Berl. klin. Wochenschr. 1914, Nr. 1.
11a. H. v. Haberer, Thymusreduktion und ihre Erfolge. Grenzgebiete Bd. 27, S. 199ff.
12. S. Auerbach, Über die heutigen Leistungen und die nächsten Aufgaben der operativen Neurologie. Beiträge z. klin. Chir. Bd. 74, S. 87 u. Taf. XI.
12a. Henschen, Überpflanzungen normaler mütterlicher Schilddrüse in das Peritoneum, das Knochenmark und die V. saphena magna des myxidiotischen Kindes. Korrespondenzbl. f. Schweizer Ärzte 1912, S. 503.
13. F. Landois, Die Tetanie. Ergebnisse d. Chir. u. Orthopäd. von Payr u. Küttner. Vgl. oben sub 3.
13a. v. Eiselsberg, Epithelkörperchen-Transplantationen. Verhandl. d. deutsch. Gesellsch, f. Chir. 1908.
13b. Phleps, Die Tetanie. Lewandowskys Handb. d. Neurol. Bd. 4, S, 224.
13c. Gulecke, Chirurgie der Nebenschilddrüsen. Neue deutsche Chir. 1913, Bd. 9.
14. Schneider, Beitrag zur Organtherapie der postoperativen Tetanie. Deutsche Zeitschr. f. Chir. Bd. 104, S. 403.
15. Schönborn, Klinisches zur menschlichen Tetanie im Anschluß an 41 Fälle. Deutsche Zeitschr. f. Nervenheilk. Bd. 40, S. 319ff.
16. W. Kausch, Beiträge zur Hysterie in der Chirurgie. Grenzgebiete Bd. 17, S. 469.
17. H. Quincke, Über Meningitis serosa und verwandte Zustände. Deutsche Zeitschr. f. Nervenheilk. 1897, Bd. 9.
18. S. Auerbach, Der Kopfschmerz. Berlin, Springer 1912, S. 39.
18a. Mingazzini, Attacco grave di Cefalea essenziale. Puntura lombare. Guarigione. Il Policlinico 1914.
19. S. Auerbach, Klinisches und Anatomisches zur operativen Epilepsiebehandlung. Grenzgebiete 1908, Bd. 19.
20. Tilmann, Die chirurgische Behandlung der traumatischen Epilepsie. Verhandl. d. deutsch. Gesellsch. f. Chir. 1910, S. 50ff.

21. Redlich u. Binswanger, Referat auf der Jahresversamml. der Gesellsch. deutsch. Nervenärzte zu Hamburg 1912. Vgl. deren Verhandlungen: F. C. W. Vogel (Leipzig 1912). Als Monographie bei S. Karger (Berlin 1913) erschienen unter dem Titel: Die klinische Stellung der sog. genuinen Epilepsie.
22. Friedrich, Über die operative Beeinflußbarkeit des Epileptikergehirns. Verhandl. d. deutsch. Gesellsch. f. Chir. 1905.
23. Matthiae, Über die traumatische Epilepsie und ihre chirurgische Behandlung. Deutsche Zeitschr. f. Chir. 1913, Bd. 123, S. 417.
24. Kirschner, Zur Frage des plastischen Ersatzes der Dura mater. Archiv f. klin. Med. Bd. 91.
24a. — Der gegenwärtige Stand und die nächsten Aussichten der autoplastischen freien Fascienübertragung. Beiträge z. klin. Chir. 1913, Bd. 86, S. 5ff.
25. Finsterer, Über den plastischen Duraersatz und dessen Bedeutung für die operative Behandlung der Epilepsie. Bruns Beiträge 1910, Bd. 66.
25a. Kolaczek, Ein Beitrag zur operativen Behandlung der traumatischen Epilepsie. Deutsche Zeitschr. f. Nervenheilk. 1913, Bd. 47, 48.
26. v. Saar, Über Duraplastik. Bruns Beiträge 1910, Bd. 69.
27. Literaturangaben hierüber siehe bei Hertle, Ergebnisse d. Chir. u. Orthopäd. von Payr-Küttner 1910, Bd. 1, S. 256.
27a. Doberer, Zur Technik und Kasuistik der Epilepsie-Operationen. Wiener klin. Wochenschr. 1912, Nr. 10.
27b. Lexer, Zur Operation der traumatischen Epilepsie; mit Krankendemonstrationen. 19. Versamml. mitteldeutsch. Psychiater u. Neurologen, 1. u. 2. Nov. 1913. Auch Münch. med. Wochenschr. 1912, Nr. 30.
27c. E. Rehn, Versuche über Dura-Ersatz. Deutscher Chir.-Kongreß 1912. Centralbl. f. Chir. 1912, 30. Beilage S. 21.
28. Cluss, Über Dauererfolge der operativen Behandlung der traumatischen Jacksonschen Epilepsie. Bruns Beiträge 1910, Bd. 66.
29. Vogt, Die Epilepsie im Kindesalter. Berlin 1910.
30. Redlich u. Pötzl, Untersuchungen über das Verhalten des Liquor cerebrospinalis bei der Epilepsie. Zeitschr. f. d. ges. Neur. u. Psych. 1910, Bd. 3, S. 492.
31. Zappert, Beitrag zur Entstehung der Epilepsie. Zeitschr. f. Kinderheilk. Bd. 64, S. 490.
32. Redlich, Über Halbseitenerscheinungen bei der genuinen Epilepsie. Archiv f. Psychiatrie Bd. 41.
33. Heilbronner, Über die Bedeutung und Auffassung aphasischer Störungen bei Epilepsie. Centralbl. f. Nervenheilk. 1905, S. 249.
34. Chaslin, Note sur l'anatomie pathologique. Paris 1889, p. 276.
35. Alzheimer, Jahresversamml. des Deutschen Vereins für Psychiatrie 1907. Allgem. Zeitschr. f. Psychiatrie.
— Beitrag zur pathologischen Anatomie der Epilepsie. Monatsschr. f. Psych. u. Neurol. Bd. 4, S. 345ff.
36. Weber, Beiträge zur Pathologie und pathologischen Anatomie der Epilepsie. Jena 1901.
37. Rittershaus, Zur pathologischen Differentialdiagnose der einzelnen Epilepsieformen. Archiv f. Psychiatrie 1909, Bd. 46.
37a. S. Maass, Psychiatrische Erfahrungen mit dem Abderhaldenschen Dialysierverfahren. Zeitschr. f. d. ges. Neur. u. Psych. 1913, Bd. 20, S. 561.
38. F. Krause, Die Behandlung der nichttraumatischen Formen der Epilepsie. Verhandl. d. Deutsch. Gesellsch. f. Chir. 1910, S. 570ff.
39. — Chirurgie des Gehirns und Rückenmarks. Bd. II. Berlin u. Wien 1911.
40 H. Oppenheim, Lehrbuch der Nervenkrankheiten. 6. Aufl. Berlin 1913, S. 1633.
40a. Ito, Beitrag zur operativen Behandlung der genuinen allgemeinen Epilepsie. Deutsche Zeitschr. f. Chir. 1912, Bd. 115, S. 489.
41. F. Krause, Beiträge zur Pathologie der Jacksonschen Epilepsie und zu ihrer operativen Behandlung. Berl. klin. Wochenschr. 1905, Nr. 44a.

42. Friedrich, Über kompensatorische Vorgänge an der Hirnrinde. Gleichzeitig ein Beitrag zur chirurgischen Behandlung der Epilepsie. Monatsschr. f. Psych. u. Neurol. Bd. 26, S. 129 und Diskussionsbemerkung in den Verhandl. d. Deutsch. Gesellsch. f. Chir. 1910, S. 11.

42a. — Münch. med. Wochenschr. 1911, Nr. 42. Sitzungsbericht d. ärztl. Vereins zu Marburg vom 15. Juli 1911.

43. Knauer, Myographische und pneumographische Untersuchungen an einem epileptischen Kinde. Zeitschr. f. d. ges. Neur. u. Psych. Bd. 3, S. 625.

44. S. Auerbach u. E. Großmann, Ein operativ behandelter Fall von Jacksonscher Epilepsie. Münch. med. Wochenschr. 1907, Nr. 10.

44a. M. Rothmann, Über das Zustandekommen der epileptiformen Krämpfe. Neurol. Centralbl. 1912, Nr. 20.

45. Anton u. Bramann, Behandlung der angeborenen und erworbenen Gehirnkrankheiten mit Hilfe des Balkenstichs. Berlin, Karger 1913. — Verhandl. d. internat. Liga gegen die Epilepsie in Zürich 1912. — In der Monographie ist auch die übrige einschlägige Literatur zu finden.

46. Donath, Epilepsia 1, H. 2, 1909, S. 141.

47. Hartmann u. H. di Gaspero, Epilepsie. Lewandowskys Handbuch der Neurol. Bd. 5, S. 919.

48. Vgl. auch Zimmermann, Die operative Behandlung der sog. genuinen Epilepsie. Verhandl. d. deutsch. Gesellsch. f. Chir. 1911.

49. Karplus u. Kreidl, Operationen am überhängenden Gehirn. Wiener klin. Wochenschr. 1910, Nr. 9.

— Eine Methode zur Freilegung der Hirnbasis. Zeitschr. f. biol. Technik u. Methodik 1910, Bd. 2, I, S. 14.

50. A. Exner u. J. Karplus, Extraktion eines Projektils aus dem III. Gehirnventrikel. Exitus. Wiener klin. Wochenschr. 1913, S. 1152.

50a. H. Schloffer, Zur Operation von ausgedehnten Tumoren an der Schädelbasis. Prager med. Wochenschr. 1913, S. 366.

51. F. Krause, Hirnphysiologisches im Anschluß an operative Erfahrungen. Verhandl. d. 3. Jahresversamml. d. Gesellsch. deutsch. Nervenärzte in Wien 1910, S. 98.

52. A. Saenger, Über Palliativtrepanation bei inoperablen Hirntumoren. 78. Versamml. deutsch. Naturf. u. Ärzte zu Stuttgart 1906.

53. H. Oppenheim, Beiträge zur Diagnostik und Therapie der Geschwülste im Bereich des zentralen Nervensystems. 1907. Berlin, Karger.

54. M. Borchardt, Über Operationen in der hinteren Schädelgrube inkl. der Operationen der Tumoren am Kleinhirnbrückenwinkel. Archiv f. klin. Chir. Bd. 81, H. 2.

54a. Röper, Nach Palliativtrepanation regressiv gewordener basaler Hirntumor. Monatsschr. f. Psych. u. Neurol. 1913, Bd. 34, H. 5.

55. H. Andree, Exstirpation eines kleinfaustgroßen Hirnhauttumors in Lokalanästhesie. Münch. med. Wochenschr. 1913, S. 528.

56. R. Bárány, Spezielle Pathologie der Erkrankungen des Cerebellar- und Vestibularapparates. Lewandowskys Handb. d. Neurol. Bd. 3, S. 811ff.; Wiener med. Wochenschr. 1912, Nr. 49 u. 50; Deutsche med. Wochenschr. 1913, Nr. 14.

57. J. G. Schnitzler, Klinische Beiträge zur Kenntnis der mit Muskelatrophien verlaufenden Formen von multipler Sklerose und chronischer Myelitis. Zeitschr. f. d. ges. Neur. u. Psych. Bd. 12, S. 325.

58. A. Schüller, Röntgenologie in ihren Beziehungen zur Neurologie. Ref. auf der 7. Jahresversamml. d. Gesellsch. deutsch. Nervenärzte zu Breslau, Sept. 1913. Verhandlungen derselben S. 199. Leipzig, F. C. W. Vogel 1913.

59. — Röntgendiagnostik der Erkrankungen des Kopfes. Supplement zu Nothnagels Spezielle Pathologie und Therapie. Wien u. Leipzig 1912.

60. E. Redlich u. A. Schüller, Über Röntgenbefunde am Schädel von Epileptikern. Fortschritte a. d. Gebiete d. Röntgenstrahlen Bd. 14, S. 239ff.

61. Straus, Die röntgenologische Untersuchungsmethode als Hilfsmittel der

Indikationsstellung bei Palliativtrepanationen von chronischen hirndrucksteigernden Prozessen. Wiener med. Wochenschr. 1912, Nr. 32.
62. B. Pfeiffer, Weitere Erfahrungen über Hirnpunktionen bei Fällen von Hirntumoren und Epilepsie. Zeitschr. f. d. ges. Neur. u. Psych. Bd. 10, S. 61, Gruppe III, Fall 4.
63. Keen, Surgery of the lateral ventricles of the brain. Verhandl. d. X. intern. med. Kongresses Berlin 1891, Bd. III, S. 108ff.
— Exploratory trephining and puncture of the brain almost to the lateral ventricle. Med. News 1888, Vol. 53, p. 22.
64. O. Foerster, Die histologische Untersuchung der Hirnrinde intra vitam durch Hirnpunktion bei diffusen Erkrankungen des Zentralnervensystems Berl. klin. Wochenschr. 1912, Nr. 21.
65. S. Auerbach, Zur Diagnostik der Stirnhirntumoren. Deutsche Zeitschr. f. Nervenheilk. 1902, Bd. 22.
66. Neisser u. Pollack, Die Hirnpunktion. Grenzgebiete Bd. 13, S. 807ff. — Neisser, Referat auf der 1. Jahresversamml. d. Gesellsch. deutsch. Nervenärzte zu Dresden. Leipzig 1907, S. 22.
66a. Axhausen, Die Hirnpunktion. Ergebnisse d. Chir. u. Orthopäd. Bd. 7, S. 330ff. Berlin 1913.
67. Wilbrandt-Saenger, Die Neurologie des Auges. Bd. 4, 2. Hälfte, S. 751.
67a. G. Stertz, Zur diagnostischen Bedeutung der Hirnpunktion. Zeitschr. f. d. ges. Neur. Bd. 21, H. 4, Januar 1914.
68. Harvey Cushing, The Establishment of cerebral Hernia as a decompressive Measure for inaccessible Brain tumours; with the description of intermuscular Methods of making the bone defect in temporal and occipital Regions. Surgery, Gynecol. and Obstr. Vol. I, No. 4, p. 297—314. Oct. 1905.
69. Diskussion zu Anton, Indikation und Erfolge der operativen Behandlung des Gehirndrucks. Deutsche med. Wochenschr. 1912, S. 254.
70. E. v. Hippel, Weitere Mitteilungen über Palliativtrepanationen, speziell den Balkenstich bei Stauungspapille. Archiv f. Ophthalmol. 1913, Bd. 86, S. 170.
71. Hildebrand, Beitrag zur Chirurgie der hinteren Schädelgrube. Archiv f. klin. Chir. Bd. 100, S. 3.
72. Küttner, Berl. klin. Wochenschr. 1908, Nr. 12—14.
73. U. Stoppato, Eine neue Methode der dekompressiven Kraniotomie mit primärer Schädelplastik. Deutsche Zeitschr. f. Chir. 1913, Bd. 122, S. 228.
74. W. H. Hudson, A new decompression operation for the brain. Annales of Surgery 1912, May.
75. E. v. Hippel, Über die Palliativtrepanation. Leipzig, Engelmann 1909.
76. Schloffer (zitiert nach v. Hippel[70]), Deutsche med. Wochenschr. 1913. S. 440.
77. Kaelin-Benziger, Beiträge zur Behandlung der Stauungspapille, insbesondere bei Hirntumoren durch Dekompressiv-(Palliativ-)Trepanation mit temporärer extrakranieller Drainage eines Seitenventrikels. Zeitschr. f. Augenheilk. 1913, Bd. 19, H. 1 u. 2.
78. Troenné, De la thérapeutique palliative dans les tumeurs de l'encéphale. Thèse de Paris 1909.
79. V. Reichmann, Der Wert und die Gefahren der Lumbalpunktion. Zeitschr. f. d. ges. Neur. u. Psych. 1912, Bd. 11, S. 581ff.
80. J. Donath, Technik, diagnostischer und therapeutischer Wert der Lumbalpunktion. Volkmanns klin. Vorträge 1913, Nr. 689.
81. Siegrist, Korrespondenzbl. f. Schweizer Ärzte 1912, Nr. 14; (zitiert bei v. Hippel[70]).
82. A. Schüller, Sellare Palliativtrepanation (und Punktion des 3. Hirnventrikels). Wiener med. Wochenschr. 1911, Nr. 3.
83. Payr, Deutsche med. Wochenschr. 1912, S. 256.
— Langenbecks Archiv 1911, Bd. 95, S. 986.

83a. Bertolotti, Diagnostic différentielle entre l'hydrocéphalie aigue et les tumeurs cérébrals au moyens des rayons de Roentgen. Revue neurol. 1912, No. 2.
83b. B. Heile, Über die chirurgische Behandlung des Hydrocephalus. Fortschritte d. Med. 1914, S. 72.
84. Bonhoeffer, Zur Diagnose der Tumoren des IV. Ventrikels und des idiopathischen Hydrocephalus nebst einer Bemerkung zur Hirnkpuntion. Archiv f. Psychiatrie 1912, Bd. 49, S. 1.
85. Heinr. Higier, Endothelioma psammosum am Boden des III. Ventrikels und interpedunkuläre Arachnoidealzyste, einen Tumor des Kleinhirnbrückenwinkels vortäuschend; Operation. Neurol. Centralbl. 1913, Nr. 12.
85a. M. Conto, Über einen Fall von „Hydrocephalus idiopathicus" unter der Maske des „Weberschen Symptomenkomplexes". Sofortige Heilung durch Lumbalpunktion. Neurol. Centralbl. 1913, Nr. 1.
86. Fr. A. Meyer (Chemnitz), Zystischer Hirntumor unter dem Bilde des Hydrocephalus internus. Monatsschr. f. Psych. u. Neurol. 1913, Bd. 34, H. 4.
87. M. Lewandowsky, Über Jacksonsche Krämpfe mit tonischem Beginn und über ein kleines Angiokavernom des Gehirns. Zeitschr. f. d. ges. Neur. u. Psych. Bd. 19, H. 3.
88. v. Frankl-Hochwart, Wiener klin. Wochenschr. 1909, Nr. 37 u. 38.
89. Marburg, Kleinhirntumor mit Adipositas und Infantilismus. Deutsche med. Wochenschr. 1907, S. 2165.
90. K. Goldstein, Meningitis serosa unter dem Bilde hypophysärer Erkrankung. Archiv f. Psychiatrie Bd. 47, H. 1.
91. v. Eiselsberg, Zur Operation der Hypophysengeschwülste. Archiv f. klin. Chir. 1912, Bd. 100.
92. O. Hirsch, Über endonasale Operationsmethoden bei Hypophysentumoren mit Bericht über 12 operierte Fälle. Berl. klin. Wochenschr. 1911, Nr. 43.
92a. — Archiv f. Laryngol. u. Rhinol. 1912, Bd. 26, H. 3.
93. Levinger, Zur Topographie der Hypophysis, des Sin. cavernos. und der Carotis int. usw. Zeitschr. f. Ohrenheilk. Bd. 64, S. 332 u. Bd. 65, S. 10.
94. Worikoff, Ein neuer Weg für Eingriffe an der Hypophyse. Centralbl. f. Chir. 1913, Bd. 40, S. 1000.
95. Rupp, Der intrakranielle Weg zur Exstirpation von Hypophysengeschwülsten. Deutsche med. Wochenschr. 1913, Bd. 39, S. 1406.
96. Allan B. Kanavel, A consideration of final results in hypophysical surgery. Surgery, Gynecol. and Obstetr. 1913, Vol. 16, p. 541.
97. v. Frankl-Hochwart, Über Diagnose der Zirbeldrüsentumoren. Deutsche Zeitschr. f. Nervenheilk. 1909, Bd. 37.
98. A. Schüller, Die Erkrankungen der Zirbeldrüse . Lewandowskys Handb. d. Neurol. 1913, Bd. 4, S. 337ff.
99. H. Oppenheim u. F. Krause, Operative Erfolge bei Geschwülsten der Sehhügel- und Vierhügelgegend. Berl. klin. Wochenschr. 1913, Nr. 50.
99a. L. Pussep, Die operative Entfernung einer Zyste der Glandula pinealis. Neurol. Centralbl. 1914, Nr. 9.
100. H. Rohrschach, Beiträge zur klin. Chir. 1913, Bd. 83, S. 451.
101. L. Bruns, The treatment of tumours of the brain, and the indications for operations. Ref. Internat. med. Kongreß zu London, August 1913. Section VII: Surgery. — Ebenda ref. von Tooth u. v. Eiselsberg.
102. M. Borchardt, Diagnostik und Therapie der Geschwulstbildungen in der hinteren Schädelgrube. Ergebnisse d. Chir. u. Orthopäd. von Payr u. Küttner 1911, S. 131ff.
103. Auerbach u. Großmann, Zur Diagnostik und chirurgischen Behandlung der Kleinhirnzysten. Grenzgebiete Bd. 18, S. 93.
104. Folke Henschen, Über Geschwülste der hinteren Schädelgrube, insbesondere des Kleinhirnbrückenwinkels. Jena, Gustav Fischer, 1910, 283 S., 9 Tafeln.

105. Marburg, Beitrag zur Frage der Kleinhirnbrückenwinkeltumoren. Neurol. Centralbl. 1910, S. 570.
106. Oppenheim, Zur Lehre vom Kleinhirnbrückenwinkeltumor. Neurol. Centralbl. 1910, S. 338.
107. L. Mann, Über cerebellare Hemiplegie und Hemiataxie. Monatsschr. f. Psych. u. Neurol. 1902, Bd. 12.
108. L. Bruns, Halbseitige Erkrankungen des Kleinhirns und ihre Diagnose. 39. Versamml. d. Irrenärzte Niedersachsens u. Westfalens in Hannover am 7. Mai 1904. Neurol. Centralbl. 1904, Nr. 12 und: Geschwülste des Nervensystems. Berlin 1908.
109. Mingazzini, Pathogenese und Symptomatologie der Kleinhirnerkrankungen. Ergebnisse d. Neurol. u. Psych. 1912, Bd. 1.
110. S. Auerbach, Verhandl. d. 5. Jahresversamml. d. Gesellsch. deutsch. Nervenärzte zu Frankfurt a. M., Okt. 1911 und: S. Auerbach u. E. Großmann, Grenzgebiete Bd. 18 u. 25.
111. R. Bing, Die Lokalisation der Kleinhirnerkrankungen. Deutsche med. Wochenschr. 1912, Nr. 19 u. 20.
112. Lotmar, Ein Beitrag zur Pathologie des Kleinhirns. Monatsschr. f. Psych. u. Neurol. 1908, S. 217.
113. K. Goldstein, Über Störungen der Schwereempfindung bei gleichseitiger Kleinhirnaffektion. Neurol. Centralbl. 1913, Nr. 17.
114. L. Mann, Verhandlungen der 6. Jahresversammlung deutscher Nervenärzte in Hamburg 1912, S. 71.
115. Tilmann, Zur Chirurgie der Kleinhirntumoren. Naturforscherversamml. zu Königsberg 1910. Ref. in Therapie d. Gegenwart 1910, S. 469.
116. Bárány, Spezielle Pathologie der Erkrankungen des Cerebellar- und Vestibularapparates. Lewandowskys Handbuch d. Neurol. Bd. 3, S. 811ff.
— Weitere Untersuchungen und Erfahrungen über die Beziehungen zwischen Vestibularapparat und Zentralnervensystem. Wiener med Wochenschr. 1912, Nr. 49 u. 50.
— Lokalisation in der Rinde der Kleinhirnhemisphären (Funktionsprüfung und Theorie). Deutsche med. Wochenschr. 1913, Nr. 14.
117. O. Marburg, Präparat eines Falles von Kleinhirntumor. Wiener med. Wochenschr. 1913, S. 414.
117a. O. Hildebrand, Beitrag zur Chirurgie der hinteren Schädelgrube auf Grund von 51 Operationen. Archiv f. klin. Chir. 1913, Bd. 100, S. 597ff.
118. S. Auerbach, Zur physiologischen Anatomie und lokaldiagnostischer Bewertung der Hemiataxie. Journ. f. Psychol. u. Neurol. 1913, Bd. 20, H. 5/6.
119. H. Oppenheim, Über einen Fall operativ behandelter Kleinhirngeschwulst mit Heilerfolg. Berl. klin. Wochenschr. 1912, Nr. 50.
120. H. Oppenheim u. M. Borchardt, Erfahrungen bei Operationen von Kleinhirngeschwülsten. Berl. klin. Wochenschr. 1913, Nr. 50.
120a. Quix, 21. Versamml. d. Deutsch. Otolog. Gesellsch. zu Hannover 1912.
121. S. Auerbach u. F. Alexander, Über eine praktisch wichtige otogene Hirnkomplikation. Grenzgebiete 1912, Bd. 25, H. 3.
121a. B. Schneider, Soll bei Sinusphlebitis infolge akuter Otitis media purul. die V. jugul. unterbunden werden oder nicht? Archiv f. Ohrenheilk. 1912, Bd. 89, S. 75.
122. H. Marx, Zur Chirurgie der Kleinhirnbrückenwinkeltumoren. Grenzgebiete 1913, Bd. 26, H. 1.
122a. Franzier, Intracranial division of the auditory nerve for persistant tinnitus. Journ. of the Amer. med. Assoc. 1913, Vol. 61, p. 327.
123. S. Auerbach u. E. Großmann, Über einen Fall von doppelseitigen, mit Erfolg operierten Kleinhirnzysten. Grenzzgebiete 1912, Bd. 25, H. 3.
123a. W. Wersilow, Zur Frage über die sog. serösen Zysten des Kleinhirns. Neurol. Centralbl. 1913, Nr. 6.
124. S. Auerbach, Der Kopfschmerz. Berlin, Springer, 1912. S. 85.

125. Howard H. Tooth, Some observations on the growth and survival-period of intracranial tumours, based on the records of 500 cases, with special reference to the pathology of the gliomata. Brain 1912, Vol. 35, p. 61.
126. Denis G. Zésas (Basel), Über Meningitis serosa externa circumscripta cerebralis. Volkmanns Samml. klin. Vorträge Nr. 685, Juni 1913.
127. Oppenheim-Cassirer, Der Hirnabszeß. Nothnagels Spezielle Pathol. u. Therap. 1909, Bd. 9, 2. Aufl.
128. O. Koerner, Die otitischen Erkrankungen des Hirns, der Hirnhäute und der Blutleiter. 3. Aufl. 1902 und Nachträge zur 3. Aufl. Wiesbaden 1908.
129. Gerber, Die Komplikationen der Stirnhöhlenentzündungen. Berlin, Karger 1909.
130. Neumann, Zur Differentialdiagnose von Kleinhirnabszeß und Labyrintheiterung. Archiv f. Ohrenheilk. 1906, Bd. 67, S. 191.
— Der otitische Kleinhirnabszeß. Wien 1907, Deuticke.
131. Bárány, Physiologie und Pathologie des Bogengangapparates beim Menschen. Leipzig-Wien 1907.
132. Neumann u. Lewandowsky, Zwei seltene operativ geheilte Gehirnerkrankungen. Zeitschr. f. d. ges. Neurol. u. Psych. 1910, Bd. 1, S. 81.
133. L. Bruns, Neuropathologische Mitteilungen und Demonstrationen auf der 46. Versamml. d. Vereins d. Irrenärzte Niedersachsens u. Westfalens vom 4. Mai 1912 in Hannover.
134. Kausch, Die Behandlung des Hydrocephalus der kleinen Kinder. Archiv f. klin. Chir. 1908, Bd. 87 u. Grenzgebiete 1908.
135. v. Bokay, Über die chirurgische Behandlung des chronischen und angeborenen Hydrocephalus int. des Kindesalters. Wiener med. Wochenschr. 1910, Nr. 26 u. 27.
135a. Knöpfelmacher u. Schwalbe, Hydrocephalus und Lues. Zeitschr. f. Kinderheilk. 1912, Bd. 3, S. 428.
136. Schloffer, Über die Grundlagen und Methoden der operativen Behandlung der Sehstörungen bei dem Turmschädel. Beiträge z. klin. Chir. 1913, Bd. 86, S. 265.
137. H. Curschmann, Über einige Indikationen und Kontraindikationen der Lumbalpunktion. 27. Versamml. mittelrheinischer Ärzte zu Frankfurt a. M., 22. Mai 1910.
138. F. Fischer, Erfahrungen bei einer Genickstarre-Epidemie. Volkmanns Samml. klin. Vorträge Nr. 588.
139. Henke, Über den gegenwärtigen Stand der Therapie der eiterigen Meningitis. Beiheft 2 der Med. Klinik 1912.
140. V. Reichmann u. F. Rauch, Zwei geheilte Fälle von Meningitis tuberculosa. Münch. med. Wochenschr. 1913, Nr. 26.
141. V. Reichmann, Über die Prognose und Therapie der Meningitis. Münch. med. Wochenschr. 1913, Nr. 25.
142. V. Horsley, Die chirurgische Behandlung der intrakraniellen Geschwülste, im Gegensatz zu der abwartenden Therapie betrachtet. Neurol. Centralbl. 1910, S. 1170.
143. Bayerthal, Zur operativen Behandlung der Hirnsyphilis. Münch. med. Wochenschr. 1904, Nr. 3.
144. S. Schoenborn, Die operative Therapie der Lues des Zentralnervensystems. Zentralbl. f. d. Grenzgebiete d. Med. u. Chir. 1912, Bd. 16, S. 425ff.
145. H. Schlesinger u. v. Friedländer, Grenzgebiete 1898, Bd. 3.
146. Nonne, Syphilis und Nervensystem. 2. Aufl. Berlin 1909, Karger.
147. Anton, Jahresversamml. d. Deutsch. Vereins f. Psychiatrie in Kiel 1912. Ref. Neurol. Centralbl. 1912, Nr. 15.
147a. Berger, Neosalvarsan und Zentralnervensystem. Zeitschr. f. d. ges. Neur. u. Psych. 1914, Bd. 23, H. 2 u. 3.
148. Th. Kocher, Hirnerschütterung, Hirndruck, chirurgische Eingriffe bei Hirnkrankheiten. Nothnagels Spezielle Pathol. u. Therap. 1902, Bd. 3.
149. L. Bathe-Rawling, The surgery of the skull and brain. London 1912.

150. Sauerbruch, Beiträge zur Pathologie der Commotio und Compressio cerebri nach Schädeltrauma. Monatsschr. f. Psych. u. Neurol. Bd. 26, Ergänzungsheft.
151. Apelt, Zum Kapitel der Diagnose der extra- und intraduralen traumatischen und pachymeningitischen Hämatome. Grenzgebiete 1906, Bd. 16, S. 279.
152. Henschen, Diagnostik und Operation der traumatischen Subduralblutung. Verhandl. d. Deutsch. Gesellsch. f. Chir. 1912, S. 269ff.
153. M. Nunberg, Beiträge zur Klinik der epiduralen Hämatome. Archiv f. klin. Chir. 1913, Bd. 102, S. 684.
154. S. Auerbach, Demonstration mit F. Sasse im Ärztl. Verein zu Frankfurt a. M. am 1. Juli 1912. Münch. med. Wochenschr. 1912, Sitzungsberichte.
155. Bychowski, Über zwei Fälle von subduralem Hämatom. Zeitschr. f. d. ges. Neurol. u. Psych. 1913, Bd. 16. S. 340.
155a. — Zur Klinik der oberflächlich gelegenen Gehirntumoren und über das Verhalten des Babinskischen Zehenphänomens bei corticalen Hemiplegien. Deutsche Zeitschr. f. Nervenheilk. 1913, Bd. 49, S. 227.
155b. M. W. van der Scheer, Zur Klinik des Haematoma subdurale usw. Zeitschr. f. d. ges. Neurol. u. Psych. 1914, Bd. 23, H. 1.
156. E. Fränkel, Sitzung des ärztl. Vereins zu Hamburg vom 25. Juni 1912. Ref. Neurol. Centralbl. 1912, Nr. 21.
157. Dewitt G. Wilcox, Head injuries of the new-born. Boston med. and surg. Journ. 1913, Vol. 168, p. 568.
158. Harvey Cushing, Subtemporal decompressive operations for the intracranial complications associated with bursting fractures of the skull. Annales of Surgery 1908, p. 645.
159. Robert L. Payne jr., Decompression operations for fractures of the base of the skull. The Journ. of the Amer. med. Assoc. 1912, Febr. 17th.
160. O. Voss, Operatives Vorgehen gegen Schädelbasisfrakturen bei Mitbeteiligung von Ohr und Nase. Beiträge z. Anat., Physiol., Pathol. u. Therap. d. Ohres, d. Nase u. d. Halses 1910, Bd. 3, S. 385.
161. A. Jaehne, Beitrag zur Frage der operativen Behandlung von Schädelbasisbrüchen. Archiv f. Ohrenheilk. Bd. 87, S. 188.
162. H. Curschmann, Therapie d. Gegenwart 1911, Juniheft.
163. F. Lotsch, Die Behandlung der Schädelschußverletzungen bei den mobilen Sanitätsformationen. Berl. klin. Wochenschr. 1913, S. 1871.
163a. Friedrich, (Königsberg) Münch. med. Wochenschr. 1913, Nr. 45 u. 46.
163b. — Die operative Indikationsstellung bei den Hirnschüssen im Kriege. Beiträge z. klin. Chir. 1914, Bd. 91.
164. Gowers u. Horsley, A case of tumour of the spinal cord. Removal, Recovery. Med. chir. transact. 1888, Vol. 31.
165. S. Auerbach u. Brodnitz, Über einen großen intraduralen Tumor des Cervicalmarkes, der mit Erfolg exstirpiert wurde. Grenzgebiete 1905, Bd. 16.
166. Söderbergh u. Akerblom, Ein Fall von Rückenmarksgeschwulst der höchsten Cervicalsegmente. Operation. Heilung. Grenzgebiete 1912, Bd. 25, S. 42.
167. Stursberg, Die operative Behandlung der das Rückenmark und die Cauda equina komprimierenden Neubildungen. Zentralbl. f. d. Grenzgebiete 1908, Bd. 11, S. 91.
168. M. Rothmann, Gegenwart und Zukunft der Rückenmarkschirurgie. Berl. klin. Wochenschr. 1913, Nr. 12 u. 13.
169. Oppenheim, Beiträge zur Diagnostik und Therapie der Geschwülste im Bereich des zentralen Nervensystems. 1907.
170. S. Auerbach u. Brodnitz, Neurologisch-chirurgische Beiträge. Grenzgebiete 1910, Bd. 21.
171. Nonne, Weitere Erfahrungen zum Kapitel der Diagnose von komprimierenden Rückenmarkstumoren. Deutsche Zeitschr. f. Nervenheilk. Bd. 47 u. 48, S. 444.

172. Merzbacher u. Castex, Über ein sehr großes multilokuläres Fibrom im Cervicalmark. Deutsche Zeitschr. f. Nervenheilk. 1913, Bd. 46, H. 2.
173. Šerko, Einiges zur Diagnostik der Rückenmarkgeschwülste. Zeitschr. f. d. ges. Neur. u. Psych. 1914, Bd. 21, H. 3.
174. Stertz, Klinische und anatomische Beiträge zur Kasuistik der Rückenmarks- und Wirbeltumoren. Monatsschr. f. Psychol. u. Neurol. 1906, Bd. 20, S 195.
175. S. Auerbach, Über einen bemerkenswerten Fall von intramedullärem Rückenmarkstumor. Journ. f. Psychol. u. Neurol. 1910, Bd. 17, S. 159.
176. H. Oppenheim, Deutsche med. Wochenschr. 1909, S. 1909.
177. v. Frankl-Hochwart, Verhandl. d. 7. Jahresversamml. d. Gesellsch. deutsch. Nervenärzte zu Breslau, S. 253.
178. Camus, Etude de Neuropathologie sur les Radiculites. Paris 1908, Baillière et fils.
179. W. Raven, Weitere Beiträge zur Kenntnis des Kompressionssyndroms im Liquor cerebrospinalis. Deutsche Zeitschr. f. Nervenheilk. 1913, Bd. 49, S. 36.
180. Pierre Marie, Foix et Robert, Service que peut rendre la ponction rachidienne pratiquée à des étages differents pour le diagnostic de la hauteur d'une compression medullaire. Revue neurol. 1913, Vol. 21 (I), p. 712.
181. Oppenheim u. Krause, Über erfolgreiche Operationen bei Meningitis spinalis chronica serofibrosa circumscripta. Grenzgebiete 1914, Bd. 27, H. 3.
182. H. Oppenheim, Beiträge zur Pathologie des Rückenmarks. Zeitschr. f. d. ges. Neur. u. Psych. 1911, Bd. 5, S. 635.
183. W. Röpke, Über die operative Entfernung intramedullärer Rückenmarkstumoren, zugleich ein Beitrag zur Kenntnis über die Beschaffenheit des Lumbalpunktats bei Rückenmarkstumoren. Archiv f. klin. Chir. 1911, Bd. 96, S. 963.
184. V. Reichmann, Über einen operativ geheilten Fall von mehrfachen Rückenmarksgeschwülsten bei Recklinghausenscher Krankheit, nebst Bemerkungen über das chemische und zytologische Verhalten des Liquor cerebrospinalis bei Gehirn- und Rückenmarksgeschwülsten. Deutsche Zeitschr. f. Nervenheilk. 1912, Bd. 44.
185. Charles A. Elsberg, Experiences in spinal surgery. Surg. Gynecol. and Obstet. 1913, p. 117.
186. Veraguth u. Brun, Subpialer makroskopisch intramedullärer Solitärtuberkel in der Höhe des 4. und 5. Zervicalsegments. Operation. Heilung. Korrespondenzbl. f. Schweizer Ärzte 1910, Nr. 33.
187. F. Krause, Operative Therapie der Nervenkrankheiten. Curschmanns Lehrbuch der Nervenkrankheiten, Berlin 1909, S. 942.
188. Elsberg u. Beer, The operability of intramedullary tumours of the spinal cord. The Amer. Journ. of Med. science 1911, Vol. 42, p. 636.
189. H. Oppenheim, Diagnose und Behandlung der Geschwülste innerhalb des Wirbelkanals. Deutsche med. Wochenschr. 1908, S. 1906.
190. Friedrich Schultze, Weiterer Beitrag zur Diagnose und operativen Behandlung von Geschwülsten der Rückenmarkshäute und des Rückenmarks. Erfolgreiche Operation eines intramedullären Tumors. Deutsche med. Wochenschr. 1912, S. 1676.
191. Nonne, Zwei Fälle von operiertem extramedullärem Rückenmarkstumor. Neurol. Centralbl. 1912, S. 1327.
192. Oppenheim u. Borchardt, Beitrag zur chirurgischen Therapie des „intramedullären Rückenmarkstumors". Grenzgebiete 1913, Bd. 26, S. 811ff.
193. Elsberg, Surgery of intramedullary affections of the spinal cord: Anatomic basis and technic. The Journ. of the Amer. med. Assoc. Vol. 59, p. 1532 bis 1536 und: Verhandl. d. 17. Internat. med. Kongresses zu London (1913) Sect. XI, S. 187ff.
194. W. Braun, Chirurgische Therapie. Lewandowskys Handbuch Bd. 1, S. 1282.

195. Wassiliew, Operative Behandlung der Paraplegien mit tuberkulöser Spondylitis. Archiv f. klin. Chir. Bd. 88, H. 3.
196. A. Mendler, Bericht über einen Fall von operativ geheilter spondylitischer Kompressionsmyelitis. Münch. med. Wochenschr. 1912, Nr. 45.
197. Henle, Zur Behandlung der Spondylitis. Versamml. deutsch. Naturforscher u. Ärzte 1912. Ref. Münch. med. Wochenschr. 1912, Nr. 44, S. 2424.
198. A. Russel Hibbs, An operation for Pott's disease of the spine. The Journ. of the Amer. med. Assoc. 1912, Aug. 10th.
199. De Quervain, Der gegenwärtige Stand der Chirurgie des Rückenmarks. Schweizerische neurol. Gesellsch. in Aarau 1911. Ref. Neurol. Centralbl. 1911, S. 1070.
200. Th. Kocher, Laminektomie bei Wirbelfraktur. Ärzteverein des Kantons Bern, 9. Dez. 1911. Ref. Korrespondenzbl. f. Schweizer Ärzte 1912, Nr. 11.
201. Jenckel, Schußverletzung der Wirbelsäule. Altonaer Ärztl. Verein, 8. Nov. 1911. Ref. Münch. med. Wochenschr. 1912, Nr. 9, S. 498.
202. Oesterlen, Schußverletzung des Rückenmarks. Deutsche militärärztl. Zeitschr. 1913, Nr. 4.
203. Alessandri u. Mingazzini, Beitrag zum Studium der durch Geschosse erzeugten Rückenmarksverletzungen. Monatsschr. f. Psych. u. Neurol. 1908, Bd. 24, S. 150ff.
204. Perlis, Über Spina bifida. Diss. Berlin 1912. Ref. Jahresbericht über die Fortschritte der Chirurgie, herausgeg. von O. Hildebrand, II. Teil. Wiesbaden 1914, Bergmann.
205. A. Fuchs, Verhandl. d. 3. Jahresversamml. deutsch. Nervenärzte zu Wien, Sept. 1909. Leipzig 1910, Vogel. S. 166 u. Wiener med. Wochenschr. 1909.
206. O. Foerster, Die Indikationen und Erfolge der Resektion hinterer Rückenmarkswurzeln. Wiener klin. Wochenschr. 1912, Nr. 25.
207. Foerster-Küttner, Beiträge z. klin. Chir. Bd. 63.
208. Foerster, Therapie d. Gegenwart 1911.
209. Lotheissen, Die operative Behandlung gastrischer Krisen nach Foerster. Deutsche Zeitschr. f. Chir. Bd. 107, H. 1—2.
210. Bungart, Ein Beitrag zur Frage der Behandlung gastrointestinaler Krisen bei Tabes dorsalis durch Resektion hinterer Wurzeln. Grenzgebiete 1912, Bd. 25, S. 702ff.
211. Tietze, Die Technik der Foersterschen Operation. Grenzgebiete 1909, Bd. 20, S. 559.
212. Gulecke, Erfahrung mit der Forsterschen Operation bei gastrischen Krisen. Archiv f. klin. Chir. Bd. 95, H. 3.
213. Castelli u. Pinel, The pathogenesis of the gastric crises of tabes. Med. Record 1913, Vol. 83, p. 783.
214. Franke, Nervenextraktion für gastrische Krisen. Berl. klin. Wochenschr. 1912, Nr. 2.
215. Kelling, Ein Fall von Frankescher Operation bei gastrischen Krisen. Münch. med. Wochenschr. 1912, Nr. 33.
216. Monrignand et Cotte, Traitement des crises gastriques du tabes par l'arrachement des nerfs intercostaux (opération de Franke). Presse méd. 1912, Nr. 75.
217. Sicard, A propos des opérations rachidiennes chez les tabétiques. Lyon. chirurg. 1913, Vol. 9, p. 305. Ref. Zeitschr. f. d. ges. Neur. u. Psych. Bd. 7, H. 5.
218. Exner, Ein neues Operationsverfahren bei tabischen Crises gastriques. Deutsche Zeitschr. f. Chir. Bd. 111, H. 4—6.
219. Küttner, Doppelseitige Vagotomie wegen gastrischer Krisen. Centralbl. f. Chir. 1912, Nr. 12.
220. R. Leriche, Über einige neue Indikationen der Durchschneidung der hinteren Wurzeln. Deutsche Zeitschr. f. Chir. 1912, Bd. 119, S. 485.

221. J. Mayesima, Ein durch die Foerstersche Operation erfolgreich behandelter Fall von Erythromelalgie. Deutsche Zeitschr. f. Chir. 1913, Bd. 122, S. 81.
222. S. Auerbach, Über Erythromelalgie. Deutsche Zeitschr. f. Nervenheilk. 1897, Bd. 11, S. 143ff.
223. M. Rothmann, Deutsche Zeitschr. f. Nervenheilk. Bd. 41, S. 227.
224. Spiller u. Martin, The treatment of persistent pain of organic origin in the lower part of the body by division of the anterolateral column of the spinal cord. Journ. of the Amer. med. Assoc. 1912, p. 1489.
225. O. Foerster, Vorderseitenstrangdurchschneidung im Rückenmark zur Beseitigung von Schmerzen. Berl. klin. Wochenschr. 1913, Nr. 32. Verhandl. d. med. Sektion d. Schlesischen Gesellsch. f. vaterl. Kultur zu Breslau.
226. — Über eine neue operative Methode der Behandlung spastischer Lähmungen mittels Resektion hinterer Rückenmarkswurzeln. Zeitschr. f. orthopäd. Chir. Bd. 22, S. 203ff.
227. — Ergebnisse d. Chir. u. Orthopäd. von Payr u. Küttner 1911, Bd. 2, S. 174ff.
228. — Über die Beeinflussung spastischer Lähmungen durch Resektion hinterer Rückenmarkswurzeln. Deutsche Zeitschr. f. Nervenheilk. 1911, Bd. 41.
229. — Die Behandlung spastischer Lähmungen mittels Resektion hinterer Rückenmarkswurzeln. Beilage zur Zeitschr. f. orthopäd. Chir. Bd. 30, S. 269.
229a. Gaugele u. Gümbel, Die Littlesche Krankheit und ihre Behandlung mit besonderer Berücksichtigung der Foersterschen Operation. Jena 1913 (113 S.)
230. Elsberg, Some features of the gross anatomy of the spinal cord and nerve roots: Their bearing on the symptomatology and surgical treatment of spinal disease. Amer. Journ. of the Med. sciences, Dec. 1912.
231. S. Auerbach, Einiges neurologisch Bemerkenswerte aus Amerika. Fortschritte d. Med. 1913, Nr. 29.
231a. Lubinus, Medizin. Gesellsch. zu Kiel. Münch. med. Wochenschr. 1912, Nr. 18. (Diskussionsbemerkung bei Anschütz.)
232. H. Richter, Zur Anatomie und Physiologie der Foersterschen Radikotomie. Zeitschr. f. d. ges. Neurol. 1912, Bd. 14, S. 1.
233. A. Stoffel, Neue Gesichtspunkte auf dem Gebiete der Nerventransplantation. Zeitschr. f. orthopäd. Chir. 1910, Bd. 25, S. 505ff.
234. — Die Technik meiner Operation zur Beseitigung der spastischen Lähmungen. Münch. med. Wochenschr. 1912, Nr. 52 u. 53.
235. Lorenz u. Saxl, Die Orthopädie in der inneren Medizin. Supplemente zu Nothnagels spez. Pathol. u. Therap. Bd. 2. Wien 1911.
236. Vulpius, Behandlung der spinalen Kinderlähmung. Leipzig 1910.
237. Biesalski, in F. Langes Lehrbuch der Orthopädie. Fischer, Jena 1914. Auch als selbständige Monographie unter dem Titel „Orthopädische Behandlung der Nervenkrankheiten" erschienen. Fischer, Jena 1914.
238. Leo, Die Heine-Medinsche Krankheit in ihren Beziehungen zur Chirurgie. Klinik f. psych. u. nervöse Krankheiten Bd. 8, H. 1 u. 2. Als Dissertation gesondert erschienen bei Marhold, Halle a. H.
239. Lange, Die Sehnenverpflanzung. Ergebnisse d. Chir. u. Orthopäd. von Payr u. Küttner Bd. 2, S. 1.
240. Spitzy, Die Bedeutung der Nervenplastik für die Orthopädie. Zeitschr. f. orthopäd. Chir. 1904 u. 1906.
241. Spitzy u. Lange, Chirurgie und Orthopädie im Kindesalter. Bd. 5 des Handb. d. Kinderheilk. von Pfaundler-Schloßmann. Leipzig 1910.
242. S. Auerbach, Die Hauptursachen der häufigsten Lähmungstypen. Volkmanns klin. Vorträge 1911, Nr. 633/634.
243. Katzenstein, Berl. klin. Wochenschr. 1909, Nr. 49.
244. Grauer, Beitrag zur Lehre von den posthemiplegischen Bewegungsstörungen. Journ. f. Psychol. u. Neurol. 1912, Bd. 19, H. 2 u. 3.

245. Oehlecker, Zur chirurgischen Behandlung tabischer Gelenkerkrankungen. Verhandl. d. deutsch. Gesellsch. f. Chir. 1913. Centralbl. f. Chir. 1913, Bd. 40, Beiheft 93.
246. Levy, Die neuropathischen Knochen- und Gelenkerkrankungen. Ergebnisse d. Chir. u. Orthopäd. von Payr u. Küttner Bd. 2 (205 Literaturangaben).
247. Noesske, Münch. med. Wochenschr. 1909, Nr. 47.
248. R. Schreiber, Zur Therapie der Raynaudschen Krankheit. Münch. med. Wochenschr. 1913, S. 1255.
249. H. Schlesinger, Hydrops hypostrophos und Hydrops articul. intermitt. Grenzgebiete Bd. 5.
250. Gersuny, Harte und weiche Paraffinprothesen. Centralbl. f. Chir. 1903, Nr. 1.
251. O. Marburg, Nothnagels spez. Pathol. u. Therap. 1912, Supplemente.
252. Stein, Paraffininjektion. Stuttgart 1904.
253. Küttner, Beiträge z. klin. Chir. 1900.
254. Oekonomakis, Erfahrungen über Schußverletzungen peripherischer Nerven im Balkankriege. Berl. Gesellsch. f. Psych. u. Nervenkrankh., 12. I. 1914.
255. Otto, Zur Kenntnis der Spätheilungen peripher traumatischer Nervenerkrankungen unter besonderer Berücksichtigung der Lähmungen. Diss. Jena 1912. Ref. Monatsschr. f. Unfallheilk. 1913, Bd. 20, H. 8.
256. Oberndörffer, Die Nervennaht. Zentralbl. f. d. Grenzgebiete 1908, S. 307.
257. Ströbel u. Kirschner, Beiträge z. klin. Chir. 1913, Bd. 83, H. 3.
258. Bardenheuer, Mitteilungen aus dem Gebiete der Nervenchirurgie mit einer einleitenden Abhandlung über die anatomische Verheilung der Nervenverletzungen. Deutsche Zeitschr. f. Chir. 1908, Bd. 96.
259. Coste, Nervennaht, Nervenanastomosen und Neurolyse. Zeitschr. f. d. ges. Neur. u. Psych., Ref. Bd. 6, S. 721ff.
260. Foramitti, Zur Technik der Nervennaht. Langenbecks Archiv Bd. 73.
261. Hegner, Diss. Berlin 1909.
261a. Rothschild, Zentralbl. f. d. Grenzgebiete d. Med. u. Chir. 1911.
262. Stoffel, Beiträge zu einer rationellen Nervenchirurgie. Münch. med. Wochenschr. 1913, Nr. 4.
263. Luxembourg, Beiträge zur operativen Behandlung traumatischer peripherer Nervenlähmungen. Deutsche Zeitschr. f. Chir. 1913, Bd. 123, S. 562.
264. M. Katzenstein, Über Plexuspfropfung. Berl. klin. Wochenschr. 1913, Nr. 25.
265. Gottstein, Drei Fälle von Facialis-Hypoglossus-Anastomose. Centralbl. f. Chir. 1912, Nr. 31.
266. Bernhardt, Grenzgebiete Bd. 16.
267. Eden, Über die chirurgische Behandlung der peripheren Facialislähmung. Beiträge z. klin. Chir. Bd. 73.
268. Coste, Facialisanastomosen. Zeitschr. f. d. ges. Neur. u. Psych. 1912, Ref. Bd. 5, S. 9.
269. K. Busch, Kosmetische Besserung der durch Facialislähmung bedingten Entstellung. Zeitschr. f. Ohrenheilk. 1913, Bd. 68, S. 175.
270. Hildebrandt, Über die Behandlung der Facialislähmung mit Muskelplastik. Centralbl. f. Chir. 1913, Bd. 40, Beiheft 45. (Chirurgen-Kongreß 1913.)
271. Stein, Operative Korrektur der Facialislähmung. Centralbl. f. Chir. 1913, Bd. 40, Beiheft 46. (Chirurgen-Kongreß 1913.)
272. Goldmann, Bruns Beiträge Bd. 51, S. 183ff.
273. v. Saar, Beitrag zur Nervenplastik usw. Zeitschr. f. orthopäd. Chir. 1913, Bd. 32, S. 461.
274. H. Braun, Über Ganglionneurome. Verhandl. d. deutsch. Gesellsch. f. Chir. 1908.
275. F. Krause, Operative Therapie der Nervenkrankheiten. Curschmanns Lehrbuch d. Nervenkrankheiten. Berlin 1909, S. 942.
276. Meige u. Feindel, Der Tic, sein Wesen und seine Behandlung. Deutsche Übersetzung von O. Giese. Leipzig 1903.

277. Wertheim-Salomonsohn, Neuralgie und Myalgie. Lewandowskys Handbuch d. Neurol. Bd. 2.
278. Ad. Schmidt (Halle), Das Problem des Muskelrheumatismus. Med. Klinik 1910, S. 731.
279. Schellong, Die Neuralgien der täglichen Praxis. Berlin 1911, Springer.
280. Schlösser, Verhandl. d. 31. Versamml. d. ophthalmol. Gesellsch. 1903 und Deutsche med. Wochenschr. 1907.
281. W. Alexander, Zur Behandlung der Neuralgien mit Alkoholinjektionen. Berl. klin. Wochenschr. 1908, Nr. 48.
282. — Die Fortschritte der physikalischen Therapie bei Trigeminusneuralgie einschließlich der Injektionsmethoden. Zeitschr. f. phys. u. diätet. Ther. 1913, Bd. 17.
282a. J. Flesch, Die Behandlung von Neuralgien mittels Schlössers Alkoholinjektionen. (Sammelref.) Centralbl. f. d. Grenzgebiete 1909, Nr. 15 u. 16.
283. Offerhaus, Die Technik der Injektionen in die Trigeminusstämme und in das Ganglion Gasseri. Archiv f. klin. Chir. Bd. 92, H. 1.
284. Otto, Vergleichende Untersuchungen über die Erfolge der chirurgischen Behandlungsmethoden bei Trigeminusneuralgie usw. Grenzgebiete 1912, Bd. 25, S. 78.
285. Dollinger, Die Behandlung der Trigeminus-Neuralgien mit den Schlösserschen Alkoholeinspritzungen. Deutsche med. Wochenschr. 1912, Nr. 7.
286. Hulles, Beitrag zur operativen Behandlung der Trigeminus-Neuralgie. Wiener klin. Wochenschr. 1909, Nr. 27.
287. Krause, Die chirurgische Behandlung der Trigeminus-Neuralgie. Neurol. Centralbl. 1910, Nr. 20.
288. — Exstirpation des Ganglion Gasseri in Lokalanästhesie. Centralbl. f. Chir. 1912, Nr. 12.
289. Pussep, Die vollständige Entfernung des Ganglion Gasseri bei herabhängendem Kopfe. 3 Fälle. Deutsche Zeitschr. f. Chir. Bd. 118, H. 1 u. 2.
290. Fritz de Beule, Über die physiologische (wegsnijding) Exstirpation des Ganglion Gasseri bei hartnäckiger Trigeminusneuralgie. Geneesk. Tijdschr. v. Belgie 1913, Vol. 4, p. 257. Ref. Zeitschr. f. d. ges. Neur. u. Psych. 1913, Bd. 7, H. 10.
— La résection physiologique du ganglion de Gasser ou neurotomie rétrogassérienne dans le traitement des névalgies faciales rebelles. Lyon chirurgical. 1913, Vol. 10, p. 221. Ref. Zeitschr. f. d. ges. Neur. u. Psych. 1914, Bd. 8, H. 7.
291. F. Härtel, Intrakranielle Leitungsanästhesie des Ganglion Gasseri. Centralbl. f. Chir. 1912, Nr. 21.
292. — Die Leitungsanästhesie und Injektionsbehandlung des Ganglion Gasseri und der Trigeminusstämme. Langenbecks Archiv Bd. 100, H. 1 und als Monographie bei A. Hirschwald, Berlin 1912.
293. — Die Behandlung der Trigeminusneuralgie mit intrakraniellen Alkoholeinspritzungen. Mit 16 Abbildungen. Habilitationsschrift. F. C. W. Vogel. Leipzig 1913. (128 S.)
294. A. Simons, Über die Härtelsche Injektionsbehandlung des Ganglion Gasseri bei der Quintusneuralgie. Zeitschr. f. d. ges. Neur. u. Psych. Bd. 14, H. 4 u. 5.
295. A. Levy, Ein Beitrag zur Behandlung schwerer Formen von Trigeminusneuralgie mit Alkoholinjektionen ins Ganglion Gasseri. Berl. klin. Wochenschr. 1913, S. 784.
296. Härtel, Behandlung schwerer V.-Neuralgien durch Alkoholinjektionen ins Ganglion Gasseri. Münch. med. Wochenschr. 1912, Nr. 49 u. 51 (Vereinsbericht).
297. Alexander u. Unger, Zur Behandlung schwerer Gesichtsneuralgien. Alkoholinjektion ins Ganglion Gasseri. Berl. klin. Wochenschr. 1913, Nr. 4.
298. B. Spitzer, Die Veränderungen des Ganglion Gasseri nach Zahnverlust. Arbeiten a. d. Obersteinerschen Institut 1910, S. 216.

299. Chalier, Résultats immédiats et éloignés de la trépanation du côté opposé dans la névralgie faciale. Gaz. des Hôpitaux 1910, No. 123. Ref. Neurol. Centralbl. 1911, S. 476.
300. F. Krause, Die operative Behandlung der schweren Occipitalneuralgien. Beiträge z. klin. Chir. Bd. 24.
301. Nonne u. Oehlecker, Zur Behandlung schwerer Occipitalneuralgien. Verhandl. d. 7. Jahresversamml. d. Gesellsch. deutsch. Nervenärzte zu Breslau 1913, S. 218.
302. H. Schlesinger, Die Meralgia paraesthetica. Zentralbl. f. d. Grenzgebiete d. Med. u. Chir. 1900 (Sammelreferat).
303. Neisser u. Pollack, Beitrag zur Kenntnis der Roth-Bernhardtschen Meralgie. Grenzgebiete Bd. 10.
304. J. Lange, Münch. med. Wochenschr. 1904, Nr. 52 und Deutsche med. Wochenschr. 1905.
305. — Verhandl. d. Kongr. f. inn. Med. 1907. — Die Behandlung der Ischias und anderer Neuralgien durch Injektion unter hohem Druck. Leipzig 1908.
306. G. Rüdiger, Zur Therapie der Ischias mit der Infiltrationsmethode nach J. Lange. Med. Klinik 1906, Nr. 10.
307. A. Bum, Perineurale Infiltrationstherapie der Ischias. Wiener med. Wochenschrift 1907, Nr. 46.
308. Blum, Münch. med. Wochenschr. 1910, Nr. 32.
309. Läwen, Deutsche Zeitschr. f. Chir. 1910, Bd. 108 und 1911, Bd. 111.
310. Langbein, Beitrag zur Behandlung der Ischias mit epiduralen Injektionen. Deutsche med. Wochenschr. 1913, Nr. 1.
311. Heile, Über chirurgische Behandlung von Neuralgien. Ärztl. Festschrift zur Eröffnung des Kaiser-Friedrich-Bades in Wiesbaden 1913.
312. Stoffel, Neues über das Wesen der Ischias und neue Wege für die operative Behandlung des Leidens. Münch. med. Wochenschr. 1913, Nr. 25.
313. Wieting, Deutsche Zeitschr. f. Chir. Bd. 110.
314. Bolten, Mitteil. a. d. Grenzgebieten Bd. 22.

Sachregister.

Druck der Spamerschen Buchdruckerei in Leipzig